A MENTE ASSOMBRADA

Obras do autor publicadas pela Companhia das Letras

Um antropólogo em Marte
Enxaqueca
Tempo de despertar
A ilha dos daltônicos
O homem que confundiu sua mulher com um chapéu
Vendo vozes
Tio Tungstênio
Com uma perna só
Alucinações musicais
O olhar da mente
Diário de Oaxaca
A mente assombrada

OLIVER SACKS

A MENTE ASSOMBRADA

Tradução:
LAURA TEIXEIRA MOTTA

COMPANHIA DAS LETRAS

Grafia atualizada segundo o Acordo Ortográfico da Língua Portuguesa de 1990, que entrou em vigor no Brasil em 2009.

Título original
Hallucinations

Capa
Hélio de Almeida sobre ilustração de Zaven Paré

Preparação
Otacílio Nunes

Índice remissivo
Luciano Marchiori

Revisão
Valquiria Della Pozza
Márcia Moura

Dados Internacionais de Catalogação na Publicação (CIP)
(Câmara Brasileira do Livro, SP, Brasil)

Sacks, Oliver
A mente assombrada / Oliver Sacks ; tradução Laura Teixeira Motta. — 1ª ed. — São Paulo : Companhia das Letras, 2013.

Título original: Hallucinations.
Bibliografia.
ISBN 978-85-359-2259-2

1. Alucinações 2. Alucinações e ilusões 3. Distúrbios de cognição 4. Distúrbios de percepção I. Título.

CDD-616.89
13-02516 NLM-WL 100

Índices para catálogo sistemático:
1. Alucinações : Casos clínicos : Psiquiatria 616.89
2. Alucinações : Casos clínicos : Psiquiatria WN-100

2013
Todos os direitos desta edição reservados à
EDITORA SCHWARCZ S.A.
Rua Bandeira Paulista, 702, cj. 32
04532-002 — São Paulo — SP
Telefone: (11) 3707-3500
Fax: (11) 3707-3501
www.companhiadasletras.com.br
www.blogdacompanhia.com.br

Para Kate

SUMÁRIO

INTRODUÇÃO

Quando a palavra "alucinação" foi usada pela primeira vez, no começo do século XVI, denotava apenas "uma mente divagante". Só nos anos 1830 o psiquiatra francês Jean-Étienne Esquirol deu ao termo sua presente acepção. Antes disso, o que hoje chamamos de alucinação era chamado simplesmente de "aparição". As definições precisas da palavra "alucinação" ainda variam consideravelmente, sobretudo porque nem sempre é fácil discernir as fronteiras entre alucinação, erro de percepção e ilusão. De modo geral, porém, definimos alucinações como percepções que surgem na ausência de qualquer realidade externa — ver ou ouvir coisas que não existem.[1]

As percepções podem ser compartilhadas, em certa medida: você e eu podemos concordar que é uma árvore que estamos vendo. Mas, se eu disser "vejo uma árvore" e você não vir nada parecido, dirá que a minha "árvore" é uma alucinação, uma obra do meu cérebro ou mente, imperceptível a você e a qualquer outra pessoa. Para quem sofre as alucinações, contudo, elas parecem muito reais; podem imitar a percepção em todos os aspectos, a começar pelo modo como são projetadas no mundo externo.

As alucinações tendem a sobressaltar. Às vezes isso se deve

[1] Minha definição favorita é a de William James em seu livro *Princípios de psicologia*, de 1890: "Alucinação é uma forma estritamente sensacional de consciência, uma sensação tão boa e verdadeira quanto se estivesse ali um objeto verdadeiro. Acontece, simplesmente, que o objeto não está ali". Muitos outros pesquisadores propuseram definições, e Jan Dirk Blom, em seu enciclopédico *Dictionary of hallucinations*, incluiu dezenas delas.

ao seu conteúdo — uma aranha gigante no meio da sala ou homenzinhos de quinze centímetros de altura —, porém, mais fundamentalmente, a razão é não existir nenhuma "validação consensual"; ninguém mais vê o que você vê, e então você percebe, horrorizado, que a aranha gigante ou os homenzinhos devem estar "na sua cabeça".

Quando você evoca imagens comuns — de um retângulo, do rosto de um amigo, da Torre Eiffel —, elas permanecem na sua cabeça. Não se projetam no espaço externo como uma alucinação, e não possuem a qualidade detalhada de uma coisa percebida pelos sentidos ou de uma alucinação. Você cria ativamente tais imagens e pode corrigi-las se quiser. Em contraste, diante de alucinações você é passivo e impotente: elas acontecem a você, autonomamente; aparecem e desaparecem quando bem entendem, e não quando você quer.

Existe outro tipo de alucinação, que alguns chamam de pseudoalucinação. Nesse, as alucinações não se projetam no espaço; são vistas, digamos assim, no lado de dentro das pálpebras. Tais alucinações ocorrem tipicamente durante o torpor que precede o sono, quando estamos de olhos fechados. Mas essas alucinações internas têm todas as outras características das alucinações: são involuntárias, incontroláveis e podem possuir cores e detalhes preternaturais ou formas e transformações bizarras; não se parecem nada com as imagens mentais visuais normais.

As alucinações podem coincidir com percepções equivocadas ou ilusões. Se, quando olho para o rosto de alguém, vejo apenas meio rosto, trata-se de um erro de percepção. A distinção é menos clara em situações mais complexas. Se eu olhar para alguém à minha frente e vir, em vez de uma figura, cinco figuras idênticas em série, será isso "poliopia", erro de percepção ou alucinação? Se eu vir alguém atravessar a sala da esquerda para a direita e depois vir a pessoa atravessar a sala precisamente do mesmo modo inúmeras vezes, será esse tipo de repetição (chamada "palinopsia") uma aberração perceptual, uma alucinação ou ambas? Tendemos a nos referir a tais coisas como erros de percepção ou ilusões quando de início existe alguma coisa realmente vista — uma figura humana, por exemplo —, ao passo que as alucinações são conjuradas do nada. Mas muitos dos meus pacientes sofrem alucinações inequívocas, ilusões e também complexos erros de percepção, e às vezes é difícil fazer a distinção.

Embora os fenômenos da alucinação provavelmente sejam tão antigos quanto o cérebro humano, nossa compreensão do assunto aumentou imensamente nas últimas décadas.[2] Esses novos conhecimentos provêm sobretudo da nossa capacidade de registrar imagens do cérebro e monitorar suas atividades elétricas e metabólicas enquanto os donos desses cérebros sofrem alucinações. Tais técnicas, aliadas a estudos com implante de eletrodos (em pacientes com epilepsia intratável que requer cirurgia), permitiram-nos definir que partes do cérebro são responsáveis por diferentes tipos de alucinações. Por exemplo, uma área no córtex ínfero-temporal normalmente envolvida na percepção de rostos, se for ativada anormalmente, pode levar a pessoa a ter alucinação com rostos. Existe uma área correspondente do outro lado do cérebro normalmente usada na leitura — a área de formação visual das palavras no giro fusiforme; quando ela é anormalmente estimulada, pode causar alucinações com letras ou pseudopalavras.

Alucinações são fenômenos "positivos", em contraste com sintomas negativos, as deficiências ou perdas causadas por acidente ou doença nas quais a neurologia classicamente se baseia. A fenomenologia das alucinações costuma remeter às estruturas e mecanismos cerebrais envolvidos e, portanto, podem potencialmente fornecer um vislumbre mais direto do funcionamento do cérebro.

[2] Não podemos saber se os outros animais sofrem alucinações, embora tenham sido observados "comportamentos alucinatórios" em animais de laboratório e na natureza, como descreveram Ronald K. Siegel e Murray Jarvil em sua análise do assunto.

As alucinações sempre tiveram um lugar importante em nossa vida mental e na nossa cultura. Devemos até nos perguntar em que medida experiências alucinatórias ensejaram nossa arte, folclore e até religião. Será que os padrões geométricos vistos na enxaqueca e em outros distúrbios prefiguram os temas da arte aborígine? As alucinações liliputianas (que não são raras) teriam originado os gnomos, diabretes, leprechauns e fadas do folclore? As terríveis alucinações do pesadelo de ser cavalgado e sufocado por uma presença maligna terão algum papel na geração dos nossos conceitos de demônios, bruxas e alienígenas malignos? As convulsões "extáticas", como as de Dostoiévski, contribuíram de algum modo para gerar o nosso senso do divino? As experiências extracorpóreas legitimam a ideia de que uma pessoa *pode* sair do corpo? A insubstancialidade das alucinações encoraja a crença em fantasmas e espíritos? Por que toda cultura conhecida procurou e encontrou drogas alucinógenas e as usou, antes de tudo, com propósitos sacramentais?

Essa ideia não é nova. Em 1845, Alexandre Brierre de Boismont, no primeiro livro médico sistemático sobre o assunto, explorou-a em um capítulo intitulado "Alucinações em relação à psicologia, história, moralidade e religião". Antropólogos, entre eles Weston La Barre e Richard Evans Schultes, documentaram o papel das alucinações em sociedades de várias partes do mundo.[3] O tempo só fez ampliar e aprofundar nossa compreensão da grande importância cultural do que poderia, a princípio, parecer pouco mais do que uma peculiaridade neurológica.

Neste livro falarei bem pouco sobre o vasto e fascinante reino dos sonhos (os quais, alguém poderia argumentar, são um tipo de alucinação), exceto quando discorrer sobre a qualidade onírica de certas alucinações e sobre os "estados de sonho" que ocorrem em algumas convulsões. Há quem suponha a existência de um continuum de estados de sonho e alucinações (e isso tal-

---

[3] La Barre fez uma ampla análise das perspectivas antropológicas sobre as alucinações em um capítulo publicado em 1975.

vez se aplique especialmente às alucinações hipnagógicas e hipnopômpicas); em geral, porém, as alucinações são bem diferentes de sonhos.

Muitas alucinações parecem ter a criatividade da imaginação, dos sonhos ou da fantasia — ou os vívidos detalhes e a externalidade da percepção. Mas uma alucinação não é nenhuma dessas coisas, embora possa ter alguns mecanismos neurofisiológicos em comum com cada uma delas. Alucinação é uma categoria única e especial da consciência e da vida mental.

As alucinações que costumam acometer as pessoas com esquizofrenia também pedem uma análise separada, um livro só para elas, pois não podem ser dissociadas da vida interior e das circunstâncias de vida profundamente alteradas de muitos que sofrem desse mal. Por isso, farei aqui relativamente poucas menções às alucinações esquizofrênicas, e me concentrarei nas alucinações que podem ocorrer em psicoses "orgânicas" — as psicoses transitórias às vezes associadas a delírio, epilepsia, uso de drogas e certas doenças.

Muitas culturas consideram a alucinação, assim como os sonhos, um estado de consciência especial, privilegiado, e o buscam ativamente através de práticas espirituais, meditação, drogas ou solidão. Na cultura ocidental moderna, contudo, as alucinações são com maior frequência consideradas presságio de loucura ou de algo medonho acontecendo com o cérebro — muito embora a grande maioria das alucinações não tenha tais implicações ruins. O estigma é grande, e muitos pacientes relutam em admitir que sofrem alucinações, com receio de que seus amigos e até seus médicos pensem que eles estão enlouquecendo. Tive a boa sorte de encontrar, na prática clínica e em correspondência com leitores (algo que eu vejo, sob alguns aspectos, como uma extensão da minha prática), muitas pessoas dispostas a compartilhar suas experiências. Várias delas expressaram a esperança de que contar suas histórias ajudasse a atenuar os cruéis equívocos em torno desse assunto.

Vejo este livro, portanto, como uma espécie de história

natural ou antologia das alucinações, onde descrevo as experiências e o impacto de alucinações sobre os indivíduos que as sofrem, pois o poder das alucinações só pode ser entendido a partir de relatos em primeira pessoa.

Alguns dos capítulos que se seguem foram organizados por categorias médicas (cegueira, privação sensitiva, narcolepsia etc.), e outros, por modalidade sensorial (ouvir coisas, sentir odores etc.). Mas há muitas sobreposições e interligações entre essas categorias, e alucinações semelhantes podem ocorrer em grande variedade de condições. Esta é, portanto, uma amostra com a qual espero dar uma noção do grande conjunto, das variedades, das experiências alucinatórias como parte essencial da condição humana.

1
MULTIDÕES SILENCIOSAS: A SÍNDROME DE CHARLES BONNET

Em fins de novembro de 2006, recebi um chamado de emergência de uma instituição para idosos onde trabalho. Uma das residentes, a nonagenária Rosalie, de repente começara a ver coisas, a ter alucinações esquisitas que lhe pareciam poderosamente reais. As enfermeiras chamaram o psiquiatra, mas pensaram, além disso, que poderia ser algum problema neurológico — Alzheimer, talvez, ou um derrame.

Quando cheguei e a cumprimentei, percebi, surpreso, que Rosalie era cega. As enfermeiras não haviam mencionado isso. Embora ela não enxergasse fazia muitos anos, agora estava "vendo" coisas à sua frente.

"Que tipo de coisa?", perguntei.

"Gente com trajes orientais!", ela exclamou. "De roupas drapejadas, subindo e descendo escada... um homem que se vira para mim e sorri, mas ele tem dentes enormes de um lado da boca. Animais também. Vejo uma cena com um prédio branco, e está nevando — uma neve macia, em redemoinhos. Vejo um cavalo (não um cavalo bonito, um cavalo de carga), com arreios, levando embora a neve... mas está sempre mudando... vejo muitas crianças, subindo e descendo escadas. Usam cores vivas — rosa, azul — como roupas orientais." Ela andava vendo cenas assim fazia vários dias.

Observei, no caso de Rosalie (e no de muitos outros pacientes), que, enquanto ela sofria as alucinações, seus olhos estavam abertos, e, apesar de ela não enxergar, se moviam, como se ela estivesse olhando para uma cena real. Isso foi o que chamou a atenção das enfermeiras logo de início. Esse tipo de direcionamento e escaneamento com os olhos não ocorre com cenas imaginadas; a maioria das pessoas, quando visualiza ou se concentra em suas imagens internas, tende a fechar os olhos ou a fixar abstratamente o olhar, sem dirigi-lo para alguma coisa específica. Como salienta Colin McGinn em seu livro *Mindsight,* não esperamos descobrir nada de surpreendente ou novo em nossas próprias imagens mentais, ao passo que as alucinações podem ser cheias de surpresas. Frequentemente elas são muito mais detalhadas do que as imagens mentais, e pedem para ser inspecionadas e estudadas.

Rosalie disse que suas alucinações eram mais "como um filme" do que como um sonho; e, como um filme, às vezes a fascinavam, às vezes a entediavam ("é muito sobe-desce, muito traje oriental"). Iam e vinham, e não pareciam ter relação alguma com ela. As imagens eram silenciosas, e as pessoas vistas pareciam não tomar conhecimento dela. Com exceção do seu silêncio estranho, as figuras pareciam muito sólidas e reais, embora às vezes bidimensionais. Mas nunca antes acontecera nada parecido com Rosalie, por isso ela só podia se perguntar: estaria enlouquecendo?

Fiz perguntas minuciosas a Rosalie, mas nada encontrei que sugerisse confusão ou delírio. Examinei seus olhos com o oftalmoscópio, vi a devastação em suas retinas, mas, fora isso, nada de errado. Neurologicamente, ela estava 100% normal — uma idosa decidida e muito vigorosa para sua idade. Tranquilizei-a com respeito a seu cérebro e sua mente; ela parecia perfeitamente sã. Expliquei que, curiosamente, alucinações não são coisa rara nas pessoas cegas ou com deficiência visual, e que essas visões não são "psiquiátricas", e sim uma reação do cérebro à perda da visão. Rosalie tinha um transtorno chamado síndrome de Charles Bonnet.

Ela digeriu isso e se declarou intrigada pelo fato de só agora ter começado a sofrer alucinações, já que sua cegueira era de vários anos. Mesmo assim, ficou satisfeita e sossegada por saber que suas alucinações representavam uma doença reconhecida, que até nome tinha. Empertigou-se toda e me pediu: "Diga às enfermeiras que *eu* tenho síndrome de Charles Bonnet". Depois perguntou: "Quem foi esse Charles Bonnet?".

Charles Bonnet foi um naturalista suíço do século XVIII cujos estudos englobaram várias áreas, desde a entomologia até a reprodução e regeneração de pólipos e outros animálculos. Quando uma doença nos olhos vetou-lhe o amado microscópio, ele se voltou para a botânica — fez experimentos pioneiros sobre a fotossíntese —, depois para a psicologia e finalmente para a filosofia. Ao saber que seu avô, Charles Lullin, começara a ter "visões" depois de sua visão se deteriorar, Bonnet pediu-lhe que ditasse o relato completo.

John Locke, em seu *Ensaio acerca do entendimento humano,* de 1690, introduziu a ideia de que a mente é uma tábula rasa até receber informações dos sentidos. Esse "sensacionalismo", como era chamado, foi muito popular entre os filósofos e racionalistas do século XVIII, inclusive Bonnet. Este também concebia o cérebro como "um órgão de intricada composição, ou, melhor dizendo, um conjunto de diversos órgãos". Esses diversos "órgãos" tinham, cada qual, suas funções dedicadas. (Esse tipo de visão modular do cérebro era radical para a época, pois ainda se pensava que o cérebro fosse indiferenciado e uniforme em sua estrutura e funcionamento.) Por isso, Bonnet atribuiu as alucinações de seu avô à continuação de atividade naquilo que ele postulou como as partes visuais do cérebro: uma atividade que agora se valia da memória, já que não podia mais se valer de sensações.

Bonnet — que mais tarde, ao deteriorar-se também a sua visão, viria a sofrer alucinações semelhantes — publicou um breve relato sobre o caso de Lullin em seu ensaio de 1760 intitulado *Essai analytique sur les facultés de l'âme,* um livro dedicado à investigação das bases fisiológicas de vários sentidos e estados mentais; mas o relato original de Lullin, registrado em dezoito páginas de caderno, ficou depois perdido por 150 anos, e só veio à luz no início do século XX. Douwe Draaisma traduziu recentemente o relato de Lullin e incluiu uma pormenorizada história da síndrome de Charles Bonnet em seu livro *Disturbances of the mind.*[1]

Ao contrário de Rosalie, Lullin ainda conseguia enxergar alguma coisa, e suas alucinações sobrepunham-se ao que ele via no mundo real. Draaisma resumiu o relato de Lullin:

> Em fevereiro de 1758, estranhos objetos haviam começado a flutuar para dentro do seu campo de visão. De início era algo que lembrava um lenço azul com um pequeno círculo amarelo em cada canto. [...] O lenço acompanhava os movimentos de seus olhos; quer ele olhasse para uma parede, para sua cama ou uma tapeçaria, o lenço bloqueava todos os objetos comuns em seu quarto. Lullin estava perfeitamente lúcido e em nenhum momento acreditou que realmente havia um lenço azul flutuando. [...]
>
> Um dia, em agosto, duas netas vieram visitá-lo. Lullin estava sentado numa poltrona defronte à lareira, e suas visitantes estavam à direita. Da esquerda apareceram dois moços. Usavam magníficos mantos vermelhos e cinza e chapéus com debruns prateados. "Que garbosos cavalheiros vocês trouxeram! Por que não me avisaram que eles viriam?" Mas as moças juraram não ver ninguém. Assim como o lenço, as imagens dos dois homens dissolveram-se em momentos. Foram seguidas por muitos outros visitantes imaginários nas semanas seguintes, apenas mulheres; traziam belos penteados, e várias delas tinham uma pequena caixa sobre a cabeça. [...]
>
> Algum tempo depois, Lullin estava à janela quando viu uma carruagem aproximar-se. A carruagem parou defronte à casa de seu vizinho e, enquanto ele assistia estarrecido, foi se tornando cada vez maior até ficar da altura do beiral do telhado, a uns dez metros do chão, com tudo em perfeita proporção. [...] Lullin assombrou-se com a variedade das imagens que via: numa ocasião, foi um enxame de pontinhos que subitamente se transformou em uma revoada de pombos; noutra vez, foi um grupo de borbole-

[1] O livro de Draaisma traz não só um vívido relato da vida e obra de Bonnet, mas também fascinantes reconstituições da vida de outras doze grandes figuras da neurologia, lembradas hoje sobretudo pelas síndromes que levam seu nome: Georges Gilles de la Tourette, James Parkinson, Alois Alzheimer, Joseph Capgras e outros.

tas a dançar. Certa feita, viu uma roda girando no ar, como aquelas dos guindastes nas docas. Durante um passeio pela cidade, ele parou para admirar um andaime enorme, e ao voltar para casa viu o mesmo andaime no meio da sala de estar, só que em miniatura, com menos de trinta centímetros de altura.

Lullin constatou que as alucinações da síndrome de Charles Bonnet (SCB) iam e vinham; as dele duraram alguns meses e então desapareceram para sempre.

No caso de Rosalie, as alucinações amainaram depois de poucos dias, tão misteriosamente quanto haviam surgido. Quase um ano depois, porém, recebi outro telefonema das enfermeiras, avisando que ela estava "muito nervosa". As primeiras palavras de Rosalie quando cheguei foram "De repente, do nada, o Charles Bonnet voltou muito pior". Ela contou que, alguns dias antes, "figuras começaram a andar por aí, o quarto parecia lotado. As paredes transformaram-se em grandes portões, centenas de pessoas começaram a entrar. As mulheres, embonecadas, usavam lindos chapéus verdes, peles com debruns dourados, mas os homens eram medonhos: ameaçadores, mal-encarados, andrajosos, e seus lábios se moviam como se eles estivessem falando".

Naquele momento as visões pareciam absolutamente reais para Rosalie. Ela praticamente se esquecera de que tinha a síndrome de Charles Bonnet. Ela me disse: "Fiquei tão apavorada que gritei, gritei 'tirem essa gente do meu quarto, abram esses portões! Tirem essa gente! E depois fechem os portões'". Ouviu uma enfermeira comentar: "Ela não está bem da cabeça".

Três dias depois, Rosalie me disse: "Acho que sei o que fez essa coisa começar de novo". E contou que passara por momentos muito estressantes e cansativos no começo da semana: uma longa e quente jornada até o consultório de um gastroenterologista em Long Island e um tombo de costas no caminho. Retornou muitas horas depois, chocada, desidratada, quase em colapso. Foi posta na cama e caiu num sono profundo. Na manhã seguinte, acordou com as terríveis visões de pessoas irrompendo através das paredes do seu quarto, que duraram 36 horas. Depois ela começou a se sentir um pouco melhor e a recuperar a noção do que estava acontecendo. Pediu então a uma jovem voluntária que pesquisasse na internet informações sobre a síndrome de Charles Bonnet e desse cópias ao pessoal da casa de saúde, para que soubessem o que estava acontecendo.

Com o passar dos dias, suas visões atenuaram-se bastante e até desapareciam quando ela estava conversando com alguém ou ouvindo música. Suas alucinações tornaram-se "mais tímidas", ela disse, e agora só ocorriam durante a noite, se ela se sentasse em silêncio. Pensei na passagem de *Em busca do tempo perdido* em que Proust fala sobre o som dos sinos da igreja de Combray, que parecia abafado durante o dia e só era ouvido quando a agitação e o barulho se aplacavam ao anoitecer.

A síndrome de Charles Bonnet antes de 1990 era considerada rara, e na literatura médica havia apenas um punhado de casos descritos.[2] Estranhei isso, pois, ao longo de trinta anos traba-

---

[2] Pelo menos assim parecia. Recentemente encontrei um maravilhoso relato de 1845 escrito por Truman Abell, médico que começou a perder a visão com 59 anos e ficou totalmente cego em 1842, quatro anos mais tarde. Ele descreveu esse processo em um artigo para o *Boston Medical and Surgical Journal.*

"Nesta situação", ele escreveu, "frequentemente eu sonhava que recuperava a visão e via as mais lindas paisagens. Com o tempo, essas paisagens começaram a aparecer em miniatura quando eu estava *acordado*: pequenos campos, de alguns pés quadrados, revestidos de grama verde, e outras plantas, algumas em flor. Isso prosseguiu por dois ou três minutos, depois desapareceu." As paisagens são seguidas por uma imensa variedade de outras "ilusões" — Abell não usa a palavra "alucinações" — fornecidas por uma "visão interna".

Passaram-se vários meses, e suas visões ganharam complexidade. Seus "visitantes silenciosos, mas atrevidos", às vezes eram inconvenientes, três ou quatro se sentavam em sua cama ou "se aproximavam da minha cabeceira, se curvavam sobre mim e olhavam diretamente nos meus olhos". (Com frequência essas pessoas alucinatórias pareciam tomar conhecimento da presença dele, embora tipicamente as alucinações da SCB não interajam com quem as sofre.) Uma noite, ele contou, "quase fui atropelado mais ou menos às dez horas por um rebanho de bois; porém, tive presença de espírito, sentei-me quieto, e, muito comprimidos, eles todos passaram sem me tocar".

Às vezes ele via fileiras de milhares de pessoas, esplendidamente vestidas, formando colunas que desapareciam ao longe. Em certo momento ele viu "uma coluna de

lhando em instituições e clínicas para idosos, eu vira diversos pacientes cegos ou semicegos com alucinações visuais complexas do tipo Charles Bonnet (assim como vira diversos pacientes surdos ou quase surdos com alucinações auditivas, mais frequentemente musicais). Eu duvidava que a SCB fosse de fato tão rara quanto a literatura parecia indicar. Estudos recentes confirmaram meu palpite, embora a SCB ainda seja pouco reconhecida, mesmo por médicos, e haja bons indícios de que muitos casos ou a maioria deles passam despercebidos ou são mal diagnosticados. Robert Teunisse e seus colegas, estudando uma população de quase seiscentos pacientes idosos com problemas visuais na Holanda, descobriram que quase 15% deles sofriam de alucinações complexas — com pessoas, animais ou cenas — e nada menos que 80% tinham alucinações simples — formas e cores, às vezes padrões, mas sem formar imagens ou cenas.

A maioria dos casos de SCB provavelmente permanece nesse nível elementar de padrões ou cores simples. Os pacientes que têm essas alucinações simples (e talvez transitórias ou ocasionais) podem não prestar muita atenção ou não se lembrar de relatá-las ao médico. Mas as alucinações geométricas de algumas pessoas são mais persistentes. Uma idosa com degeneração macular, ao saber do meu interesse por esses casos, contou que, nos dois primeiros anos de sua deficiência visual, ela via

> um grande globo de luz que circulava e depois sumia, seguido por uma bandeira colorida de foco bem nítido. [...] Muito parecida com a bandeira britânica. Não sei de onde vinha. [...] Nestes últimos meses andei vendo hexágonos, quase sempre hexágonos cor-de-rosa. De início havia também linhas emaranhadas dentro

---

no mínimo oitocentos metros de largura" de "homens a cavalo seguindo na direção oeste. [...] Eles continuaram a passar durante várias horas".

"O que aqui afirmei", escreveu Abell no fim de seu minucioso relato, "deve parecer inacreditável a quem não tem familiaridade com a história das visões ilusivas. [...] Em que medida a minha cegueira contribuiu para produzir tal resultado, não sei dizer. Nunca antes eu fora capaz de apreender a antiga comparação da mente humana com um microcosmo, ou um universo em miniatura [...] [contudo] o todo estava confinado dentro do órgão da visão mental, e ocupava, talvez, um espaço menor do que a décima parte de uma polegada quadrada."

dos hexágonos, e outras bolinhas coloridas, amarelas, cor-de-rosa, lavanda e azul. Agora são apenas hexágonos pretos que lembram bem os azulejos de banheiro.[3]

Embora a maioria das pessoas com SCB saiba que está tendo alucinações (na maior parte das vezes graças à própria incongruência das sensações alucinatórias), algumas alucinações podem ser plausíveis e pertinentes ao contexto, como no caso dos "garbosos cavalheiros" que acompanhavam as netas de Lullin, e essas podem, inicialmente, levar a pessoa a pensar que são reais.[4]

Em alucinações mais complexas é típico ver rostos, embora quase nunca sejam de pessoas conhecidas. David Stewart, em um relato biográfico não publicado, descreveu:

> Tive outra alucinação. [...] Desta vez foi com rostos, dos quais o mais destacado era o de um homem que poderia ser um robusto capitão de navio. Não era o Popeye, mas fazia o tipo. O boné que ele usava era azul com uma viseira preta brilhante. Tinha um rosto cinzento, as maçãs bem rechonchudas, olhos brilhantes e um nariz decididamente bulboso. Não era ninguém que eu já tivesse visto. Não era uma caricatura, e ele parecia bem vivo, alguém que eu sentia que poderia gostar de conhecer. Ele me fitou sem piscar, com uma expressão benigna e totalmente indiferente.

O robusto capitão de navio, registrou Stewart, apareceu enquanto ele ouvia um audiolivro da biografia de George Washington, que incluía uma referência a marinheiros. Ele mencionou também que tivera uma alucinação "que quase replicava um quadro de Brueghel" que ele vira uma vez — a única vez — em Bruxelas, e outra de uma carruagem que ele achava que

---

[3] Uma descrição particularmente boa de alucinações causadas por SCB ("I see purple flowers everywhere") encontra-se no excelente livro *Macular degeneration*, de Lylas e Marja Mogk, escrito para pacientes com essa condição.

[4] O inverso também pode ocorrer. Robert Teunisse contou-me que um de seus pacientes, ao ver um homem pairando do lado de fora do seu apartamento no décimo nono andar, supôs que se tratasse de mais uma das suas alucinações. Quando o homem acenou para ele, ele não respondeu ao aceno. Acontece que a "alucinação" era o lavador de janelas, que ficou amuado pelo descaso para com o seu aceno amigável.

poderia ter pertencido a Samuel Pepys, pouco depois de ter lido uma biografia dele.

Embora alguns rostos alucinatórios, como o do capitão de navio de Stewart, pareçam coerentes e plausíveis, outros podem ser grotescamente distorcidos ou, em alguns casos, compostos de fragmentos — um nariz, parte de uma boca, um olho, uma cabeleira enorme, tudo justaposto de um modo aparentemente aleatório.

Algumas pessoas com SCB podem ter alucinações com letras, linhas impressas, notas musicais, números, símbolos matemáticos ou outros tipos de notação. O termo geral "alucinações textuais" é usado para denotar esses tipos de visão, embora na maioria das vezes o que é visto não se preste à leitura nem à execução musical e possa não ter sentido algum. Minha correspondente Dorothy S. mencionou esse aspecto ao descrever uma de suas muitas alucinações de SCB:

> E há também as palavras. Não são de língua conhecida, algumas não têm vogais, algumas as têm em excesso: "skeeeekkseegsky". Tenho dificuldade para capturá-las enquanto se movem velozmente de um lado para outro, e avançam e recuam. [...] Às vezes vislumbro parte do meu nome ou uma versão dele: "Doro" ou "Dorthoy".

Às vezes o texto da alucinação tem uma associação óbvia com alguma vivência, como no caso de um homem que me escreveu contando que todo ano via letras hebraicas nas paredes durante umas seis semanas depois do Yom Kippur. Outro homem, quase cego pelo glaucoma, relatou que frequentemente via linhas impressas em balões, "como nas histórias em quadrinhos", mas não conseguia decifrar as palavras. As alucinações com texto não são incomuns: Dominic ffytche, que atendeu centenas de pessoas com SCB, estima que cerca de um quarto delas tenha algum tipo de alucinação com texto.

Marjorie J. me escreveu em 1995 sobre o que ela chama de seus "olhos musicais":

> Sou uma mulher de 77 anos com a visão danificada pelo glaucoma principalmente na metade inferior. Há uns dois meses comecei a ver música, linhas, espaços, notas, claves — de fato, música escrita onde quer que eu olhasse, mas só onde eu tenho a cegueira. Não fiz caso por algum tempo, mas um dia, em visita ao Museu de Arte de Seattle, vi as linhas das notas explicativas como música e soube que estava realmente tendo algum tipo de alucinação.
>
> [...] Antes das alucinações musicais eu vinha tocando piano e me concentrando bastante em música [...] foi logo antes de minha catarata ser removida, e eu precisava me concentrar muito para enxergar as notas. Ocasionalmente eu vejo quadrados de palavras cruzadas [...] mas a música não vai embora. Disseram-me que o cérebro se recusa a aceitar o fato de que existe perda visual e preenche a lacuna — no meu caso, com música.

Arthur S., um cirurgião que também é um hábil pianista amador, está perdendo a visão por degeneração macular. Em 2007, começou a "ver" notação musical. A aparência era extremamente realista, as pautas e claves impressas em negrito num fundo branco, "igualzinho a uma partitura musical verdadeira" — e Arthur, por um momento, pensou na possibilidade de alguma parte do seu cérebro estar agora gerando sua própria música original. Mas quando examinou com mais atenção, percebeu que a partitura era ilegível e não podia ser tocada. Era incomumente complicada, com quatro ou cinco pautas, acordes impossivelmente complexos com seis ou mais notas em uma mesma haste, e fileiras horizontais com muitos bemóis e sustenidos. Era, segundo ele, "um *pot-pourri* de notação musical sem significado algum". Ele via uma página dessa pseudomúsica por alguns segundos, depois ela desaparecia gradualmente e era substituída por outra página também sem sentido. Essas alucinações eram às vezes intrusivas, e podiam cobrir uma página que ele estava tentando ler ou uma carta que ele estivesse escrevendo.

Embora Arthur esteja incapacitado para ler partituras musicais reais há alguns anos, ele supõe, como Marjorie, que talvez uma vida inteira de imersão em música e partituras musicais possa ter determinado a forma de suas alucinações.[5]

Ele também se pergunta se as suas alucinações podem progredir. Por aproximadamente um ano antes de começar a ver notação musical, Arthur viu algo muito mais simples: um padrão xadrez. Sua notação musical será seguida por alucinações ainda mais complexas, como pessoas, rostos ou paisagens, à medida que sua visão declinar?

Existe claramente um vasto conjunto, todo um espectro de transtornos visuais que podem ocorrer quando a visão é perdida ou comprometida, e de início o termo "síndrome de Charles Bonnet" era reservado àqueles cujas alucinações se relacionavam a doenças oculares ou outros problemas dos olhos. Mas um conjunto essencialmente semelhante de perturbações também pode ocorrer quando o dano não é no olho, e sim em partes superiores do sistema visual, especialmente as áreas corticais envolvidas na percepção visual — os lobos occipitais e suas projeções

---

[5] Comuniquei-me com no mínimo doze pessoas que, como Arthur e Marjorie, têm alucinações com notação musical. Algumas delas sofrem da visão, outras de parkinsonismo, algumas veem música quando têm febre ou delírio, outras têm alucinações hipnopômpicas quando estão acordadas. Com exceção de um desses indivíduos, os demais são todos músicos amadores que costumam passar muitas horas diárias estudando partituras. Esse tipo de estudo visual muito especializado e repetitivo é bem típico dos músicos. Uma pessoa pode ler livros durante horas todo dia, mas em geral não estuda os caracteres impressos desse modo tão intensivo (a menos que seja designer de tipos ou revisor de texto, talvez).

Uma página de música é visualmente muito mais complexa do que uma página impressa. Na notação musical não temos apenas as notas em si, mas um conjunto muito denso de informações contidas em símbolos para armaduras de clave, claves, grupetos, mordentes, acentos, pausas, fermatas, trilos etc. Parece provável que o estudo e a prática intensivos desse código complexo imprimam-se de algum modo no cérebro e, caso mais tarde se desenvolva alguma tendência a alucinações, essas "impressões neurais" possam predispor às alucinações com notação musical.

No entanto, pessoas sem treinamento musical específico, e até sem interesse por música, também podem ter alucinações com notação musical. Dominic ffytche, que estudou centenas de pessoas com SCB, acha que "embora a exposição prolongada à música aumente a probabilidade de olhos musicais, ela não é um requisito prévio".

nos lobos temporais e parietais do cérebro. Esse parece ser o caso de Zelda.

Zelda, que é historiadora, procurou-me em 2008. Contou que seu mundo de estranhos fenômenos visuais começara em um teatro seis anos antes, quando a cortina bege na frente do palco subitamente lhe pareceu coberta de rosas vermelhas. As rosas eram tridimensionais e se salientavam na cortina. Quando Zelda fechou os olhos, continuou vendo as rosas. Essa alucinação durou alguns minutos, depois sumiu. Ela ficou perplexa e atemorizada, foi consultar seu oftalmologista, mas ele não encontrou nenhuma deficiência visual nem alterações patológicas nos olhos. Zelda procurou seu clínico geral e seu cardiologista, mas nenhum deles conseguiu dar uma explicação plausível para esse episódio — nem para os incontáveis outros que se seguiram. Por fim, ela fez uma tomografia computadorizada do cérebro, que mostrou uma redução no fluxo sanguíneo em seus lobos occipitais e parietais, presumivelmente a causa de suas alucinações, ou pelo menos uma causa possível.

Zelda tinha alucinações simples e complexas. As simples podiam aparecer quando ela lia, escrevia ou via televisão. Um de seus médicos pediu-lhe que registrasse em um diário as suas visões durante três semanas, e nesse diário Zelda descreveu: "Enquanto escrevo esta página, ela vai se tornando cada vez mais coberta por uma treliça verde-clara e rosa. [...] As paredes da garagem, revestidas de blocos brancos, mudam continuamente [...] ora parecem tijolos, ora ripas de madeira, ora são cobertas de damasco ou flores de cores variadas. [...] No corredor, no alto das paredes, formas de animais. São feitas de pontinhos azuis".

Alucinações mais complexas — ameias, pontes, viadutos, prédios de apartamento — são especialmente comuns quando ela anda de carro (ela desistiu de dirigir depois de seu primeiro ataque, cinco anos atrás). Numa ocasião em que ela e o marido viajavam por uma estrada coberta de neve, Zelda se espantou com os arbustos de folhas verdes brilhantes que cintilavam com pingentes de gelo, dos dois lados da rua. Noutra ocasião, viu uma cena chocante:

> Quando estávamos indo embora do salão de beleza, no carro, vi no capô o que me pareceu um adolescente apoiado nos braços, com os pés no ar. Ele permaneceu ali por uns cinco minutos. Mesmo quando fizemos uma curva, ele continuou ali em cima do capô. Paramos o carro no estacionamento de um restaurante e o rapaz subiu nos ares, encostado no prédio, e ali ficou até que saí do carro.

Doutra feita, ela "viu" uma de suas bisnetas, que se ergueu, foi subindo até o teto e desapareceu. Zelda viu três figuras "parecidas com bruxas", imóveis, hediondas, de narigão curvo, queixo pontudo e olhos ameaçadores, e essas também desapareceram após alguns segundos. Zelda disse não ter ideia de que sofria tantas alucinações até começar a registrá-las no diário; ela acha que muitas delas teriam sido esquecidas sem as anotações.

Zelda também falou sobre muitas experiências visuais estranhas, que não eram bem como alucinações no sentido de serem totalmente inventadas ou geradas; pareciam ser persistências, repetições, distorções ou elaborações de percepções visuais. (Charles Lullin teve alguns desses distúrbios perceptuais, e eles não são raros em pessoas com SCB.) Algumas eram relativamente simples; por exemplo, certa vez em que ela olhou para mim, minha barba pareceu espalhar-se até cobrir todo o meu rosto e cabeça, depois recobrou sua aparência normal. Ocasionalmente, ao olhar-se no espelho, ela podia ver seu cabelo erguendo-se quase meio metro acima da cabeça, e precisava verificar com as mãos se ele estava em seu lugar de costume.

Às vezes suas mudanças perceptuais eram mais inquietantes, como quando ela encontrou a entregadora de correspondência no saguão de seu prédio de apartamentos: "Quando olhei para ela, seu nariz cresceu até se tornar uma figura grotesca em seu rosto. Após alguns minutos, enquanto conversávamos, o rosto dela voltou ao normal".

Zelda frequentemente via objetos duplicados ou multiplicados, e isso podia criar-lhe estranhas dificuldades. "Fazer o jantar e comer era bem difícil", ela disse. "Eu continuava a ver muitas réplicas dos pedaços de comida quando elas não existiam. Isso durava a maior parte do jantar."[6] Esse tipo de multiplicação visual — poliopia — pode assumir uma forma ainda mais drástica. Certa vez, num restaurante, Zelda observou um homem de camisa listrada pagando sua conta no caixa. Enquanto ela olhava, o homem se dividiu em seis ou sete cópias idênticas, todas de camisa listrada, todas fazendo os mesmos gestos — e depois as formas voltaram como uma sanfona à pessoa única. Em outras ocasiões, sua poliopia pode ser atemorizante ou perigosa, como quando ela estava num carro como passageira e viu a estrada à sua frente abrir-se em quatro estradas idênticas. O carro pareceu-lhe seguir pelas quatro estradas simultaneamente.[7]

Ver figuras em movimento até na televisão pode levar a perseveranças alucinatórias. Certa vez, quando assistia a um programa de televisão que mostrava pessoas descendo de um avião, Zelda começou a ter alucinações com diminutas réplicas das

---

[6] Lembrei-me, quando ela disse isso, de um caso que me contaram: conforme um paciente comia cerejas de uma tigela, elas iam sendo substituídas por cerejas alucinatórias, uma cornucópia aparentemente interminável de cerejas, até que, subitamente, a tigela ficava vazia. E, em outro caso, um homem com SCB estava colhendo amoras-pretas; ele apanhou todas as que viu, e depois, contente, viu outras quatro que haviam passado despercebidas, só que essas quatro eram alucinações.

[7] Algo no movimento visual ou "fluxo óptico" parece ser especialmente provocativo nas alucinações visuais de pessoas com SCB ou outros distúrbios. Conheci um psiquiatra idoso com degeneração macular que sofreu um único episódio de alucinações da SCB: ele estava como passageiro em um carro e começou a ver, na orla do estacionamento, elaborados jardins setecentistas que lhe lembraram Versalhes. Ele adorou a experiência e a achou muito mais interessante do que a visão comum da rua.

Ivy L., também com degeneração macular, escreveu:

> Como passageira em carros, eu começava a viagem de olhos fechados. Agora frequentemente "vejo" uma pequena cena móvel de viagem à minha frente quando estou de olhos cerrados. "Vejo" estradas abertas e céu, casas e jardins. Não "vejo" pessoas nem veículos. A cena muda constantemente, mostrando casas não identificáveis em grandes detalhes passando por mim quando o carro está em movimento. Tais alucinações só me aparecem quando estou num carro em movimento.

(A sra. L. também relatou alucinações textuais como parte de sua SCB: "breves períodos em que eu 'via' letras manuscritas enormes em uma grande parede branca, ou os números do imposto de renda impressos na cortina. Essas duraram vários anos, em intervalos".)

figuras, que continuaram sua descida, saíram da tela e prosseguiram pelo gabinete de madeira que sustentava a televisão.

Zelda tem dezenas dessas alucinações ou erros de percepção por dia, e isso vem ocorrendo, quase sem interrupção, nos últimos seis anos. Ainda assim, ela consegue manter uma vida bem movimentada, no lar e no trabalho: cuida da casa, recebe amigos, sai com o marido e está concluindo um novo livro.

Em 2009, um dos médicos de Zelda sugeriu que ela tomasse uma medicação chamada quetiapina, que às vezes pode diminuir a intensidade das alucinações. Para nosso espanto, em especial da parte dela, Zelda ficou totalmente livre de alucinações por mais de dois anos.

Em 2011, porém, ela passou por uma cirurgia cardíaca, e logo em seguida fraturou uma patela numa queda. Seja por causa da ansiedade e do estresse causados por esses problemas de saúde, seja devido à imprevisível natureza da SCB ou a uma tolerância que ela tenha adquirido à medicação, Zelda voltou a ter alucinações. Estas, porém, assumiram uma forma mais tolerável. Quando está no carro, ela diz, "vejo coisas, mas não pessoas. Vejo campos cultivados, floridos, e muitas formas de construções medievais. Frequentemente vejo prédios modernos transformarem-se em construções mais históricas. Cada experiência traz algo diferente".

Uma de suas novas alucinações, ela contou, "é muito difícil de descrever. É um show! A cortina sobe e os 'atores' dançam no palco — mas não são pessoas. Vejo letras hebraicas pretas com trajes brancos de balé. Dançam ao som de uma linda música, que não sei de onde vem. Movem as partes superiores das letras como braços e dançam sobre as partes inferiores com imensa graça. Entram no palco da direita para a esquerda".

Embora as alucinações da SCB geralmente sejam descritas como agradáveis, simpáticas, divertidas e até inspiradoras, de vez em quando podem ter qualidades bem diferentes. Isso aconteceu com Rosalie, na ocasião em que morreu Spike, um vizinho seu na residência para idosos. Ele era um irlandês imprevisível, risonho, e ele e Rosalie, ambos nonagenários, haviam sido grandes amigos durante anos. "Ele conhecia todas as músicas antigas", Rosalie comentou; cantavam juntos, gracejavam e batiam papo por horas. Quando ele morreu, subitamente, Rosalie ficou arrasada. Perdeu o apetite, recusou-se a participar das atividades sociais, começou a passar mais tempo sozinha no quarto. Suas alucinações voltaram, mas, em vez das figuras com trajes alegres que ela antes via, agora eram cinco ou seis homens altos em volta da cama, calados e imóveis. Estavam sempre de terno marrom e chapéu escuro, que lhes sombreava o rosto. Ela não podia "ver" seus olhos, mas sentia que a estavam fitando de um jeito enigmático, solene. Sentia que sua cama se tornara um leito de morte e que aquelas figuras ominosas eram os arautos de sua própria extinção. Pareciam-lhe terrivelmente reais, embora ela soubesse que sua mão passaria através delas se a estendesse. Ela não tinha coragem de fazer isso.

Rosalie continuou a ter essas visões durante três semanas, e por fim começou a emergir de sua melancolia. Os homens sombrios e silenciosos de marrom desapareceram, e as alucinações de Rosalie começaram a acontecer principalmente na sala de convivência, um lugar cheio de música e conversas. Começavam com a visão de padrões — quadriláteros cor-de-rosa e azuis que pareciam cobrir o piso, subir pelas paredes e por fim se espalhar pelo teto. As cores desses "azulejos", ela disse, faziam-na pensar em um quarto de criança. Condizentemente, ela agora via pessoinhas de alguns centímetros de altura, como elfos ou fadas, com chapéu verde, a subir pelos lados de sua cadeira de rodas. Havia também crianças, "pegando pedaços de papel no chão" ou subindo escadas alucinatórias no canto da sala. Rosalie achava as crianças "adoráveis", embora suas atividades lhe parecessem sem sentido e, nas palavras dela, "bobas".

As crianças e as pessoas minúsculas duraram duas semanas e também desapareceram, do modo misterioso como tendem a sumir tais alucinações. Embora Rosalie tenha saudade de Spike, fez outros amigos na casa de repouso e está de volta às suas rotinas de bater papo, ouvir audiolivros e óperas italianas. Hoje é raro ela ficar sozinha, e — coincidentemente ou não — suas alucinações desapareceram por ora.

Quando parte da visão está preservada, como nos casos de Charles Lullin e Zelda, podem ocorrer não só alucinações visuais, mas vários distúrbios da percepção visual: pessoas ou objetos podem parecer grandes ou pequenos demais, próximos ou distantes demais, pode haver cor ou profundidade em excesso, desalinhamentos, distorções ou inversões da imagem, ou ainda problemas com a percepção do movimento.

Obviamente, quando a pessoa tem cegueira total, como Rosalie, só podem ocorrer alucinações, mas elas podem apresentar também anomalias de cor, profundidade, transparência, movimento, escala e detalhes. Muitos descrevem as alucinações da SCB como dotadas de cores intensas e deslumbrantes ou de um refinamento e riqueza de detalhes muito além de qualquer coisa que os olhos podem ver. Há fortes tendências a repetição e multiplicação, e podem ser vistas filas ou falanges de pessoas, todas vestidas de modo parecido e fazendo movimentos semelhantes (alguns observadores antigos referiam-se a essa característica como "numerosidade"). E há uma acentuada propensão a elaborar: muitas figuras alucinatórias parecem usar "trajes exóticos", túnicas ricas e estranhos adornos de cabeça. Incongruências bizarras aparecem com frequência, por exemplo, uma flor que se projeta não do chapéu, mas do rosto de alguém. As figuras alucinatórias podem parecer caricaturas. Rostos, em especial, podem ter grotescas distorções dos dentes ou olhos. Algumas pessoas têm alucinações com texto ou música. No entanto, muito mais comuns são as geométricas: quadrados, padrões axadrezados, romboides, quadriláteros, hexágonos, tijolos, paredes, azulejos, treliças, colmeias, mosaicos. Os mais simples de todos, e talvez os mais comuns, são os fosfenos, globos ou nuvens brilhantes ou coloridas, que podem ou não diferenciar-se em algo mais complexo. Nenhum indivíduo isoladamente tem todos esses fenômenos perceptuais e alucinatórios, embora alguns possam ter um conjunto bem diversificado, como Zelda, enquanto outros tendem a sofrer apenas uma forma específica de alucinação, como Marjorie com seus "olhos musicais".

Há uma ou duas décadas, Dominic ffytche e seus colegas em Londres dedicam-se a pesquisas pioneiras sobre a base neural das alucinações visuais. Servindo-se dos minuciosos relatos de dezenas de sujeitos, eles elaboraram uma taxonomia das alucinações que inclui categorias como figuras de chapéu, crianças ou pessoas em miniatura, paisagens, veículos, rostos grotescos, texto e rostos caricaturescos. (Essa taxonomia é descrita em um artigo de Santhouse et al. de 2000.)

Com essa classificação nas mãos, ffytche fez detalhados estudos de imageamento cerebral nos quais pediu a pacientes selecionados que tinham diferentes categorias de alucinações visuais que sinalizassem o começo e o fim de suas alucinações enquanto o aparelho fazia a varredura de seu cérebro.

Houve uma "notável correspondência", escreveram ffytche et al. em um artigo de 1998, entre as experiências alucinatórias específicas de cada paciente e as porções específicas do trajeto visual ventral no córtex visual que foram ativadas. Alucinações com rostos, cores, texturas e objetos, por exemplo, ativaram cada qual áreas específicas que sabidamente participam de funções visuais específicas. Quando houve alucinações com cores, ocorreu a ativação de áreas no córtex visual associadas à construção das cores; quando houve alucinações faciais com qualidades caricaturescas ou esboçadas, ocorreu a ativação do giro fusiforme. Visões de rostos deformados, desmembrados ou grotescos com olhos ou dentes exagerados vieram associadas a intensificação de atividade no sulco temporal superior, uma área especializada na representação de olhos, dentes e outras partes do rosto. Alucinações com texto ocorreram associadas a ativação anormal na área de formação visual das palavras, uma área altamente especializada no hemisfério esquerdo.

Ffytche et al. observaram, além disso, uma clara distinção entre a imaginação visual normal e as verdadeiras alucinações — por exemplo, imaginar um objeto colorido não ativava a área V4, ao passo que uma alucinação colorida, sim. Essas descobertas confirmam que, não apenas subjetivamente, mas também fisiologicamente, as alucinações não são semelhantes à imaginação, e se parecem muito mais com percepções. Bonnet, escrevendo em 1760 sobre alucinações, disse: "A mente não seria capaz de fazer a distinção entre visão e realidade". O trabalho de ffytche e seus colegas mostra que o cérebro também não distingue entre as duas.

Nunca antes houvera evidências diretas dessa correlação entre os conteúdos de uma alucinação e as áreas específicas de córtex ativadas. Sabemos há muito tempo, por observação de pessoas com lesões ou acidentes vasculares específicos, que diferentes aspectos da percepção visual (a percepção das cores, o reconhecimento de rostos, a percepção do movimento etc.) dependem de áreas do cérebro altamente especializadas. Por exemplo, uma lesão em uma minúscula área do córtex visual chamada V4 pode aniquilar a percepção das cores, mas nada além disso. O trabalho de ffytche é o primeiro a confirmar que as alucinações fazem uso das mesmas áreas e trajetos visuais que a própria percepção. (ffytche ressaltou mais recentemente, em artigos sobre a "hodologia" das alucinações, que atribuir alucinações, ou qualquer função cerebral, a regiões específicas do cérebro tem suas limitações, e que devemos dar a mesma atenção às conexões entre essas áreas.)[8]

Apesar de haver categorias neurologicamente determinadas de alucinação visual, pode haver também determinantes pessoais e culturais. Ninguém pode ter alucinações com notação musical, números ou letras, por exemplo, se nunca os viu na realidade em algum momento da vida. Portanto, experiência e

---

[8] Essas correlações envolvem regiões cerebrais de bom tamanho, do nível macro. Correlações no nível micro, ou ao menos no caso das alucinações geométricas elementares, foram propostas por William Burke, um neurofisiologista que sofreu esse tipo de alucinação devido a "buracos" maculares nos dois olhos. Ele conseguiu estimar os ângulos visuais subtendidos por alucinações específicas e extrapolá-los para distâncias corticais. Concluiu que a separação de suas alucinações com tijolos corresponde à separação das "tiras" na parte V2 do córtex visual, enquanto a separação dos pontinhos de suas alucinações corresponde aos "glóbulos" no córtex visual primário. Burke supõe que, com a diminuição da entrada de sinais de suas máculas danificadas, existe diminuição de atividade no córtex macular, o que libera espontaneamente a atividade nas tiras e glóbulos corticais que ensejam as alucinações.

memória podem influenciar tanto a imaginação como as alucinações — mas, na SCB, as memórias não figuram de forma completa ou literal nas alucinações. Quando portadores de SCB sofrem alucinações com pessoas ou lugares, quase nunca são pessoas ou lugares reconhecíveis; são apenas plausíveis ou inventados. As alucinações da SCB dão a impressão de que, em algum nível inferior, nas partes iniciais do sistema visual, existe um dicionário categórico de imagens ou partes de imagens — por exemplo, de "narizes", "arranjos de cabeça" ou "pássaros" genéricos, e não de narizes, arranjos de cabeça ou pássaros específicos. Esses são, digamos assim, os ingredientes visuais evocados e usados no reconhecimento e representação de cenas complexas — elementos ou unidades constitutivas que são puramente visuais, sem contexto ou correlação com outros sentidos, sem emoções ou associações específicas com lugares ou momentos. (Alguns pesquisadores chamam-nos de "proto-objetos" ou "protoimagens".) Desse modo, as imagens da SCB podem parecer mais brutas, mais obviamente neurológicas, e não pessoais como as da imaginação ou recordação.

As alucinações com texto ou partituras musicais são curiosas nesse aspecto, pois, embora inicialmente se pareçam com música ou texto reais, logo se revelam ilegíveis, destituídas de forma, tom, sintaxe ou gramática. Embora a princípio Arthur S. pensasse que talvez fosse capaz de tocar as partituras que apareciam em suas alucinações, logo se deu conta de que estava vendo um "*pot-pourri* de notação musical sem significado algum". Analogamente, as alucinações com texto não têm significado; quando examinadas com mais atenção, podem nem sequer ser letras de verdade, e sim uns caracteres parecidos com runas.

Sabemos (pelos estudos de ffytche e colegas) que as alucinações textuais correlacionam-se com hiperatividade na área de formação visual das palavras; provavelmente ocorrem ativações análogas (apesar de mais disseminadas) nas alucinações com notação musical, embora essas ainda não tenham sido "captadas" em exames de ressonância magnética funcional (fMRI, na sigla em inglês). No processo normal de leitura de textos ou partituras, o que é decifrado primeiro na parte inicial do sistema visual vai para níveis superiores e ali adquire estrutura e significado sintático. Mas nas alucinações com textos ou partituras, causadas por atividade anárquica na parte inicial do sistema visual, as letras, protoletras ou notações musicais aparecem sem as restrições normais de sintaxe e significado — o que nos dá um vislumbre dos poderes e limitações do sistema visual inicial.

Arthur S. via notação musical fantasticamente elaborada, muito mais rebuscada do que qualquer partitura real. As alucinações da SCB são com frequência mais extravagantes ou fantásticas. Por que Rosalie, uma idosa cega do Bronx, veria figuras em "trajes orientais"? Essa forte inclinação para o exótico, por razões que ainda não compreendemos, é característica da SCB, e seria fascinante saber se isso varia entre as diferentes culturas. Essas imagens estranhas, por vezes surreais, de caixas ou pássaros em cima da cabeça das pessoas, ou de flores saindo-lhes do queixo, levam-nos a pensar se não estaria ocorrendo alguma espécie de engano neurológico, uma ativação simultânea de diferentes áreas cerebrais, produzindo uma colisão ou fusão involuntária e incongruente.

As imagens da SCB são mais estereotipadas que as dos sonhos, e ao mesmo tempo menos inteligíveis, dotadas de menos significados. Quando o caderno de Lullin, perdido por um século e meio, reapareceu e foi publicado em uma revista de psicologia em 1901 (apenas um ano após *A interpretação dos sonhos* de Freud), alguns cogitaram na possibilidade de as alucinações da SCB criarem, como os sonhos segundo Freud, uma "estrada régia" para o inconsciente. Mas as tentativas de "interpretar" as alucinações da SCB nesse sentido foram infrutíferas. As pessoas com SCB tinham sua própria psicodinâmica, é claro, como todo mundo; mas evidenciou-se que pouco além do óbvio era ganho com a análise de suas alucinações. Uma pessoa religiosa podia ter alucinações com mãos postas em oração, entre outras coisas, ou um músico podia ter alucinação com notação musical, mas essas imagens raramente permitiam vislumbres de desejos, necessidades ou conflitos inconscientes da pessoa.

Os sonhos são fenômenos neurológicos além de psicológicos, porém diferem muito das alucinações da SCB. O sonhador está totalmente envolvido em seu sonho, e em geral participa dele ativamente, ao passo que as pessoas com SCB conservam a consciência crítica normal da vigília. As alucinações da SCB, embora sejam projetadas no espaço externo, são marcadas pela ausência de interação; são sempre silenciosas e neutras, e raramente transmitem ou evocam qualquer emoção. Restringem-se ao visual; não têm sons, nem odores, nem sensações táteis. São remotas, como imagens na tela de um cinema em que se entrou por acaso. O cinema está na nossa mente, mas as alucinações não parecem ter relação com a pessoa em nenhum sentido profundamente pessoal.

Uma das características que definem as alucinações de Charles Bonnet é a preservação do discernimento, a percepção de que uma alucinação não é real. As pessoas com SCB ocasionalmente são enganadas por uma alucinação, em especial se ela for plausível ou apropriada ao contexto. Mas logo percebem que se trata de um erro e recobram o discernimento. As alucinações da SCB quase nunca levam a falsas ideias ou ilusões persistentes.

A capacidade de uma pessoa para avaliar suas próprias percepções ou alucinações, porém, pode ser comprometida se existirem outros problemas básicos no cérebro, em especial aqueles que danificam os lobos frontais, pois estes são a sede do julgamento e da autoavaliação. Isso pode ocorrer transitoriamente, por exemplo, com um derrame ou trauma craniano, na febre ou delírio, com várias medicações, toxinas ou desequilíbrios metabólicos, com desidratação ou privação de sono. Em tais casos, o discernimento retornará assim que o funcionamento cerebral retomar a normalidade. Mas na presença de demência progressiva, como na doença de Alzheimer ou na demência com corpos de Lewy, a capacidade de reconhecer que se está tendo uma alucinação pode diminuir gradativamente, e isso, por sua vez, pode levar a aterradores delírios ou psicoses.

Marlon S, quase octogenário, tem glaucoma progressivo e demência leve. Há vinte anos é incapaz de ler, e está praticamente cego há cinco anos. Ele é cristão devoto, e ainda trabalha como ministro leigo em prisões, uma atividade que exerce há trinta anos. Mora sozinho em um apartamento, mas tem uma vida social muito ativa. Sai todos os dias, com um de seus filhos ou com um cuidador, vai a reuniões de família ou ao centro de convivência de idosos, onde participa de jogos, danças, idas a restaurantes e outras atividades.

Apesar de cego, Marlon parece habitar um mundo acentuadamente visual e às vezes muito estranho. Ele me disse que "vê" com frequência os arredores — Marlon morou no Bronx a maior parte da vida, mas o que vê é uma versão feia e desoladora do Bronx (que ele descreve como "decrépito, velho, muito mais velho do que eu"), e isso pode provocar nele alguma desorientação. Ele "vê" seu apartamento, mas se perde ou se confunde com facilidade. Às vezes, diz, o apartamento "fica enorme como um terminal rodoviário", e outras vezes se contrai, tornando-se "tão estreito quanto uma cabine de trem". Em geral, o apartamento das alucinações parece-lhe dilapidado e caótico: "Minha casa inteira está em ruínas, parece o Terceiro Mundo... depois parece normal". (A única vez em que seu apartamento fica realmente deplorável, sua filha me disse, é quando Marlon, pensando que está "sitiado" pela mobília, começa a rearranjá-la, empurrando os móveis de um lado para outro.)

Suas alucinações começaram há cerca de cinco anos, e de início eram benignas. "No começo", ele me contou, "eu via uma porção de animais." Seguiram-se alucinações com crianças — multidões delas, como antes houvera multidões de animais. "De repente", Marlon recordou, "eu via uma criançada entrando e andando por toda parte; eu pensava que fossem crianças normais." As crianças eram caladas, mas "falavam com as mãos"; pareciam não ter noção da presença dele e "faziam as coisas delas" — andavam, brincavam. Ele se espantou quando descobriu que ninguém mais as via. Só então percebeu que seus olhos "estavam pregando peças" nele.

Marlon gosta de ouvir programas de entrevista, gospel e jazz no rádio, e quando faz isso às vezes sua sala de visita se enche de pessoas alucinatórias que também estão ouvindo. Ocasionalmente movem a boca como se estivessem falando ou cantando junto com o rádio. Essas visões não são desagradáveis, e parecem dar-lhe uma espécie de conforto alucinatório. É uma cena social, que ele aprecia.[9]

Nos dois últimos anos, Marlon também começou a ver um homem misterioso que está sempre de casaco de couro marrom, calça verde e chapéu de aba larga. Marlon não tem ideia de quem ele seja, mas acha que o homem tem alguma mensagem ou significado especial, embora não saiba dizer o quê. Ele vê essa figura à distância, nunca de perto. O homem parece flutuar no ar em vez de andar, e sua figura pode tornar-se enorme, "alta como uma casa". Marlon também viu um sinistro trio de homenzinhos, "como o FBI, bem longe. [...] Eles parecem reais, muito feios e maus". Marlon me disse que acredita em anjos e demônios, e acha que esses homens são perversos. Começou a desconfiar que está sendo vigiado por eles.

Muitas pessoas com deficiência cognitiva leve podem mostrar-se organizadas e orientadas durante o dia — é o caso de Marlon, em especial quando ele está no centro de convivência ou em missões da igreja, interagindo ativamente com outras pessoas. Mas, ao chegar a noite, pode ocorrer uma "síndrome do pôr do sol", e o medo e a confusão começam a proliferar.

---

[9] Ouvi descrições semelhantes de outras pessoas com SCB e demência. Janet B. gosta de ouvir audiolivros, e às vezes se vê junto com um grupo alucinatório de outros ouvintes. Eles escutam atentamente, mas nunca falam, não respondem às perguntas que ela faz e parecem não se dar conta de sua presença. De início, Janet percebia que eram alucinatórios, mas, conforme sua demência progrediu, ela passou a garantir que eram reais. Numa ocasião, sua filha, que viera visitá-la, disse: "Mãe, não há ninguém aqui"; Janet se zangou e expulsou a filha.

Um incremento delirante mais complexo ocorreu quando ela estava ouvindo seu programa favorito na televisão. Janet teve a impressão de que a equipe da televisão decidiu usar seu apartamento, que foi munido de cabos e câmeras, e que o programa estava sendo filmado naquele momento na presença dela. Sua filha telefonou durante o programa, e Janet sussurrou: "Preciso fazer silêncio, eles estão filmando". Quando a filha chegou, uma hora depois, Janet garantiu que ainda havia cabos pelo chão, e acrescentou "Você não viu aquela mulher?".

Embora Janet estivesse convicta da realidade dessas alucinações, elas eram inteiramente visuais. As pessoas apontavam, gesticulavam, moviam a boca, mas não emitiam som. Janet não tinha nenhuma sensação de envolvimento pessoal; via-se no meio de acontecimentos estranhos, mas eles não pareciam ter nenhuma relação com ela. Desse modo, conservavam as características típicas das alucinações da SCB, embora Janet insistisse em que eram reais.

Em geral, durante o dia as figuras alucinatórias de Marlon o enganam brevemente, por um ou dois minutos, depois ele percebe que são irreais. Mas no fim do dia seu discernimento falha, e ele sente que seus ameaçadores visitantes são reais. À noite, quando encontra "intrusos" em seu apartamento, fica aterrorizado, apesar de eles parecerem não se interessar por ele. Muitos têm jeito de "criminosos" e usam roupas de prisioneiro; às vezes estão "fumando Pall Mall". Numa noite, um desses intrusos portava uma faca manchada de sangue, e Marlon gritou "Saia daqui, em nome do sangue de Jesus!". Noutra ocasião, uma das aparições saiu "por debaixo da porta", esvaindo-se como líquido ou vapor. Marlon verificou que essas figuras são "como fantasmas, não sólidas", e que seu braço passa através delas. Ainda assim, elas lhe *parecem* muito reais. Ele consegue rir disso quando fala, mas está claro que pode ficar aterrorizado e delirante quando se vê sozinho com seus intrusos no meio da noite.

Os que têm SCB perderam, ao menos parcialmente, o mundo visual primário, o mundo da percepção. Mas ganharam, ainda que de um modo incipiente e intermitente, um mundo de alucinações, um mundo visual secundário. O papel que a SCB pode ter na vida de um indivíduo varia enormemente, dependendo do tipo de alucinações que ele sofre, de sua frequência e de se elas são ou não apropriadas ao contexto, assustadoras, confortadoras ou até inspiradoras. Em um extremo, há os que podem ter uma única experiência alucinatória na vida; outros podem ter alucinações intermitentes durante anos. Algumas alucinações podem ser perturbadoras — ver padrões ou teias de aranha por cima de tudo, não saber se a comida no prato é real ou alucinatória. Algumas alucinações são manifestamente desagradáveis, em especial as que envolvem rostos deformados ou desmembrados. Algumas são perigosas: Zelda, por exemplo, não ousa dirigir veículos, pois de repente pode ver a rua bifurcar-se ou pessoas pulando no capô de seu carro.

O mais das vezes, porém, as alucinações da SCB não são ameaçadoras e, depois que a pessoa se acostuma com elas, podem ser até divertidas. David Stewart diz que suas alucinações são "totalmente amigáveis", e imagina seus olhos lhe dizendo "Desculpe termos deixado você na mão. Sabemos que a cegueira não tem graça nenhuma, por isso organizamos essa pequena síndrome, uma espécie de coda para a sua vida visual. Não é grande coisa, mas é o melhor que conseguimos fazer".

Charles Lullin também gostava de suas alucinações, e às vezes ia para um cômodo tranquilo em busca de um breve descanso alucinatório. "A mente dele se alegra com as imagens", escreveu Bonnet sobre seu avô. "Seu cérebro é um teatro no qual a maquinaria do palco faz apresentações que são mais admiráveis porque são inesperadas."

Às vezes as alucinações da síndrome de Charles Bonnet podem inspirar. Virginia Hamilton Adair escrevia poesia quando jovem e as publicava nas revistas *Atlantic Monthly* e *New Republic*. Ela continuou a escrever poemas durante sua carreira como acadêmica e professora de inglês na Califórnia, mas a maioria desses não foi publicada. Só quando estava com 83 anos e totalmente cega por glaucoma ela publicou seu primeiro livro de poesia, o aclamado *Ants on the melon*. Seguiram-se outras duas coletâneas, e nesses novos poemas ela fez frequentes referências às alucinações de Charles Bonnet que agora a acometiam regularmente, as visões que, em suas palavras, lhe eram dadas pelo "anjo das alucinações".

Adair e, mais tarde, seu editor enviaram-me excertos do diário que ela escreveu nos últimos cinco anos de vida. Eram repletos de descrições de suas alucinações, que ela ditava enquanto ocorriam, e incluíam a seguinte:

> Sou manobrada para uma deliciosa poltrona macia. Afundo, submersa como de costume em sombras noturnas [...] o mar de nuvens aos meus pés desaparece, revelando um campo de cereais, e em pé acima dele um pequeno bando de aves, nenhuma igual à outra, de plumagem sombria: um pavão minúsculo, muito esguio, com sua pequenina crista e penas da cauda desfraldadas, alguns espécimes mais rechonchudos, e uma ave praiana com longas pernas etc. Agora parece que várias estão calçando sapatos, e en-

tre elas uma ave de quatro pés. Seria de esperar mais cor num bando de aves, mesmo nas alucinações de cegos. [...] As aves se transformaram em homens e mulheres pequeninos, em trajes medievais, todos andando calmamente para longe de mim. Vejo apenas suas costas, túnicas curtas, malhas ou calças justas, xales ou lenços. [...] Abrindo os olhos diante da cortina de fumaça do meu quarto recebo deliciada punhaladas de safira, bolsas de rubi espalhadas pela noite, um vaqueiro sem pernas de camisa xadrez colado ao lombo de um bezerrinho aos pinotes, a cabeça laranja aveludada de um urso decapitado, coitado, pelo guarda da lixeira do Hotel Yellowstone. O muito conhecido leiteiro invade a cena em seu carro azul-celeste com o cavalo dourado; ele se juntou a nós alguns dias atrás saído de algum livro de versos infantis esquecido ou do rótulo traseiro da caixa de cereais Depressão. [...] Mas o espetáculo de lanterna mágica de singularidades coloridas desapareceu gradualmente, e estou de volta ao país das paredes negras sem forma ou substância [...] onde aterrissei quando as luzes se apagaram.

2
O CINEMA DO PRISIONEIRO: PRIVAÇÃO SENSITIVA

O cérebro precisa não só de informações perceptuais, fornecidas pelos sentidos, mas também de *mudança* perceptual, e a ausência de mudança pode causar não apenas lapsos de vigilância e atenção, mas também aberrações perceptuais. Quer o escuro e a solidão sejam buscados por eremitas em cavernas, quer sejam impostos a prisioneiros em masmorras sem luz, essa privação de informações visuais normais pode estimular o "olho interior" e produzir sonhos, imagens mentais vívidas ou alucinações. Existe até um termo especial para as séries de alucinações variadas e vivamente coloridas que ocorrem para consolo ou tormento daqueles que são mantidos no isolamento ou na escuridão: "o cinema do prisioneiro".

Não é necessário que a privação visual seja total para produzir alucinações; a monotonia visual pode ter efeito bem parecido. Por exemplo, há relatos de várias épocas de marinheiros que dizem ver coisas (e talvez também ouvir) quando passam dias fitando um mar calmo. Coisa parecida acontece com quem viaja por um deserto sempre igual, ou com exploradores polares em uma paisagem vasta e invariável. Logo depois da Segunda Guerra Mundial, esses tipos de visão foram reconhecidos como um perigo especial para pilotos de grande altitude que sobrevoavam por horas o céu inimigo vazio, e são perigosos também para os caminhoneiros que viajam por muitas horas em estradas intermináveis. Pilotos e caminhoneiros, os profissionais que monitoram telas de radar por muitas horas, qualquer um que exerça uma tarefa visualmente monótona é suscetível a alucinações. (Analogamente, a monotonia auditiva pode levar a alucinações auditivas.)

No começo dos anos 1950, pesquisadores do laboratório de Donald Hebb na Universidade McGill elaboraram o primeiro estudo experimental sobre o que chamaram de isolamento perceptual prolongado (o termo "privação sensitiva" viria a popularizar-se mais tarde). William Bexton e seus colegas investigaram o tema com catorze estudantes universitários confinados em cubículos à prova de som por vários dias (exceto durante breves momentos em que saíam para comer e ir ao banheiro). Os sujeitos usaram luvas e punhos de papelão para reduzir as sensações táteis e óculos translúcidos que permitiam apenas a percepção de luz e escuridão.

De início, os participantes tendiam a adormecer, mas ao despertar sentiam-se entediados e ansiavam por estímulo — que não era fornecido pelo ambiente pobre e monótono em que se encontravam. A essa altura começaram a ocorrer vários tipos de autoestimulação: jogos mentais, contagens, fantasias e, mais cedo ou mais tarde, alucinações visuais. Geralmente era um "desfile" de alucinações, das mais simples para as mais complexas, como descrito por Bexton et al.:

> Na forma mais simples, com os olhos fechados o campo visual mudava de escuro para uma cor clara; a complexidade seguinte vinha na forma de pontinhos de luz, linhas ou simples padrões geométricos. Todos os catorze sujeitos relataram esse tipo de imagens mentais e disseram que, para eles, aquilo era uma experiência inédita. Formas ainda mais complexas consistiam em "padrões de papel de parede", relatados por onze sujeitos, e figuras isoladas de objetos, sem pano de fundo (por exemplo, uma fileira de homenzinhos amarelos de boné preto e boca aberta, um capacete alemão), relatadas por sete sujeitos. Por fim, houve cenas integradas (por exemplo, uma procissão de esquilos com sacos nos ombros marchando "decididamente" por um campo nevado para fora do campo de visão; animais pré-históricos andando pela selva). Três dos catorze sujeitos relataram cenas desse tipo, com frequência incluindo distorções como as dos sonhos e descrevendo as figuras como "iguais às das caricaturas".

Essas imagens apareceram de início como se fossem projetadas numa tela plana, mas depois de algum tempo tornaram-se "poderosamente tridimensionais" para alguns dos sujeitos, e partes de uma cena podiam inverter-se ou girar de um lado para o outro.

Depois do espanto inicial, os sujeitos tenderam a achar suas alucinações divertidas, interessantes ou às vezes irritantes ("tão vívidas que interferiam no sono"), porém sem "significado" algum. As alucinações pareciam externas, ocorrendo autonomamente, com pouca relevância ou referência ao indivíduo ou à situação. As alucinações costumavam desaparecer quando se pedia aos sujeitos que executassem tarefas complexas, como multiplicar números de três dígitos, mas não quando eles meramente se exercitavam ou conversavam com os pesquisadores. Os pesquisadores da McGill relataram, como muitos outros, alucinações auditivas e cinestésicas além das visuais.

Esse estudo e outros subsequentes despertaram enorme interesse na comunidade científica, e tentativas científicas e leigas foram feitas para reproduzir os resultados. Em um artigo de 1961, John Zubek e colegas relataram, além de alucinações, uma mudança nas imagens visuais em muitos de seus sujeitos:

> A intervalos variados [...] pediu-se aos sujeitos que imaginassem ou visualizassem certas cenas conhecidas, por exemplo, lagos, um campo, o interior de sua casa etc. A maioria relatou que as imagens evocadas foram incomumente vívidas, em geral se caracterizaram por cores fortes e tiveram muitos detalhes. Os sujeitos foram unânimes na opinião de que suas imagens eram mais vívidas do que qualquer coisa que já houvessem vivenciado. Vários sujeitos que normalmente tinham grande dificuldade para visualizar cenas conseguiram visualizá-las quase de imediato e com grande vividez. [...] Um sujeito [...] conseguiu visualizar rostos de ex-colegas de alguns anos antes com uma clareza quase fotográfica, coisa que nunca antes ele fora capaz de fazer. Esse fenômeno em geral apareceu durante o segundo ou terceiro dia e, via de regra, tornou-se mais pronunciado com o passar do tempo.

Essas intensificações visuais — sejam elas decorrentes de doença, privação ou drogas — podem assumir a forma de imagens mentais visuais intensificadas, alucinações ou ambas as coisas.

No começo dos anos 1960 foram criados tanques de privação sensitiva para intensificar o efeito do isolamento; neles o corpo era posto para flutuar em um tanque escuro de água tépida, o que removia não apenas todas as sensações de contato físico com o ambiente, mas também a sensação proprioceptiva da posição do corpo e até da sua existência. Essas câmaras de imersão podiam produzir "estados alterados" muito mais profundos do que os descritos nos experimentos originais. Na época, esses tanques de privação sensitiva eram tão avidamente procurados quanto as então mais disponíveis drogas que "expandiam a consciência" (às vezes eram até combinados com elas).[1]

A privação sensitiva foi muito estudada nos anos 1950 e 1960. Em 1969, um livro organizado por Zubek com o título *Sensory deprivation: fifteen years of research* [Privação sensitiva: trinta anos de estudo] enumerou 1300 referências. Mas o interesse científico, assim como o leigo, começou a declinar, e relativamente pouco se estudou sobre o tema até o trabalho recente de Alvaro Pascual-Leone e colegas (Merabet et al.), que elaboraram um estudo para isolar os efeitos da privação visual pura. Seus sujeitos, embora vendados, podiam deslocar-se livremente e "ver" televisão, ouvir música, sair e falar com outras pessoas. Eles não sentiram a sonolência, o tédio ou a inquietação que os sujeitos de experimentos anteriores haviam sofrido. Mantiveram-se alertas e ativos durante o dia, e nesse período carregavam um gravador para registrar de imediato quaisquer

[1] Embora o uso aventureiro da privação sensitiva, como no caso das drogas que produzem visões, tenha diminuído desde os anos 1960, seu uso político continua sendo assustadoramente comum no tratamento de prisioneiros. Em um artigo de 1984 sobre "alucinações de reféns", Ronald K. Siegel salientou que tais alucinações às vezes podem magnificar-se até a loucura, especialmente se combinadas a isolamento social, privação de sono, fome, sede, tortura ou ameaça de morte.

alucinações. À noite tinham um sono tranquilo e repousante, e toda manhã ditavam o que lembravam de seus sonhos — sonhos que não pareciam significativamente alterados pelo fato de eles estarem vendados.

As vendas, que permitiam aos sujeitos fechar ou mover os olhos, foram usadas continuamente por 96 horas. Dez dos treze sujeitos tiveram alucinações, alguns durante as primeiras horas em que estiveram vendados, mas todos no segundo dia, estivessem ou não de olhos abertos.

Tipicamente, as alucinações surgiam de modo súbito e espontâneo, depois desapareciam também de repente, após alguns segundos ou minutos — embora para um dos sujeitos as alucinações tenham se tornado quase contínuas no terceiro dia. Os sujeitos relataram um conjunto de alucinações que ia desde as simples (lampejos, fosfenos, padrões geométricos) até as complexas (figuras, rostos, mãos, animais, prédios e paisagens). Em geral, as alucinações vinham completas e sem aviso; nunca pareciam ser construídas lentamente, parte a parte, como as imagens visuais mentais voluntárias ou as recordações. A maioria das alucinações despertou pouca emoção e foi considerada "divertida". Dois sujeitos tiveram alucinações correlacionadas com seus movimentos e ações: "Tenho a sensação de que posso ver minhas mãos e braços se movendo quando eu os movimento, e que deixam uma trilha luminosa", disse um dos sujeitos. "Eu tinha a sensação de ver a jarra enquanto despejava a água", disse outro.

Vários sujeitos mencionaram o brilho e as cores de suas alucinações; um descreveu "penas de pavão e prédios resplandecentes". Outro viu várias vezes um pôr do sol quase insuportavelmente luminoso e paisagens cintilantes de extraordinária beleza, "muito mais bonitas, eu acho, do que qualquer coisa que já vi. Gostaria muito de saber pintar".

Vários mencionaram mudanças espontâneas em suas alucinações; para um deles, uma borboleta tornou-se um pôr do sol, que se transformou em uma lontra e, por fim, numa flor. Nenhum dos sujeitos tinha controle voluntário sobre suas alucinações, que pareciam dotadas de "propósito" ou "vontade".

Os sujeitos não tiveram nenhuma alucinação quando estavam ocupados com outro modo de atividade sensorial estimulante, por exemplo, ouvir música ou televisão, conversar ou até aprender Braille. (O estudo abordava não só as alucinações, mas também a capacidade de pessoas vendadas para melhorar e intensificar habilidades táteis e a habilidade de conceber o espaço e o mundo circundante em termos não visuais.)

Merabet et al. julgaram que as alucinações relatadas pelos sujeitos de seu experimento eram totalmente comparáveis às sofridas por pacientes com síndrome de Charles Bonnet, e seus resultados lhes sugeriram que a privação visual poderia, sozinha, ser uma causa suficiente para a SCB.[2]

Mas o que, exatamente, ocorre no cérebro dos participantes desses experimentos — ou no cérebro de pilotos que colidem no céu azul sem nuvens, ou dos caminhoneiros que veem fantasmas numa estrada vazia, ou dos prisioneiros que assistem ao seu "cinema" forçado na escuridão?

Com o advento do imageamento cerebral funcional nos anos 1990, tornou-se possível visualizar, pelo menos no nível macro, como o cérebro poderia reagir à privação sensitiva — e, com sorte (pois as alucinações são notoriamente volúveis, e o interior de uma máquina de ressonância magnética não é o lugar ideal para experiências sensoriais delicadas), até talvez captar os correlatos neurais de uma alucinação fugitiva. Um estudo nessas bases, de Babak Boroojerdi e colegas, mostrou um aumento na excitabilidade do córtex visual quando os sujeitos sofriam privação visual, e essa mudança ocorria em minutos. Outro grupo de pesquisadores, no laboratório de neurociência chefiado por Wolf Singer, estudou um único sujeito, uma artista visual com excelente capacidade de imaginação visual (Sireteanu et al. publicaram em 2008 um artigo sobre esse experimento). A participante

[2] Pode ocorrer grave deficiência visual ou cegueira total sem nenhum vestígio de SCB, e isso leva a crer que, isoladamente, a privação visual não é causa suficiente. Mas ainda ignoramos por que algumas pessoas com problemas visuais têm SCB e outras não.

foi vendada por 22 dias e examinada durante várias sessões em uma máquina de fMRI [ressonância magnética funcional], onde ela pôde indicar os momentos exatos em que suas alucinações surgiam e desapareciam. As imagens de fMRI mostraram ativações em seu sistema visual, tanto no córtex occipital como no córtex inferotemporal, coincidindo precisamente com suas alucinações. (Em contraste, quando era pedido à participante que recordasse ou imaginasse as alucinações usando seus poderes de imaginação visual, ocorria também elevada ativação nas áreas executivas do cérebro, no córtex pré-frontal — áreas que haviam estado relativamente inativas quando a participante estava apenas tendo alucinações.) Isso deixou claro que, em um nível fisiológico, a imaginação visual difere radicalmente da alucinação visual, que a alucinação resulta de uma ativação direta, de baixo para cima, de regiões no trajeto visual ventral, regiões que se tornam hiperexcitáveis devido à ausência de entrada de informações sensoriais normais.

Os tanques de desaferentação usados nos anos 1960 produziam não só a privação visual, mas também todo tipo de privação: da audição, do tato, da propriocepção, do movimento e da sensação vestibular, assim como, em vários graus, privação de sono e de contato social — e cada um desses tipos pode, isoladamente, levar a alucinações.

Alucinações engendradas pela imobilidade, seja por doença do sistema motor, seja por restrições externas, foram relatadas com frequência na época em que a poliomielite fazia muitas vítimas. As pessoas afetadas mais gravemente, incapazes até de respirar por conta própria, jaziam imóveis em "pulmões de aço" parecidos com caixões funerários, e tinham frequentes alucinações, como descrito em 1958 no artigo de Herbert Leiderman e colegas. A imobilidade produzida por outras doenças paralisantes — ou mesmo por talas e gessos para ossos fraturados — pode, da mesma forma, provocar alucinações. Destas, as mais comuns são as alucinações corporais, nas quais membros podem parecer ausentes, distorcidos, desalinhados ou multiplicados;

entretanto, também foram relatadas vozes, alucinações visuais e até psicoses completas. Constatei isso em especial em meus pacientes pós-encefalíticos, muitos dos quais estavam, na prática, totalmente imobilizados por parkinsonismo e catatonia.

A privação de sono por mais de uns poucos dias causa alucinações, e o mesmo efeito pode ter a privação de sonhos, ainda que o sono esteja normal em outros aspectos.

Quando isso é combinado com exaustão ou estresse físico extremo, pode tornar-se uma fonte ainda mais poderosa de alucinações. Ray P., triatleta, deu um exemplo:

> Numa ocasião, quando eu estava competindo no Ironman Triathlon no Havaí, não vinha fazendo uma boa corrida, estava péssimo, superaquecido e desidratado. Cinco quilômetros antes de começar a etapa da maratona, vi minha mulher e minha mãe à beira da estrada. Corri até elas para avisar que chegaria atrasado à linha de chegada, mas, quando as alcancei e comecei a contar minhas dificuldades, dois estranhos que não se pareciam em nada com minha mulher e minha mãe olhavam para mim.
>
> O Ironman Triathlon do Havaí, com suas temperaturas extremas e longas horas de monotonia em condições massacrantes, pode criar para o atleta estados muito favoráveis a alucinações, mais ou menos como os ritos de busca de visões dos nativos americanos. Já vi Madame Pele, a deusa havaiana do vulcão e do fogo, pelo menos uma vez naqueles campos de lava.

Michael Shermer passou boa parte da vida desmascarando paranormais. Ele é historiador da ciência e diretor da Sociedade dos Céticos. Em seu livro *Por que as pessoas acreditam em coisas estranhas*, ele dá outros exemplos de alucinações em atletas de maratona, como a dos *mushers,* participantes de corrida de trenó de cães, na corrida de Iditarod:

> Os *mushers* passam de nove a catorze dias dormindo pouquíssimo, ficam sozinhos, apenas com seus cães, raramente veem outros competidores e têm alucinações com cavalos, trens, óvnis, aviões invisíveis, orquestras, animais estranhos, vozes sem pessoas e, ocasionalmente, pessoas fantasmas à beira da trilha ou

> amigos imaginários. [...] Um *musher* chamado Joe Garne convenceu-se de que havia um homem em cima do saco do seu trenó, e educadamente pediu ao homem que saísse de lá, mas, quando o homem não se moveu, Garnie deu-lhe um tapinha no ombro e insistiu para que ele saísse; quando o estranho não obedeceu, Garnie bateu nele.

Shermer, que também compete em provas de resistência, teve uma experiência muito estranha competindo em uma excruciante maratona de ciclismo, e a descreveu depois em sua coluna na *Scientific American*:

> Na madrugada de 8 de agosto de 1983, enquanto eu pedalava por uma solitária rodovia próximo a Haigler, Nebraska, uma grande espaçonave com luzes brilhantes me ultrapassou e me forçou a ir para a beira da estrada. Alienígenas saíram da nave e me abduziram por noventa minutos, e depois disso me vi de volta na estrada, sem lembrar o que ocorrera dentro da nave. [...] Minha experiência de abdução foi desencadeada por privação de sono e exaustão física. Eu pedalara sem descanso por 83 horas e 2 mil quilômetros nos dias iniciais da [...] Corrida Transcontinental pela América. Estava acenando na estrada, sonolento, quando a equipe motorizada de apoio sinalizou com farol alto e parou no acostamento, e o pessoal me aconselhou a fazer uma pausa para dormir. Naquele momento, uma recordação distante da série de televisão *Os invasores* inculcou-se em meu sonho acordado. Na série, extraterrestres queriam dominar a Terra replicando pessoas reais, mas inexplicavelmente conservavam o dedo mindinho rígido. De repente, os membros da equipe de apoio se metamorfosearam em alienígenas. Olhei bem para seus dedos mindinhos e lhes apliquei um bom questionário sobre assuntos técnicos e pessoais.

Depois de um cochilo, Shermer reconheceu que sofrera uma alucinação, mas, enquanto ela durou, pareceu-lhe totalmente real.

3
ALGUNS NANOGRAMAS DE VINHO: CHEIROS ALUCINATÓRIOS

A capacidade de imaginar odores não é nada comum em circunstâncias normais. A maioria das pessoas não consegue imaginar odores vividamente, mesmo se elas forem hábeis na imaginação visual ou sonora. Esse é um dom raro, como me escreveu Gordon C. em 2011:

> Até onde minha memória alcança, sentir o cheiro de objetos que não estão visíveis parece ter sido parte da minha vida. [...] Por exemplo, se eu pensar por alguns minutos na minha mãe, falecida há muito tempo, quase de imediato consigo recordar, com percepção sensorial quase perfeita, o talco que ela usava. Se estiver escrevendo alguma coisa sobre lilases ou qualquer planta florífera específica, minhas sensações olfativas produzem a fragrância. Não estou dizendo que meramente escrever a palavra "rosas" produz esse aroma; preciso recordar algum episódio específico relacionado a uma rosa, ou seja lá o que for, para produzir o efeito. Eu pensava que essa habilidade fosse muito natural, e só na adolescência descobri que ela não era normal para todos. Hoje a considero uma dádiva maravilhosa do meu cérebro específico.

Em contraste, a maioria de nós tem dificuldade para evocar mentalmente os odores, mesmo com forte sugestão. E, curiosamente, pode ser difícil saber se um cheiro é ou não real. Numa ocasião, voltei à casa onde eu cresci e onde minha família morou durante sessenta anos. A casa havia sido vendida para a Associação Britânica de Psicoterapeutas em 1990, e onde antes fora a nossa sala de estar agora era um escritório. Quando entrei nesse cômodo durante uma visita em 1995, senti imediatamente um cheiro forte do vinho tinto kosher que ficava sempre num aparador de madeira ao lado da mesa de jantar e era bebido com *kiddush* no Sabá. Será que eu estava apenas imaginando aquele odor, ajudado por aquele ambiente que já me fora intensamente familiar e amado e por quase sessenta anos de memórias e associações? Ou será que alguns nanogramas de vinho teriam sobrevivido a todas as reformas e pinturas? Odores podem ser estranhamente persistentes, e não sei se essa minha experiência poderia ser considerada uma percepção intensificada, uma alucinação, uma memória ou uma combinação de tudo isso.

Meu pai tinha o olfato muito apurado quando jovem e, como todo médico de sua geração, dependia dele para cuidar de seus pacientes. Podia detectar o cheiro da urina diabética ou de um abscesso pulmonar pútrido assim que entrava na casa do doente. Uma série de sinusites na meia-idade embotou seu olfato, e ele não pôde mais usar o nariz como ferramenta diagnóstica. Mas ele teve a sorte de não perder totalmente o olfato, pois a perda total da capacidade de sentir cheiros — anosmia, que afeta talvez até 5% das pessoas — causa muitos problemas. Quem sofre de anosmia não é capaz de perceber cheiro de gás, fumaça ou comida estragada; pode sentir ansiedade social, sem saber se seu corpo está cheirando mal ou se é alguma outra coisa. Também não consegue sentir as agradáveis fragrâncias do mundo, nem desfrutar de muitos dos sabores mais sutis da comida (porque a maioria deles também depende do olfato).[1]

Escrevi sobre um paciente anósmico em *O homem que confundiu sua mulher com um chapéu*. Ele perdeu de repente todo o sentido do olfato em consequência de um trauma craniano. (O longo trato olfatório é cortado facilmente porque atravessa a base do crânio; assim, uma lesão relativamente leve pode causar a perda do olfato.) Esse homem nunca prestara muita atenção consciente ao sentido do olfato, mas, quando o perdeu, viu sua vida empobrecer radicalmente. Sentia saudade do cheiro de pes-

---

[1] Molly Birnbaum, aspirante a chefe de cozinha que se tornou anósmica depois de ter sido atropelada, descreveu eloquentemente seus problemas com a anosmia em suas memórias, *Season to taste*.

soas, de livros, da cidade, da primavera. Ansiava desesperadamente pelo retorno do seu olfato. E, de fato, ele pareceu voltar alguns meses depois, quando, para sua surpresa e alegria, o homem sentiu o cheiro do café que estava sendo coado pela manhã. Experimentou voltar a fumar cachimbo, que tinha abandonado havia meses, e sentiu a fragrância de seu tabaco aromático favorito. Animado, voltou ao neurologista, mas, depois de exames minuciosos, disseram-lhe que não havia indício algum de recuperação. Entretanto, claramente ele estava tendo algum tipo de experiência olfatória, e só pude deduzir que sua capacidade de imaginar cheiros, pelo menos em situações imbuídas de memórias e associações, havia sido intensificada pela anosmia, talvez do mesmo modo como a capacidade de visualizar pode intensificar-se em algumas pessoas que perderam a visão.

A sensibilidade intensificada de sistemas sensoriais que perderam a capacidade de receber informações visuais, olfativas ou sonoras normais não deixa de ter suas desvantagens, pois pode levar a alucinações visuais, olfativas ou sonoras — fantopsia, fantosmia ou fantacusia, para usar velhos e bons termos. E assim como de 10% a 20% dos que perdem a visão passam a sofrer da síndrome de Charles Bonnet, uma porcentagem semelhante dos que perdem o olfato experimenta o equivalente olfativo. Em alguns casos, os odores fantasmas seguem-se a infecção nos seios nasais ou a trauma craniano, mas ocasionalmente vêm associados a enxaqueca, epilepsia, parkinsonismo, transtorno de estresse pós-traumático ou outras afecções.[2]

---

[2] Entre essas outras afecções está a infecção pelo vírus do herpes simples, que pode atacar os nervos (inclusive, às vezes, o nervo olfativo) e tanto prejudicá-lo como estimulá-lo. O vírus pode permanecer inativo por longos períodos, isolado em gânglios nervosos, e subitamente ressurgir a intervalos de meses ou anos. Um microbiologista escreveu-me: "No verão de 2006, comecei a 'sentir cheiros', um odor tênue e onipresente que eu não conseguia identificar (minha melhor suposição é... papelão molhado)". Antes disso, ele contou, "eu tinha um nariz muito sensível e era capaz de identificar as culturas no meu laboratório só pelo cheiro, e também sutis diferenças em solventes orgânicos, ou perfumes suaves".

Logo ele passou a ter uma alucinação constante com cheiro de peixe podre, que só

Na SCB, quando ainda resta alguma visão, também podem ocorrer distorções perceptuais dos mais variados tipos. Analogamente, os que perdem boa parte do olfato, mas não todo ele, tendem a ter distorções olfativas, em geral desagradáveis (um distúrbio denominado parosmia ou disosmia).

Mary B, uma canadense, começou a sofrer de disosmia dois meses após uma cirurgia sob anestesia geral. Oito anos depois, ela me enviou um relato minucioso de suas experiências, intitulado "Um fantasma em meu cérebro". Suas palavras:

> Aconteceu depressa. Em setembro de 1999 eu me sentia ótima. Fizera histerectomia durante o verão, mas já estava de volta às aulas diárias de pilates e balé, e me sentia em forma e cheia de energia. Quatro meses mais tarde eu continuava em forma e vigorosa, mas estava trancada em uma prisão invisível, devido a um distúrbio que ninguém podia ver, que ninguém parecia conhecer, e do qual nem mesmo o nome eu conseguia descobrir.
>
> As mudanças inicialmente foram graduais. Em setembro, comecei a sentir um gosto metálico e meio podre em tomates e laranjas, e queijo cottage me parecia leite azedo. Tentei várias marcas, todas estavam ruins.
>
> Em outubro, alface começou a me lembrar de aguarrás, e espinafre, maçã, cenoura e couve-flor estavam com gosto de coisa estragada. Peixes e carnes, especialmente de frango, cheiravam como se estivessem em decomposição por uma semana. Meu

---

se dissipou depois de um ano, juntamente com a maior parte de sua "acuidade olfativa e a sutileza da maioria dos alimentos". Ele escreveu:

> Certos odores desapareceram completamente — fezes (!), pão ou biscoitos no forno, peru assado, lixo, rosas, o cheiro de terra fresca do *Streptomyces* [...] todos esses se foram. Tenho saudade dos aromas do Dia de Ação de Graças, mas não do de banheiros públicos.

A disosmia e a fantosmia resultaram do reaparecimento do herpes simples 2 que ele contraíra muitos anos antes, e ele notou, intrigado, que esses reaparecimentos sempre eram precedidos de cheiros alucinatórios. Ele escreveu: "Sinto o cheiro da reativação do herpes. Um ou dois dias antes do início de um episódio de neurite, volto a ter alucinações olfativas com o último cheiro forte que percebi. [Esse cheiro] persiste durante a neurite e desaparece gradualmente junto com ela. [...] A força dessas alucinações correlaciona-se com a severidade da neurite generalizada".

> companheiro não conseguia detectar nenhum desses cheiros. Será que eu estava com alguma alergia alimentar? [...]
>
> Logo os exaustores das cozinhas de restaurantes começaram a ter um cheiro estranhamente desagradável. Pão me parecia rançoso; chocolate era como óleo de máquina. O único tipo de carne que eu conseguia comer era salmão defumado. Passei a comer esse peixe três vezes por semana. No começo de dezembro, fomos jantar com amigos. Precisei escolher cuidadosamente, mas apreciei a comida, com exceção da água mineral, que tinha cheiro de alvejante de roupa. Mas os outros a estavam bebendo sem problemas, por isso deduzi que o meu copo não tinha sido bem enxaguado. Os cheiros e sabores pioraram drasticamente na semana seguinte. O tráfego fedia tanto que eu precisava me forçar a sair de casa; dava voltas enormes por rotas exclusivas de pedestres para chegar às minhas aulas de pilates e balé. O cheiro de vinho era repulsivo, e também o de qualquer pessoa que usasse perfume. O cheiro do café que Ian tomava de manhã vinha piorando, mas de um dia para o outro se transformou em um fedor horripilante, intolerável, que permeava a casa e permanecia por horas. Ele começou a tomar café no trabalho.

A sra. B. continuou a fazer anotações meticulosas, na esperança de encontrar, se não uma explicação, pelo menos algum padrão naquelas distorções, mas nada conseguiu descobrir. "Não tinha pé nem cabeça", ela escreveu. "Como era possível que limão tivesse gosto normal, mas laranja não? Alho, mas não cebola?"

Os pacientes com anosmia total, em vez de exagerar ou distorcer os odores percebidos, só podem ter alucinações olfativas. Seus cheiros alucinatórios também podem ser muito variados, e às vezes difíceis de descrever ou definir. Heather A. é um exemplo:

> Geralmente as alucinações não podem ser designadas segundo um odor descritivo (exceto uma noite, quando senti cheiro de picles condimentados com endro durante boa parte da noite). Posso descrevê-las mais ou menos como um amálgama de outros odores

(desodorante roll-on metálico; bolo agridoce denso; plástico derretido num monte de lixo de três dias). Consegui me divertir com isso desse modo, cultivando a arte de atribuir nomes/descrever odores. No começo, eu passava por fases em que acessava um por vez por umas duas semanas, várias vezes ao dia. Depois de alguns meses, a família de cheiros diversificou-se, e hoje posso mencionar vários por dia. Às vezes aparece um novo, que eu talvez nunca mais volte a sentir. A experiência com eles varia. Às vezes vêm fortes, como se eu tivesse alguma coisa grudada debaixo do nariz, e se dissipam rapidamente; outras vezes, surge um que é sutil e duradouro, quase imperceptível.

Algumas pessoas têm alucinações com um cheiro específico que podem ser influenciadas pelo contexto ou por sugestão. Laura H., que perdeu a maior parte do olfato após uma craniectomia, escreveu-me contando que de vez em quando sentia brevemente um surto de odores que eram plausíveis, embora nem sempre exatos, pelo que ela se lembrava dos tempos antes de sua perda. Às vezes, não eram nem um pouco reais:

> Estávamos reformando a cozinha, e uma noite os fusíveis queimaram. Meu marido me garantiu que não havia perigo, mas eu fiquei muito preocupada com a possibilidade de um incêndio elétrico. [...] Acordei no meio da noite e tive de me levantar para verificar a cozinha, pois sentia cheiro de fio queimado. [...] Chequei tudo o que pude ver na cozinha, no corredor, nos armários, mas não vi nada queimando. [...] Então comecei a pensar que o cheiro talvez viesse de trás da parede ou de algum lugar que eu não podia ver.

Ela foi acordar o marido; ele não percebeu nada estranho, mas ela continuava a sentir um cheiro forte de fumaça. "Fiquei horrorizada", ela disse, "por sentir um cheiro tão forte de algo que não estava ali."

Outros podem ser perseguidos por um único odor constante, tão complexo que parece reunir quase todos os fedores do mundo. Bonnie Blodgett, em seu livro *Remembering smell,* descreve o mundo de fantosmia em que mergulhou depois de uma infecção nos seios nasais e do uso de um potente spray nasal. Ela estava dirigindo por uma rodovia estadual quando pela primeira vez sentiu um cheiro "esquisito". Verificou seus sapatos num posto de gasolina, viu que estavam limpos; pensou então que talvez houvesse algum problema com o aquecedor do carro — um passarinho morto, quem sabe. O cheiro a perseguiu, aumentando e diminuindo de intensidade, mas nunca ausente. Ela investigou várias causas externas possíveis, até por fim, relutante, concluir que o cheiro estava em sua cabeça — em um sentido neurológico, não psiquiátrico. Descreveu o cheiro como parecido com "cocô, vômito, carne queimada e ovo podre. Sem falar em fumaça, produtos químicos, urina e mofo. Meu cérebro superara a si mesmo". (Alucinação com cheiros muito ruins é chamada de cacosmia.)

Os humanos podem detectar e identificar talvez uns 10 mil cheiros distintos, mas o número de odores possíveis é muito maior, pois existem mais de quinhentos locais de receptores de odor na mucosa nasal, e a estimulação desses locais (ou de suas representações cerebrais) pode combinar-se em trilhões de modos. Alguns dos cheiros alucinatórios podem ser impossíveis de descrever porque são diferentes de qualquer coisa sentida no mundo real, e não evocam memórias nem associações. Experiências novas, sem precedentes, podem ser um indicador de alucinações, pois quando o cérebro é libertado das restrições da realidade pode gerar qualquer som, imagem ou cheiro em seu repertório, às vezes em combinações complexas e "impossíveis".

4
OUVINDO COISAS

Em 1973, a revista *Science* publicou um artigo que causou furor. Intitulava-se "On being sane in insane places" [Ser são em lugares insanos] e relatava um experimento em que oito "pseudopacientes" sem histórico de doença mental procuraram vários hospitais dos Estados Unidos. Sua única queixa era "ouvir vozes". Disseram aos médicos que não conseguiam entender direito o que as vozes falavam, mas que tinham ouvido as palavras "vazio", "oco" e "baque". Afora essa invenção, eles se comportaram normalmente e relataram suas experiências passadas (normais) e históricos de doenças. Apesar disso, todos foram diagnosticados como esquizofrênicos (exceto um, diagnosticado com "psicose maníaco-depressiva"), ficaram hospitalizados por até dois meses e receberam prescrição de medicações antipsicóticas (que não engoliram). Uma vez internados na ala de doenças mentais, eles continuaram a falar e se comportar normalmente; informaram aos médicos que suas vozes alucinatórias haviam desaparecido e que se sentiam bem. Chegaram até a fazer abertamente anotações sobre seu experimento ("comportamento de escrita", as enfermeiras anotaram no prontuário de um desses pseudopacientes), mas o pessoal médico não percebeu que nenhum daqueles indivíduos era um pseudopaciente.[1] Esse experimento, elaborado por David Rosenhan, psicólogo de Stanford (ele também um pseudopaciente), ressaltou, entre outras coisas, que um único sintoma, "ouvir vozes", já bastava para um

[1] Os verdadeiros pacientes, no entanto, foram mais observadores. "Você não é louco", disse um deles. "É jornalista ou professor."

diagnóstico imediato e categórico de esquizofrenia, mesmo na ausência de quaisquer outros sintomas ou anormalidades de comportamento. A psiquiatria e a sociedade em geral haviam sido subvertidas pela crença quase axiomática de que "ouvir vozes" indicava loucura e nunca ocorria fora do contexto de grave perturbação mental.

Essa crença é relativamente recente, como deixam claro as cuidadosas e humanas ressalvas apontadas pelos pioneiros do estudo da esquizofrenia. Nos anos 1970, drogas antipsicóticas e tranquilizantes haviam começado a substituir outros tratamentos, e, para produzir diagnósticos rápidos, o cuidadoso levantamento da história médica, a investigação de toda a vida do paciente, fora em grande parte substituído pelos critérios do Manual de Diagnósticos e Estatísticas de Doenças Mentais.

Eugen Bleuler, que de 1898 a 1927 dirigiu o enorme hospital de doenças mentais de Burghölzli, próximo a Zurique, era muito atencioso e compreensivo com as centenas de pessoas esquizofrênicas aos seus cuidados. Ele reconhecia que as "vozes" ouvidas pelos pacientes, por mais bizarras que pudessem parecer, eram fortemente associadas aos seus estados mentais e delusões. As vozes, ele escreveu, incorporavam "todos os seus esforços e medos [...] toda a sua relação transformada com o mundo exterior [...] sobretudo [...] [com] as forças patológicas ou hostis" que os assediavam. Estas ele descreveu em vívidos detalhes em sua esplêndida monografia de 1911, *Dementia Praecox; or, The Group of Schizophrenias*:

> As vozes não apenas falam com o paciente, mas também passam eletricidade pelo seu corpo, batem nele, paralisam-no, tiram-lhes seus pensamentos. Frequentemente são hipostasiadas como pessoas ou outras coisas bizarras. Por exemplo, um paciente diz que há uma "voz" empoleirada em cada uma das suas orelhas. Uma voz é um pouco maior do que a outra, mas ambas têm aproximadamente o tamanho de uma noz, e consistem apenas em uma bocarra feia.

> Ameaças ou xingamentos compõem o conteúdo principal e mais comum das "vozes". Dia e noite elas vêm de toda parte, das paredes, do alto e de baixo, do porão e do telhado, do céu e do inferno, de perto e de longe. [...] Quando o paciente está comendo, ouve uma voz que diz "Cada bocado foi roubado". Se deixar cair alguma coisa, ouvirá "Esse seu pé bem que poderia ser decepado".
>
> Frequentemente as vozes são contraditórias. Em um momento, podem ser contra o paciente [...] depois podem contradizer-se. [...] Os papéis pró e contra muitas vezes são feitos por vozes de pessoas diferentes. [...] A voz de uma filha diz a um paciente "Ele vai ser queimado vivo", enquanto a da mãe dele diz "Ele não vai ser queimado". Além de seus perseguidores, os pacientes frequentemente ouvem a voz de algum protetor.
>
> As vozes com frequência se localizam no corpo. [...] um pólipo pode ser uma oportunidade para localizar as vozes no nariz. Uma perturbação intestinal enseja uma no abdome. [...] Em casos de complexos sexuais, o pênis, a urina na bexiga ou o nariz proferem palavras obscenas. [...] Uma paciente com gravidez real ou imaginária ouvirá a fala da criança ou crianças dentro do útero. [...]
>
> Objetos inanimados podem falar. A limonada fala, o paciente ouve seu nome sair de um copo de leite. Os móveis falam com ele.

Bleuler escreveu "Quase todo esquizofrênico que está hospitalizado ouve 'vozes'". Mas enfatizou que o inverso não se aplica: ouvir vozes não necessariamente indica esquizofrenia. Na imaginação popular, contudo, vozes alucinatórias quase sempre são sinônimo de esquizofrenia — um grande equívoco, pois a maioria das pessoas que ouvem vozes não é esquizofrênica.

Muitos relatam ouvir vozes que não se dirigem a si mesmos, como escreveu Nancy C.:

> Tenho regularmente alucinações com conversas, em geral quando estou adormecendo à noite. Parece-me que essas conversas são reais e estão mesmo ocorrendo entre pessoas reais, no momento em que as ouço, porém que estão acontecendo em algum outro lugar. Ouço discussão entre casais, todo tipo de coisa. Não são

> vozes que eu posso identificar, não são pessoas que eu conheço. Sinto-me como um rádio, sintonizado no mundo de outros. (Embora seja sempre um mundo que fala o inglês americano.) Não consigo pensar em outro modo de classificar essas experiências, exceto como alucinações. Nunca sou participante; nunca se dirigem a mim. Apenas ouço.

"Alucinações em pessoas sãs" eram bem reconhecidas no século XIX, e com a ascensão da neurologia procurou-se entender mais claramente o que as causava. Na Inglaterra nos anos 1880 foi fundada a Sociedade de Estudos Psíquicos para coligir e investigar relatos de aparições ou alucinações, especialmente de pessoas queridas mortas, e muitos cientistas eminentes — físicos, além de fisiologistas e psicólogos — filiaram-se à sociedade (William James trabalhou ativamente na divisão americana). Telepatia, clarividência, comunicação com os mortos e a natureza do mundo dos espíritos tornaram-se temas de investigação sistemática.

Esses primeiros estudos determinaram que as alucinações não eram incomuns na população em geral. O levantamento de 1894 intitulado "Censo Internacional de Alucinações Durante Vigília em Pessoas Sãs" examinou a ocorrência e a natureza das alucinações sofridas por pessoas normais em circunstâncias normais (os estudiosos tiveram o cuidado de excluir pessoas com problemas médicos ou psiquiátricos óbvios). Uma só pergunta foi feita a 17 mil pessoas:

> Alguma vez, quando se julgava completamente acordado, você já teve a vívida impressão de ver um ser vivo ou um objeto inanimado ou ser tocado por ele, ou de ouvir uma voz, cuja impressão, pelo que você pôde averiguar, não se devia a uma causa física externa?

Mais de 10% responderam afirmativamente, e destes mais de um terço ouviu vozes. Como salientou John Watkins em seu livro *Hearing voices,* vozes alucinatórias "com algum tipo de conteúdo religioso ou sobrenatural representaram uma pequena mas significativa minoria desses relatos". No entanto, a maioria das alucinações pertencia a uma categoria mais trivial.

Talvez a mais comum alucinação auditiva seja ouvir o próprio nome, pronunciado por uma voz familiar ou anônima. Freud comentou sobre isso em *A psicopatologia da vida cotidiana*:

> No tempo em que morei sozinho em uma cidade estrangeira, ainda jovem, com frequência ouvia meu nome subitamente proferido por uma voz inconfundível e amada; anotava então o momento exato da alucinação e, preocupado, indagava em casa o que acontecera naquele momento. Nada acontecera.[2]

As vozes que às vezes são ouvidas por pessoas com esquizofrenia tendem a ser acusadoras, ameaçadoras, zombeteiras ou perseguidoras. Em contraste, as vozes alucinatórias ouvidas por pessoas "normais" não têm nada de especial, como salienta Daniel Smith em seu livro *Muses, madmen, and prophets: hearing voices and the borders of sanity.* O pai e o avô de Smith ouviam vozes desse tipo, e tinham reações bem distintas. O pai começou a ouvir vozes aos treze anos, Smith escreve:

> Não eram vozes elaboradas, nem diziam nada perturbador. Davam comandos simples. Mandavam, por exemplo, que ele movesse um copo de um lado para outro da mesa ou que usasse determinada catraca no metrô. Mesmo assim, ouvi-las e obedecer-lhes em sua vida interior tornou-se, por todos os relatos, insuportável.

Já o avô de Smith se mostrava despreocupado e até brincalhão com suas vozes alucinatórias. Contou que tentava usá-las para apostar em corridas de cavalo. ("Não funcionava, minha mente ficava enevoada com vozes me dizendo que tal cavalo podia ganhar ou talvez aquele outro estivesse pronto para vencer.") O êxito era bem maior quando ele jogava cartas com os amigos. Nem o avô nem o pai tinham fortes inclinações para o sobrenatural, tampouco alguma doença mental significativa.

---

[2] Freud tinha lá suas simpatias pela ideia da telepatia; seu ensaio "Psicanálise e telepatia" foi escrito em 1921, mas publicado postumamente.

Simplesmente ouviam vozes que não tinham nada de especial, falando sobre coisas do cotidiano — como milhões de outras pessoas.

O pai e o avô de Smith raramente falavam sobre suas vozes. Ouviam-nas em segredo e em silêncio, supondo, talvez, que a admissão de ouvir vozes seria vista como indício de loucura ou, no mínimo, de grave perturbação psiquiátrica. Entretanto, muitos estudos recentes confirmam que não é assim tão raro ouvir vozes e que, em sua maioria, os que as ouvem não são esquizofrênicos; assemelham-se mais ao pai e ao avô de Smith.[3]

Está claro que a atitude de quem ouve as vozes é crucialmente importante. A pessoa pode ser torturada por elas, como o pai de Daniel Smith, ou aceitá-las com tranquilidade, como o avô. Por trás dessas atitudes pessoais estão as atitudes da sociedade, que diferem profundamente conforme a época e o lugar.

Ouvir vozes ocorre em todas as culturas, e no passado era considerado muito importante — os deuses da mitologia grega falavam frequentemente com mortais, e o mesmo faziam os das grandes tradições monoteístas. As vozes foram significativas nessa área, talvez mais do que as visões, pois as vozes, a linguagem, podem transmitir explicitamente uma mensagem ou um comando, coisa que as imagens, isoladamente, não podem fazer.

Até o século XVIII, as vozes — assim como as visões — eram atribuídas a entes sobrenaturais: deuses ou demônios, anjos bons ou maus. Sem dúvida em alguns casos essas vozes coincidiam com as da psicose ou histeria, mas na maioria das vezes não eram consideradas patológicas; se permanecessem discretas e privadas, eram simplesmente aceitas como parte da

---

[3] Recentemente, várias pessoas que ouvem vozes organizaram redes em vários países defendendo seu "direito" de ouvir vozes, de que as tratem com respeito e que não sejam menosprezadas como triviais ou patológicas. Esse movimento e sua importância são analisados por Ivan Leudar e Philip Thomas em seu livro *Voices of reasn, voices of madness* e por Sandra Escher e Marius Romme em seu levantamento crítico de 2012 sobre o tema.

natureza humana, parte do modo como são as coisas para algumas pessoas.

Em meados do século XVIII, uma nova filosofia secular começou a ganhar terreno entre os filósofos e cientistas do Iluminismo, surgindo então a noção de que as visões e vozes alucinatórias tinham uma base fisiológica na hiperatividade de certos centros do cérebro.

Entretanto, persistiu a ideia de uma "inspiração" sobrenatural — os artistas, especialmente escritores, eram vistos, ou se viam, como os transcritores, os escreventes de uma Voz, e às vezes tinham de esperar anos (como fez Rilke) para que a Voz falasse.[4]

Falar consigo mesmo é básico para os seres humanos, pois somos uma espécie linguística; o grande psicólogo russo Lev Vygotsky achava que a "fala interior" era um requisito prévio de toda atividade voluntária. Eu falo comigo mesmo, como muitos de nós o fazem, durante boa parte do dia — dou bronca ["Seu tonto, onde foi que deixou os óculos?"], encorajo ["Você consegue!"], reclamo ["Por que esse carro está na minha pista?"] e, mais raramente, me congratulo ["Conseguiu!"]. Essas vozes não são externadas; eu nunca as confundiria com a voz de Deus, ou de qualquer outro.

Mas, numa ocasião em que corri grande perigo tentando descer uma montanha com uma perna gravemente ferida, ouvi uma voz interna totalmente diferente da minha tagarelice normal, ou fala interna. Com o joelho deslocado e solto, eu atravessara com imensa dificuldade um riacho, e o esforço deixou-me atordoado, imóvel por alguns minutos. E então um delicioso langor se apoderou de mim, e pensei: por que não descansar aqui? Um cochilo, talvez? Isso foi imediatamente refutado por uma voz imperativa, forte e clara, que disse: "Você não pode descan-

[4] Judith Weissmann, em seu livro *Of two minds: poets who hear voices*, apresenta eloquentes evidências, provenientes em especial de afirmações de poetas, de que muitos deles, de Homero a Yeats, foram inspirados por verdadeiras alucinações vocais auditivas, e não apenas por vozes metafóricas.

sar aqui; não pode descansar em lugar nenhum. Precisa prosseguir. Encontre um ritmo que você consiga acompanhar e continue sem parar". Essa boa voz, a voz da Vida, me incentivou e me insuflou determinação. Parei de tremer e não tornei a vacilar.

Joe Simpson, quando escalava nos Andes, também sofreu um acidente catastrófico; caiu de uma saliência de gelo e foi parar em uma fenda profunda com uma perna quebrada. Lutou para sobreviver, como relata em *Tocando o vazio,* e uma voz foi crucial para encorajá-lo e orientá-lo:

> Lá estavam o silêncio, a neve e um céu claro e sem vida; e lá estava eu, sentado, absorvendo aquilo tudo, aceitando que deveria tentar. Não havia forças negras agindo contra mim, me dizia uma voz fria e racional, abrindo caminho na confusão da minha mente.
>
> Era como se existissem duas mentes dentro de mim, discutindo sem parar. A *voz* era clara, limpa e comandava. Estava sempre certa, e eu a escutava falar e tomar suas decisões. A outra mente vagava numa confusão de imagens, lembranças e esperanças que eu observava como num estado de sonho, enquanto começava a obedecer às ordens da *voz*. Eu tinha que chegar à geleira. [...] Aquela *voz* me dizia exatamente como chegar lá e eu obedecia, enquanto a outra mente saltava aleatoriamente de uma ideia para outra. [...] A *voz* e o relógio apressavam meus movimentos cada vez que o calor da geleira produzia em mim um torpor sonolento que me impedia de prosseguir. Eram três da tarde e eu dispunha de apenas outras três horas e meia de luz. Continuei me arrastando e logo notei que meu progresso era pesadamente lento. Mas eu não me importava em me locomover como uma lesma; se obedecesse à *voz*, tudo estaria bem.

Tais vozes podem ocorrer com qualquer pessoa em situações de ameaça ou perigo extremos. Freud ouviu vozes em duas ocasiões assim, como mencionou em seu livro *Sobre a afasia*:

> Lembro-me de por duas vezes em minha vida ter estado em perigo; e em cada uma delas a percepção do perigo ocorreu-me muito subitamente. Em ambas as ocasiões, senti "agora é o fim", e, embora em outras circunstâncias minha linguagem interna prosse-

guisse apenas com imagens sonoras indistintas e ligeiros movimentos labiais, nestas situações de perigo eu ouvi as palavras como se alguém as gritasse no meu ouvido, e ao mesmo tempo eu as vi como se estivessem impressas em uma folha de papel flutuando no ar.

A ameaça à vida também pode vir de dentro, e, embora não possamos saber quantas tentativas de suicídio foram impedidas por uma voz, desconfio que isso não seja incomum. Minha amiga Liz, depois do fim de uma relação amorosa, sentiu-se inconsolável e desesperançada. Prestes a engolir uma mão cheia de pílulas para dormir com um copo de uísque, ela se sobressaltou ao ouvir uma voz dizendo "Não. Isso é bobagem", e "Lembre-se de que o que está sentindo agora não irá sentir mais tarde". A voz parecia vir de fora; era uma voz masculina, mas ela não sabia de quem. Perguntou debilmente: "Quem disse isso?". Não houve resposta, mas uma figura "granular" (nas palavras dela) materializou-se na cadeira à sua frente — um homem jovem em trajes do século XVIII, que permaneceu bruxuleante por alguns segundos e desapareceu. Uma sensação de imenso alívio e alegria se apoderou dela. Embora Liz soubesse que a voz só podia ter vindo da parte mais profunda do seu ser, ela diz, gracejando, que era o seu "anjo da guarda".

Várias explicações foram aventadas para o fato de pessoas ouvirem vozes, e uma ou outra pode aplicar-se conforme as circunstâncias. Parece provável, por exemplo, que as vozes predominantemente hostis ou perseguidoras da psicose tenham uma base muito diferente daquela que nos faz ouvir nosso próprio nome proferido em uma casa vazia, e que isso, por sua vez, tenha origem diferente das vozes que surgem em emergências ou situações desesperadoras.

Alucinações auditivas podem estar associadas a uma ativação anormal do córtex auditivo primário; esse é um tema que precisa ser investigado muito mais profundamente, não só em pessoas com psicose, mas na população em geral — a grande maioria dos estudos até o presente examinou apenas alucinações auditivas em pacientes psiquiátricos.

Alguns pesquisadores supõem que as alucinações auditivas ocorrem porque a pessoa não reconhece que é dela própria a fala gerada internamente (ou talvez elas provenham de uma ativação cruzada com as áreas auditivas, de modo que o que a maioria de nós vivencia como os próprios pensamentos torna-se "falado").

Talvez exista alguma espécie de barreira ou inibição fisiológica que normalmente impeça que a maioria de nós "ouça" tais vozes internas como algo externo. Pode ser que essa barreira seja de algum modo rompida ou pouco desenvolvida nas pessoas que ouvem vozes constantemente. Entretanto, talvez devêssemos inverter a questão e indagar por que a maioria de nós não ouve vozes. Julian Haynes, em seu influente livro de 1976 *The origin of consciousness in the breakdown of the bicameral mind,* especulou que, não muito tempo atrás, todos os humanos ouviam vozes — geradas internamente, vindas do hemisfério cerebral direito, mas percebidas (pelo hemisfério esquerdo) como se fossem externas, e consideradas comunicações diretas com os deuses. Por volta de 1000 a.C., Jaynes supõe, com a ascensão da consciência moderna, as vozes tornaram-se internalizadas e reconhecidas como nossas.[5]

Outros afirmam que as alucinações auditivas podem decorrer de uma atenção anormal ao fluxo subvocal que acompanha o pensamento verbal. Está claro que "ouvir vozes" e "alucinações auditivas" são termos que abrangem uma variedade de fenômenos distintos.

Enquanto as vozes contêm significado, seja ele trivial ou portentoso, algumas alucinações auditivas não passam de ruídos

[5] Jaynes pensava que poderia haver uma reversão à "bicameralidade" na esquizofrenia e em algumas outras condições. Alguns psiquiatras (como Nasrallah, 1985) favorecem essa ideia ou, pelo menos, a ideia de que as vozes alucinatórias na esquizofrenia emanam do lado direito do cérebro mas não são reconhecidas como da própria pessoa, sendo assim percebidas como de terceiros.

estranhos. Provavelmente o mais comum deles seja aquele classificado como zumbido, um assobio ou trinado quase ininterrupto que costuma acompanhar a perda de audição e pode às vezes ser intoleravelmente alto.

Ouvir ruídos — trauteios, murmúrios, trinados, pancadas rápidas, farfalhos, gorjeios, vozes abafadas — é comumente associado a problemas de audição, e pode ser agravado por muitos fatores, como delírio, demência, toxinas ou estresse. Por exemplo, quando médicos residentes fazem plantão por longos períodos, sua privação de sono pode produzir diversas alucinações envolvendo qualquer modalidade sensorial. Um jovem neurologista escreveu-me contando que, depois de um plantão de mais de trinta horas, ele ouvia o telêmetro e os alarmes de ventilação do hospital, e às vezes ao voltar para casa tinha alucinações com o toque do telefone.[6]

Embora frases musicais ou canções possam ser ouvidas juntamente com vozes ou outros ruídos, muitas pessoas "ouvem" apenas música ou frases musicais. Alucinações musicais podem surgir em decorrência de derrame, tumor, aneurisma, doença infecciosa, processo neurodegenerativo ou distúrbios tóxicos ou metabólicos. Em tais situações, as alucinações geralmente desaparecem assim que a causa que as provocou é tratada ou regride.[7]

Às vezes é difícil identificar com precisão uma causa específica para alucinações musicais, mas na população predomi-

---

[6] Sarah Lipman comentou em seu blog (www.reallysarahsyndication.com) sobre o fenômeno dos "toques de telefone" fantasma, que ocorre com pessoas que imaginam ou têm alucinações com chamados de seus celulares. Ela associa isso a um estado de vigilância, expectativa ou ansiedade, como quando ela própria pensa que ouviu baterem à porta ou o bebê chorar. "Parte da minha consciência", ela me escreveu, "está empenhada em monitorar para detectar o som. Parece-me que é esse estado de hiperalerta que gera os sons fantasmas."

[7] Podem ocorrer alucinações musicais paroxísmicas durante convulsões do lobo temporal. Mas nesses casos as alucinações musicais têm um formato fixo e invariável; aparecem junto com outros sintomas (talvez alucinações visuais ou olfativas ou uma sensação de *déjà-vu*) e em nenhum outro momento. Se as convulsões puderem ser controladas por medicação ou cirurgia, a música epiléptica cessará.

nantemente geriátrica que atendo, a causa mais comum de alucinação musical é, de longe, a perda de audição ou a surdez. Nesses casos, as alucinações podem ser teimosamente presentes, mesmo se a audição for auxiliada por aparelhos auditivos ou implantes cocleares. Diane G. escreveu-me:

> Sempre tive zumbido, pelo que me lembro. Ele está presente quase 24 horas por dia, e é muito agudo. É exatamente como o som das cigarras quando chegam em bando a Long Island no verão. No ano passado [também percebi] música tocando na minha cabeça. Eu ouvia Bing Crosby, amigos e orquestra tocando "White Christmas" sem parar. Pensei que viesse de algum rádio ligado em outro quarto, até eliminar todas as possibilidades de uma fonte externa. Isso continuou por dias, e logo descobri que não conseguia desligar nem variar o volume. Mas, com a prática, aprendi a variar a letra, a velocidade e a harmonia. Desde então a música me vem quase diariamente, em geral quando a noite se aproxima, e às vezes é tão alta que não me deixa ouvir uma conversa. A música é sempre daquelas que conheço bem, como hinos, temas favoritos dos anos em que eu tocava piano e canções da infância. Sempre tem letra. [...]
>
> Para aumentar essa cacofonia, agora comecei a ouvir ao mesmo tempo um terceiro nível de som, que dá a impressão de ser alguém em outro quarto escutando um programa falado no rádio ou na televisão. É um fluxo constante de vozes, masculinas e femininas, com pausas realistas, inflexões, aumentos e diminuições de volume. Só que eu não consigo entender as palavras.

Diane tem perda progressiva da audição desde a infância, e seu caso é incomum porque ela sofre alucinações com músicas e conversas.[8]

---

[8] A maioria das pessoas que tem alucinações musicais é idosa e tem algum grau de surdez; não é incomum que sejam tratadas como dementes, psicóticas ou imbecis. Jean G. foi hospitalizada por causa de um aparente ataque cardíaco, e alguns dias depois começou a "ouvir um coro de vozes masculinas à distância, como se viesse da floresta". (Vários anos depois, quando me escreveu, ela ainda ouvia esse coro, sobretudo em momentos estressantes ou quando estava extremamente cansada.) No entanto, ela disse: "Parei depressa de falar sobre esse meu tipo de música quando uma enfermeira me

* * *

A qualidade das alucinações musicais individuais varia muito. Às vezes elas são tênues, outras vezes, perturbadoramente altas; ora são simples, ora complexas. Mas existem certas características que são comuns a todas. Antes de tudo, elas têm uma qualidade perceptual e parecem emanar de uma fonte externa; nesse aspecto distinguem-se das imagens mentais (e até dos "parasitas auditivos", aquelas imagens musicais repetitivas e muitas vezes incômodas que a maioria de nós tende a ter de vez em quando). Muitas pessoas com alucinações musicais procuram uma causa externa — um rádio, a televisão do vizinho, uma banda na rua — e apenas quando não encontram essa fonte lá fora percebem que só pode estar dentro delas mesmas. Por isso, alguns a comparam a um gravador ou iPod no cérebro, às vezes mecânico e autônomo, não uma parte essencial e controlável do seu eu.

Ter uma coisa dessas na cabeça é desnorteante, e não raro dá medo — medo de estar enlouquecendo ou de que a música fantasma possa ser indício de tumor, derrame ou demência. Esses temores inibem muitas pessoas de admitir que têm alucinações; talvez por essa razão as alucinações musicais tenham sido, por muito tempo, consideradas incomuns. Hoje, contudo, sabe-se que isso está longe de ser verdade.[9]

Alucinações musicais podem intrometer-se na percepção e até suplantá-la; como o zumbido, elas podem ser tão altas que impossibilitem ouvir outra pessoa falar (as imagens mentais dificilmente competem com a percepção desse modo).

Muitas alucinações musicais aparecem de repente, sem nenhum desencadeador perceptível. Mas é comum surgirem depois de um zumbido ou um ruído externo (como o ronco de

---

perguntou 'A senhora sabe como se chama? Sabe que dia é hoje?'. Respondi 'Sim, eu sei que dia é hoje: é o dia em que vou voltar para casa'".

[9] Escrevi mais detalhadamente sobre alucinações musicais (e também sobre a imaginação musical intrusiva, ou "parasitas auditivos") em meu livro *Alucinações musicais: relatos sobre a música e o cérebro*.

uma turbina de avião ou de um cortador de grama), da audição de música real ou de qualquer coisa que sugira alguma música ou estilo musical específicos. Às vezes são desencadeadas por associações externas, como no caso de uma paciente minha que toda vez que passava diante de uma padaria francesa ouvia a canção "Allouette, gentille alouette".

Algumas pessoas têm alucinações musicais quase incessantes, enquanto outras as têm apenas esporadicamente. A música alucinatória em geral é bem conhecida (ainda que nem sempre seja apreciada; por exemplo, um paciente meu tinha alucinações com marchas nazistas ouvidas em sua juventude e ficava apavorado). Ela pode ser vocal ou instrumental, clássica ou popular, e o mais frequente é ser música que o paciente ouviu quando bem jovem. Ocasionalmente, pacientes podem ouvir "frases e padrões sem sentido", como relatou uma de minhas pacientes que era música talentosa.

A música alucinatória pode ser bem detalhada, e a pessoa ouve distintamente cada nota e cada instrumento da orquestra. Tamanho grau de detalhamento e acurácia costuma surpreender, mesmo que o indivíduo seja daqueles que normalmente têm imensa dificuldade para manter na cabeça até uma melodia simples, que dirá um elaborado coral ou composição instrumental. (Talvez possamos, neste caso, fazer uma analogia com a extrema clareza e o grau incomum de detalhamento que caracterizam muitas alucinações visuais.) Com frequência um único tema, talvez alguns compassos, aparece repetidamente na alucinação, como se a agulha pulasse sempre para o mesmo sulco do disco. Uma paciente ouviu parte do hino "O Come, All Ye Faithful" dezenove vezes e meia em dez minutos (seu marido cronometrou), e era um tormento para ela nunca ouvir o hino inteiro. A música alucinatória pode aumentar de intensidade lentamente e depois diminuir devagar, mas também pode irromper altíssima na metade de um compasso e então parar também de súbito (como se alguém estivesse acionando um interruptor, muitos pacientes comentam). Alguns pacientes podem cantar junto com suas alucinações musicais; outros não fazem caso delas, pois não são importantes. As alucinações musicais continuam como bem entendem, independentemente de a pessoa prestar atenção a elas ou não. E podem prosseguir em seu curso mesmo se a pessoa estiver ouvindo ou tocando outra coisa. Por exemplo, Gordon B., violinista, tinha às vezes alucinações com uma dada música quando estava tocando outra em um concerto.

Alucinações musicais tendem a se alastrar. Uma melodia conhecida, uma velha canção, pode iniciar o processo; provavelmente será acompanhada, dali a alguns dias ou semanas, por outra música, depois outra, até que todo um repertório de música alucinatória tenha-se formado. E esse repertório também tende a mudar — uma música sai, outra a substitui. Não é possível começar nem parar voluntariamente as alucinações, embora algumas pessoas possam ser capazes, ocasionalmente, de substituir uma música alucinatória por outra. Por exemplo, um homem que disse ter "um jukebox intracraniano" descobriu que sempre podia trocar um "disco" por outro, contanto que houvesse alguma semelhança de estilo ou ritmo, embora ele não conseguisse ligar ou desligar o "jukebox" totalmente.

O silêncio prolongado ou a monotonia auditiva também pode causar alucinações auditivas; pacientes meus relataram esse tipo de alucinação em retiros de meditação ou longas viagens marítimas. Jessica K., uma jovem sem deficiência auditiva, escreveu-me contando que suas alucinações vêm com a monotonia auditiva:

> Na presença de ruído branco, como o de água corrente ou de um sistema de ar condicionado central, frequentemente ouço música ou vozes. Eu as ouço distintamente (e no começo costumava ir procurar o rádio que devia estar ligado em outro aposento), mas, quando se trata de música com letra ou vozes (que sempre soam como um programa falado no rádio ou coisa parecida, e não como uma conversa real), nunca ouço bem o suficiente para distinguir as palavras. Só ouço essas coisas quando elas estão "embutidas", por assim dizer, em ruído branco, e só quando não há outros sons concorrentes.

As alucinações musicais parecem ser menos comuns em crianças, mas um menino que atendi, Michael, tem esse tipo de alucinação desde os cinco ou seis anos de idade. Sua música é ininterrupta e frequentemente o impede de se concentrar em qualquer outra coisa. O mais das vezes, porém, é em idade mais avançada que surgem alucinações musicais — em contraste com ouvir vozes, que parece começar cedo na infância e durar a vida toda.

Há pessoas com alucinações musicais persistentes que se sentem muito incomodadas, mas a maioria se acostuma a aprende a conviver com sua música compulsória; algumas acabam até gostando de sua música interna e podem considerá-la um enriquecimento em sua vida. Ivy L., uma octogenária vivaz e bem-falante, tem alucinações visuais relacionadas à sua degeneração macular e algumas alucinações musicais e auditivas decorrentes de sua deficiência auditiva. Ela me escreveu:

> Em 2008 minha médica prescreveu paroxetina para o que ela chamava de depressão e eu chamava de tristeza. Eu me mudara de St. Louis para Massachusetts depois da morte do meu marido. Uma semana depois de começar o tratamento com paroxetina, enquanto assistia à Olimpíada, surpreendi-me com a música lânguida tocada durante as provas de natação masculinas. Quando desliguei a TV, a música continuou, e desde então está presente em praticamente todos os minutos que passo acordada.
>
> Quando a música começou, um médico receitou Zyprexa para ver se me ajudava. Isso provocou uma alucinação visual com um teto marrom sujo e borbulhante à noite. Uma segunda prescrição causou alucinações com lindas plantas tropicais transparentes crescendo no meu banheiro. Por isso, parei com essas medicações, e as alucinações visuais cessaram. A música prosseguiu.
>
> Não é que eu simplesmente me "recorde" dessas músicas. A música que toca na casa é tão alta e clara quanto a de qualquer CD ou concerto. O volume aumenta em espaços grandes como o de um supermercado. A música não tem cantores nem letra. Nunca ouvi "vozes", mas numa ocasião, durante um cochilo, ouvi meu nome ser chamado com urgência.

> Houve um breve período em que eu "ouvia" o toque de campainhas de porta, telefones e despertadores, embora nenhum deles fosse real. Hoje em dia isso não acontece mais. Além da música, às vezes ouço grilos, pardais ou o barulho de um grande caminhão rodando em marcha lenta do meu lado direito.
>
> Durante todas essas experiências, tenho plena consciência de que elas não são reais. Continuo ativa, administro minhas contas e finanças, mudo de casa, cuido dos afazeres domésticos. Falo coerentemente enquanto sinto esses distúrbios auditivos e visuais. Minha memória é muito boa, com exceção de um ou outro papel que esqueço onde pus.
>
> Posso "pôr para tocar" uma melodia pensando nela, ou ter uma música desencadeada por uma frase, mas não consigo parar as alucinações auditivas. Por isso, não posso evitar o "piano" dentro do guarda-roupa, o "clarinete" na sala de estar, a interminável "God Bless America" ou acordar com "Good Night, Irene". Mas vou levando.

Estudos baseados em tomografia computadorizada e ressonância magnética funcional mostraram que as alucinações musicais, assim como a percepção musical real, estão associadas à ativação de uma vasta rede envolvendo muitas áreas do cérebro — áreas auditivas, córtex motor, áreas visuais, gânglios basais, cerebelo, hipocampos e amígdala. (A música mobiliza um número de áreas do cérebro bem maior do que o mobilizado por qualquer outra atividade — uma das razões da grande utilidade da musicoterapia em um vasto conjunto de distúrbios.) Essa rede musical às vezes pode ser estimulada diretamente, como no caso da epilepsia focal, febre ou delírio, mas o que parece ocorrer na maioria dos casos de alucinação musical é uma liberação de atividade na rede musical quando normalmente inibições ou restrições operativas estão enfraquecidas. A causa mais comum de uma liberação desse tipo é a privação auditiva ou surdez. Desse modo, as alucinações musicais dos idosos surdos são análogas às alucinações visuais da síndrome de Charles Bonnet.

Entretanto, embora as alucinações musicais da surdez e as alucinações visuais da SCB possam ser fisiologicamente afins, na esfera fenomenológica têm grandes diferenças, as quais refletem a natureza muito diferente do nosso mundo visual e do nosso mundo musical — diferenças evidentes nos modos como percebemos, recordamos ou imaginamos esses mundos. Não recebemos um mundo visual pré-fabricado, pré-montado; temos de construí-lo do melhor modo que pudermos. Essa construção requer análise e síntese em numerosos níveis funcionais do cérebro, começando pela percepção de linhas, ângulos e orientação no córtex occipital. Em níveis superiores, no córtex inferotemporal, os "elementos" da percepção visual são de um tipo bem mais complexo, apropriado a análise e reconhecimento de cenas naturais, objetos, formas de animais e plantas, letras e rostos. As alucinações visuais complexas requerem a reunião desses elementos, um ato de montagem, e essas montagens são continuamente permutadas, desmontadas e remontadas.

As alucinações musicais são muito diferentes. Na música, embora haja sistemas funcionais separados para a percepção de tom, timbre, ritmo etc., as redes musicais do cérebro trabalham juntas, e as peças musicais não podem ser significativamente alteradas em seus contornos melódicos, andamento ou ritmo sem perder sua identidade musical. Apreendemos uma composição musical como um todo. Sejam quais forem os processos iniciais da percepção musical e da memória musical, assim que uma música se torna conhecida, é retida na memória não como uma montagem de elementos individuais, e sim como um procedimento ou execução completos; a música é *executada* pela mente/cérebro toda vez que é recordada, e isso também acontece quando ela irrompe espontaneamente, seja como um "parasita auditivo", seja como uma alucinação.

5
AS ILUSÕES DO PARKINSONISMO

James Parkinson, em seu famoso texto de 1817 *Essay on the shaking palsy* ("Ensaio sobre a paralisia agitante"), descreveu a doença que hoje leva seu nome como um mal que afeta o movimento e a postura enquanto deixa intactos os sentidos e o intelecto. E, no século e meio que se seguiu, praticamente não se fez menção a distúrbios perceptuais ou alucinações em pacientes com a doença de Parkinson. Em fins dos anos 1980, porém, os médicos começaram a perceber (somente graças a um cuidadoso questionário, pois muitos pacientes relutam em admitir) que talvez um terço ou mais das pessoas em tratamento de parkinsonismo sofre alucinações, como informaram Gilles Fénelon e outros. Naquela época, praticamente todos os diagnosticados com essa doença eram medicados com levodopa ou outras drogas que aumentam os níveis do neurotransmissor dopamina no cérebro.

Minha experiência com o parkinsonismo quando era um jovem médico foi predominantemente com os pacientes que descrevi em *Tempo de despertar*. Eles não tinham a doença de Parkinson comum, e sim uma síndrome muito mais complexa. Eram sobreviventes da epidemia de encefalite letárgica que grassou após a Primeira Guerra Mundial, e haviam sido acometidos, alguns deles décadas depois, de síndromes pós-encefalíticas que incluíam não só uma forma muito severa de parkinsonismo, mas frequentemente uma série de outros distúrbios, em especial do sono e da vigília. Esses pacientes pós-encefalíticos foram muito mais sensíveis aos efeitos da levodopa do que as pessoas com a doença de Parkinson comum. Muitos deles passaram a ter sonhos ou pesadelos excessivamente vívidos assim que começaram o tratamento com levodopa; em muitos casos, esse foi o primeiro efeito aparente da medicação. Vários se tornaram propensos também a ilusões ou alucinações visuais.

Quando Leonard L. foi medicado com levodopa, começou a ver rostos na tela vazia do seu televisor, e uma gravura de uma cidade do Velho Oeste em seu quarto ganhava vida quando ele a olhava, com pessoas saindo dos *saloons* e caubóis a galope nas ruas.

Martha N., outra paciente pós-encefalítica, "costurava" com agulha e linha alucinatórias. "Olhe que linda colcha eu fiz hoje para você!", disse ela uma ocasião. "Veja que belos dragões, o unicórnio na grama." Traçou no ar os contornos invisíveis. "Aqui está", ela disse, e me entregou o objeto fantasmagórico.

Com Gertie C., as alucinações (precipitadas pela adição de amantadina à levodopa) foram menos benignas. Três horas depois da primeira dose, ela ficou intensamente excitada e passou a ter alucinações delirantes. Gritava "Carros vindo para cima de mim, estão me espremendo!". Também via rostos, "como máscaras que aparecem e desaparecem de repente". De vez em quando, sorria extasiada e exclamava "Veja que beleza de árvore, que beleza", e ficava com os olhos marejados de prazer.

Em contraste com esses pacientes pós-encefalíticos, as pessoas com a doença de Parkinson comum não costumam sofrer alucinações visuais antes de terem sido medicadas por muitos meses ou anos. Tive vários pacientes nessas condições nos anos 1970 que passaram a sofrer alucinações predominantemente, mas não exclusivamente, visuais. Às vezes elas começavam como teias e filigranas ou outros padrões geométricos; outros pacientes tiveram desde o início alucinações complexas, em geral com animais e pessoas. Suas visões podiam parecer bem reais (um paciente sofreu uma queda grave quando perseguia um camundongo alucinatório), mas os pacientes aprendiam depressa a distingui-las da realidade e não fazer caso delas. Na época, não encontrei quase nada na literatura médica a respeito de tais alucinações, embora alguns dissessem que a levodopa poderia tornar os pacientes "psicóticos". Mas em 1975 mais de um quarto dos meus pacientes com doença de Parkinson comum, embora em outros aspectos se dessem bem com a levodopa e os agonistas da dopamina, estava vivendo com alucinações.

Ed W., designer, começou a ter alucinações visuais depois de tomar levodopa e agonistas da dopamina por vários anos. Ele percebeu que eram alucinações, e em grande medida elas o divertiam e lhe despertavam curiosidade; apesar disso, um de seus médicos declarou-o "psicótico" — um preocupante erro de diagnóstico.

Ele frequentemente se sente "no limiar" da alucinação, e pode ser empurrado para além desse limiar à noite, ou quando está cansado ou entediado. Um dia, durante o almoço, ele estava tendo todo tipo de "ilusões", como ele as chama. Meu pulôver azul, que eu deixara sobre uma cadeira, tornou-se um feroz animal quimérico com uma tromba elefantina, longos dentes azuis e um arremedo de asas. Uma tigela de macarrão sobre a mesa tornou-se "um cérebro humano" (embora isso não afetasse o apetite dele). Ele viu "letras, como de teletipo" nos meus lábios, e elas formavam "palavras" — palavras que ele não conseguia ler. Elas não coincidiam com o que eu estava falando. Ele diz que tais ilusões são "fabricadas" no momento, instantaneamente e sem que ele as escolha conscientemente. Ele não pode controlá-las nem detê-las, a menos que feche os olhos. Algumas são simpáticas, outras assustadoras. Quase sempre ele não faz caso delas.

Às vezes, no lugar de "ilusões" ele tem alucinações inequívocas. Uma delas foi com sua gata, que estava internada por alguns dias na clínica veterinária. Ed continuou a "vê-la" em casa, várias vezes por dia, emergindo das sombras num canto da sala. Ela atravessava o aposento sem prestar atenção a ele, depois tornava a desaparecer na sombra. Ed percebeu de imediato que se tratava de alucinação, e não sentiu vontade de interagir com ela (embora lhe despertasse curiosidade e interesse). Quando a gata real voltou, o fantasma desapareceu.[1]

---

[1] Meu colega Stephen Frucht descreveu-me uma alucinação sofrida por uma paciente dele, uma mulher intelectualmente sã que vem sendo tratada com medicações para doença de Parkinson há mais de quinze anos. Suas alucinações começaram um

Além desse tipo de alucinação ocasional, os parkinsonianos podem sofrer alucinações complexas e assustadoras, frequentemente paranoides. Esse tipo de psicose acometeu Ed em fins de 2011. Ele começou a ter alucinações com pessoas que entravam em seu apartamento, saindo de uma "câmara secreta" atrás da cozinha. "Elas invadem minha privacidade", Ed contou. "Ocupam meu espaço. [...] Se interessam muito por mim — fazem anotações, tiram fotos, vasculham os meus papéis." Às vezes faziam sexo — entre os intrusos havia uma bela mulher, e ocasionalmente três ou quatro ocupavam a cama de Ed quando ele não estava deitado. Essas aparições nunca surgiam quando ele tinha visitas reais, nem se estivesse vendo algum programa favorito na televisão ou ouvindo música. Também não o seguiam fora de seu apartamento. Ele frequentemente pensava que eram pessoas reais, e às vezes pedia à esposa: "Leve uma xícara de café para o homem no meu escritório". Ela sempre sabia quando Ed estava tendo alucinação — ele olhava fixamente para um ponto ou seguia com os olhos uma presença invisível. Ed começou a falar cada vez mais com suas alucinações — ou *para* elas, já que nunca lhe respondiam.

O neurologista de Ed, ao saber disso, aconselhou-o a "tirar férias de remédios", parar de tomar todas as medicações contra o parkinsonismo por duas ou três semanas; isso deixou Ed tão incapacitado que ele mal podia se mover ou falar. Ele planejou então reduzir gradualmente a medicação, e, dois meses depois, com Ed tomando metade da dose anterior de levodopa, suas alu-

ano atrás. Ela também vê um gato — um gato cinza com "lindos" olhos e uma "bela expressão" serena, que parece muito amistoso. Para grande surpresa dessa paciente (que não gosta de gatos), ela aprecia as visitas desse gato cinzento e receia que "alguma coisa aconteça com ele". Embora saiba que o gato é uma alucinação, ele lhe parece muito real: ela pode ouvi-lo chegar, sentir o calor de seu corpo e tocá-lo se desejar. Na primeira vez em que o gato apareceu, querendo roçar-se em suas pernas, ela disse: "Não me toque, não se aproxime", e desde então o animal mantém uma distância respeitosa. Ocasionalmente, à tarde, um grande cão negro vem juntar-se ao gato. Quando o dr. Frucht lhe perguntou o que acontece quando o gato vê o cão, ela respondeu que ele "desvia o olhar e continua manso". Mais tarde, ela comentou: "Ele está cumprindo sua missão quando vem me visitar".

cinações, seus medos e sua psicose desapareceram completamente.

Em 2008, Tom C., um artista, veio consultar-se comigo. Fora diagnosticado com doença de Parkinson e começara a ser medicado aproximadamente uns quinze anos antes. Dois anos depois, começou a sofrer "erros de percepção", como ele os chamava (assim como os demais, ele evita o termo "alucinações"). Tom gosta de dançar; isso pode devolver-lhe os movimentos, libertá-lo temporariamente de seu parkinsonismo. Seus primeiros erros de percepção ocorreram quando ele estava numa danceteria; a pele dos outros frequentadores e até o rosto deles pareciam completamente tatuados. De início ele pensou que as tatuagens fossem reais, mas elas começaram a fulgurar, depois a pulsar e se contorcer, e ele se deu conta de que tinham de ser alucinatórias. Artista e psicólogo, ele ficou fascinado pela experiência, mas também teve medo de que aquilo pudesse ser o começo de alucinações incontroláveis de todo tipo.

Surpreendeu-se numa ocasião ao ver uma imagem do Taj Mahal na tela do computador. Conforme ele a fitava, a imagem foi ganhando maior riqueza de cores, tornou-se tridimensional, vividamente real. Ele ouviu uns cânticos vagos, do tipo que julgava associado a um templo indiano.

Certa vez, quando ele estava deitado no chão, congelado pelo parkinsonismo, os reflexos de uma lâmpada fluorescente no teto começaram a transformar-se em velhas fotografias, a maioria em preto e branco. Pareciam fotos do passado, principalmente da família, e algumas de estranhos. Naquele estado imobilizado, Tom contou que "não tinha mais nada para fazer", por isso entregou-se alegremente àquele suave prazer alucinatório.

Para Ed W. e Tom C., as alucinações geralmente permanecem semelhantes a "erros de percepção", mas Agnes R., de 75 anos, que tem doença de Parkinson há duas décadas, sofre alucinações visuais inequívocas há dez anos. Ela é, em suas palavras, "uma veterana" das alucinações: "Vejo todo um conjunto de coisas que aprecio; são fascinantes e não me dão medo". Na sala de espera da clínica, ela viu "mulheres — cinco — experimentando casacos de pele". O tamanho, a cor, a solidez e o movimento daquelas mulheres pareciam perfeitamente naturais, reais. Ela sabia que eram alucinações apenas porque estavam fora de contexto: ninguém iria experimentar casaco de pele em um dia de verão num consultório médico. Em geral ela sabe distinguir suas alucinações da realidade, mas já houve exceções: numa ocasião, ao ver um animal peludo preto pular em cima da mesa, ela se sobressaltou. Houve ocasiões em que, andando, ela parou abruptamente para não trombar com uma figura alucinatória bem à sua frente.

Agnes vê com mais frequência aparições na janela de seu apartamento no 22º andar. Dali ela já "viu" uma pista de patinação no topo de uma igreja (real), "pessoas em quadras de tênis" nos telhados vizinhos e homens trabalhando bem diante da janela. Ela não reconhece nenhuma das pessoas que vê, e elas continuam em suas atividades sem lhe dar atenção. Agnes observa essas cenas alucinatórias com tranquilidade, e às vezes as aprecia. (Aliás, tive a impressão de que elas a ajudam a passar o tempo — o tempo que agora parece decorrer mais lentamente por causa de sua relativa imobilidade e dificuldade para ler.) Suas visões não são como sonhos, ela disse, nem se parecem com fantasias. Agnes adora viajar; e gosta principalmente do Egito, mas nunca teve alucinações "egípcias", nem com viagens.

Agnes não vê padrões em suas alucinações. Elas podem surgir a qualquer momento do dia, quando ela está ocupada com outras pessoas ou quando está sozinha. Não parecem ter relação com acontecimentos correntes, com seus sentimentos, pensamentos ou estados de espírito, nem com a hora do dia em que ela toma sua medicação. Agnes não consegue fazê-las ocorrer voluntariamente, nem mandá-las embora. As alucinações se sobrepõem ao que ela está fazendo e desaparecem, junto com a percepção visual real, quando Agnes fecha os olhos.

Ed frequentemente diz sentir uma "presença", algo ou alguém que ele nunca vê, à sua direita. O professor R., embora tenha resultados muito bons com a levodopa e outras drogas antiparkinsonianas, também tem um "companheiro" (como ele o chama) à sua direita, fora do seu campo de visão. A sensação de que há alguém ali é tão forte que ele às vezes se vira para olhar, ainda que não haja ninguém para ser visto. Mas sua principal ilusão é a transformação de textos impressos, palavras e sentenças, em notação musical. Isso aconteceu pela primeira vez uns dois anos atrás. Ele estava lendo um livro, desviou os olhos por alguns segundos e descobriu, quando voltou a olhar para o livro, que as letras impressas haviam sido substituídas por música. Desde então isso tornou a ocorrer muitas vezes, e também pode ser induzido se ele fitar por algum tempo uma página impressa. Ocasionalmente, a borda escura de sua banheira pode se transformar em pautas e linhas musicais. Sempre há alguma coisa — letras ou linhas — que se transforma em música; pode ser por essa razão que ele as considera "ilusões" e não alucinações.

O professor R. é um excelente músico; começou a tocar piano aos cinco anos, e ainda toca muitas horas por dia. Sente-se curioso com suas ilusões, e já fez o possível para transcrever ou tocar a música ilusória. (Sua melhor chance de "pegar" essa música fantasma, ele descobriu, é colocar um jornal no suporte da partitura e começar a tocar assim que as notícias impressas se transformam em música.) Entretanto, essa "música" não chega a ser tocável, pois sempre é excessivamente rebuscada, com inúmeras notações de crescendo e decrescendo, e a linha melódica é três ou mais oitavas acima do dó médio, portanto pode ter uma dúzia ou mais de linhas suplementares acima da pauta da clave de sol.

Outras pessoas relataram ver música (ver páginas 23-4). Esther B., compositora e professora de música, escreveu-me contando que, doze anos depois de seu diagnóstico de parkinsonismo, começou a ocorrer-lhe "um fenômeno visual muito esquisito". Descreveu-o em detalhes:

> Quando olho para uma superfície — uma parede, por exemplo, ou um piso, uma roupa que alguém está usando, uma superfície curva como a banheira ou a pia, ou ainda outras superfícies demasia-

> do numerosas para mencionar aqui — vejo, especialmente com a visão periférica, uma espécie de colagem de partitura musical sobreposta a essa superfície. Quando tento focalizar uma imagem qualquer, ela se enevoa ou desaparece, fugidia. Essas imagens de partituras musicais vêm sem ser chamadas, e são especialmente vívidas depois de eu trabalhar com música escrita. As imagens sempre me aparecem mais ou menos na horizontal, e se eu inclinar a cabeça para um lado ou o outro, as imagens horizontais inclinam-se da mesma forma.

Howard H., psicoterapeuta diagnosticado com a doença de Parkinson, começou a notar alucinações táteis. Ele escreveu:

> Eu sentia que as superfícies de vários objetos estavam cobertas por uma película felpuda, como pele de pêssego ou felpa de travesseiro. Também poderia dizer como algodão-doce ou teia de aranha. Às vezes as teias e as felpas podem ficar "luxuriantes"; por exemplo, quando abaixo a mão para pegar alguma coisa que caiu sob a mesa, tenho a sensação de que mergulhei a mão em um grande monte desse "material". Mas quando tento pegá-lo não vejo nada, apesar de sentir que tenho grande quantidade do "material" na mão.

Será o uso de levodopa o responsável por esses efeitos? A levodopa pode ser considerada uma droga alucinógena? Isso parece improvável, pois ela é usada para tratar outros distúrbios (como as distonias), e nesses casos não provoca alucinações. Será, então, que existe alguma coisa no cérebro parkinsoniano, ou pelo menos no cérebro de alguns parkinsonianos, que pode predispor às alucinações visuais?[2]

É muito comum o parkinsonismo ser visto como apenas um transtorno motor, mas na verdade a doença pode envolver vários

---

[2] A deterioração do olfato pode aparecer cedo na doença de Parkinson, e talvez também predispor às alucinações olfativas. Porém, mesmo na ausência de uma incapacitação perceptível do olfato, como afirmaram Landis e Burkhard em um artigo de 2008, pacientes com doença de Parkinson incipiente podem sofrer alucinações olfativas antes de apresentarem sintomas motores.

outros aspectos, entre eles diversos tipos de distúrbio do sono. Parkinsonianos podem dormir mal à noite e costumam sofrer de privação crônica de sono. Quando dormem, podem ter sonhos vívidos e por vezes bizarros, ou mesmo pesadelos nos quais estão acordados, mas paralisados, impotentes para combater as imagens do sonho que se sobrepõem à consciência de vigília. Todos esses fatores também predispõem às alucinações.

Em 1922, o neurologista francês Jean Lhermitte descreveu o aparecimento súbito de alucinações visuais em uma paciente idosa: pessoas fantasiadas, crianças brincando, animais à sua volta (às vezes ela tentava tocá-los). A paciente tinha insônia à noite e sonolência durante o dia, e suas alucinações tendiam a surgir ao anoitecer.

Embora essa paciente sofresse alucinações visuais impressionantes, não tinha deficiências visuais nem lesões no córtex visual. Mas apresentava sinais neurológicos que sugeriam um padrão incomum de dano em partes do tronco cerebral, no mesencéfalo e na ponte. Sabia-se muito bem, na época, que lesões no trajeto visual podiam causar alucinações, mas não estava claro como um dano no mesencéfalo — que não é uma área visual — podia fazer o mesmo. Lhermitte supôs que tais alucinações podiam acompanhar uma perturbação do ciclo de sono-vigília, e que eram essencialmente sonhos ou fragmentos de sonhos que invadiam a consciência quando a paciente estava acordada.

Cinco anos depois, o neurologista belga Ludo van Bogaert relatou um caso semelhante. Seu paciente começou a ver cabeças de animais projetadas nas paredes de casa ao anoitecer. Havia sinais neurológicos parecidos com os da paciente de Lhermitte, e Van Bogaert também desconfiou de lesão no mesencéfalo. Quando o paciente morreu, um ano depois, a autópsia revelou um grande infarto no mesencéfalo envolvendo (entre outras estruturas) os pedúnculos cerebrais (o que levou Van Bogaert a cunhar o termo "alucinações pedunculares").

Na doença de Parkinson, no parkinsonismo pós-encefalítico

e na doença com corpos de Lewy há lesão no tronco cerebral e em estruturas associadas, como na alucinose peduncular; entretanto, o dano é gradual, e não súbito como em um derrame. Em todas essas doenças degenerativas, porém, podem ocorrer alucinações, além de distúrbios do sono, do movimento e da cognição. Mas as alucinações diferem notavelmente daquelas da SCB; quase sempre são complexas e não elementares, frequentemente são multissensoriais e mais propensas a causar delírios, enquanto a SCB raramente os causa. As alucinações com origem no tronco cerebral parecem estar associadas a anormalidades no sistema transmissor de acetilcolina — anormalidades que podem ser agravadas quando o paciente é tratado com levodopa ou drogas semelhantes, pois elas aumentam a carga de dopamina em um sistema colinérgico já frágil e pressionado.

Pacientes com a doença de Parkinson comum podem manter-se ativos e conservar suas capacidades intelectuais por décadas. O filósofo Thomas Hobbes, por exemplo, passou a sofrer de "paralisia agitante" por volta dos cinquenta anos, quando estava concluindo o seu *Leviatã,* mas continuou intelectualmente intacto e criativo, apesar de suas deficiências motoras, até a casa dos noventa. No entanto, recentemente se reconheceu que existe uma forma mais maligna de parkinsonismo, que cedo ou tarde é acompanhada por demência e alucinações visuais mesmo sem a administração de levodopa. O exame do cérebro desses pacientes na autópsia pode mostrar agregados anormais de proteína (os chamados corpos de Lewy) no interior de células nervosas, principalmente no tronco cerebral e nos gânglios basais, mas também no córtex de associação visual. Os corpos de Lewy, supõe-se, podem predispor os pacientes a alucinações visuais mesmo antes do início do tratamento com levodopa.

Edna B. parece ter essa doença, embora o diagnóstico de demência com corpos de Lewy não possa ser determinado com certeza sem uma biópsia do cérebro. A sra. B. teve excelente saúde até meados da casa dos sessenta, mas em 2009 passou a ter tremores nas mãos, os primeiros sintomas de parkinsonismo. No verão de 2010, seus sintomas incluíam uma certa desaceleração dos movimentos e da fala, além de problemas de memória e concentração. Ela esquecia palavras e pensamentos, e quando falava e pensava perdia a linha de raciocínio. E o mais perturbador eram suas alucinações.

Quando a examinei em 2011, perguntei como eram essas alucinações. "Horríveis!", ela respondeu. "É como assistir a um filme de terror e fazer parte dele." Ela via pessoas minúsculas ("Chuckys") correndo em volta de sua cama à noite; pareciam conversar entre si, ela as via fazer gestos e mover os lábios, mas não ouvia vozes. Numa ocasião ela tentou falar com aquelas pessoas. Apesar de serem assustadoras e (ela achava) tivessem más intenções, nunca a molestavam nem se aproximavam dela, embora uma vez uma delas se sentasse na cama. Muito piores, contudo, eram certas cenas que se desenrolavam diante dela. "Vi meu filho ser assassinado na minha presença", ela me disse. ("Era coisa do Lado Escuro", opinou o marido.) Uma vez, quando seu marido veio visitá-la, ela perguntou: "O que está fazendo aqui? Acabaram de fazer o seu funeral na Igreja do Sagrado Coração". Ela frequentemente via ratos, e às vezes os sentia na cama. Também sentia "peixes" mordiscando seus pés. Às vezes tinha a alucinação de fazer parte de um exército em marcha para a batalha.

Quando indaguei se ela tinha também alucinações agradáveis, ela disse que algumas vezes vira pessoas "em trajes havaianos" no corredor ou do lado de fora de sua janela, preparando-se para tocar para ela, embora não ouvisse música nenhuma. Mas ela ouvia vários ruídos — especialmente o de água corrente. Vozes, não. ("Ainda bem que isso eu não tenho", ela refletiu, "senão pensariam que eu estou mesmo louca.") Houve também algumas alucinações olfativas: "pessoas à minha volta com vários tipos de cheiro".

Quando suas alucinações começaram, a sra. B. ficou apavorada, o que é compreensivel, e pensou que fossem reais — "Eu nem *conhecia* a palavra alucinação", ela contou. Depois foi se tornando mais capaz de distinguir as alucinações da realidade, mas isso não a impediu de sentir medo quando elas ocorriam. Para testar, ela sempre recorria ao marido; perguntava se *ele* também via, sentia ou cheirava aquilo. Às vezes ela sofria distorções da visão — o rosto do marido era desfigurado por um riso sarcástico de lábios curvados para baixo, ou sua boca ficava virada para cima, "como uma carinha feliz". Uma alucinação particularmente estranha e assustadora ocorreu-lhe recentemente. Acima de sua cabeceira há um pôster de um chefe índio americano, e ele ganhou vida outro dia; o chefe saiu da moldura e pareceu parar no meio do quarto. Para tranquilizar a sra. B., seu marido agitou a mão defronte à imagem para dissipar sua alucinação, e o chefe pareceu desintegrar-se. Só que a sra. B. sentiu que também *ela* se desintegrava. Em outra ocasião, roupas "começaram a andar pelo quarto", e a sra. B. teve de pedir ao marido que sacudisse uma calça jeans para mostrar que não era nada além de uma calça.

Podem ocorrer alucinações em outros tipos de demência, entre elas a doença de Alzheimer moderadamente avançada, embora com menor frequência do que na doença com corpos de Lewy. Em tais casos, as alucinações podem ocasionar delírios ou originar-se deles. Também podem ocorrer, no Alzheimer ou em outros tipos de demência, delírios de duplicação ou erros de identificação. Uma paciente minha, sentada ao lado do marido num avião, subitamente o viu como "um impostor" que, segundo ela, tinha matado seu marido e estava tentando tomar-lhe o lugar. Outra paciente, embora durante o dia reconhecesse a casa de repouso em que vivia, achava que à noite era transferida para uma engenhosa "duplicata". Às vezes as psicoses podem ter como centro delírios de perseguição, os quais, ocasionalmente, podem levar a comportamentos violentos: uma dessas pacientes atacou um vizinho inofensivo, pensando que ele a estava "espionando". As alucinações da doença de Alzheimer, como as da doença dos corpos de Lewy, geralmente estão inseridas em uma complexa matriz de enganos sensoriais, confusão, desorientação e delírios, e raramente são fenômenos isolados e "puros" como na síndrome de Charles Bonnet.

Trabalhei durante muitos anos com os oitenta pacientes pós-encefalíticos profundamente parkinsonianos que descrevi em *Tempo de despertar.* Muitos deles tinham estado "congelados" por décadas, praticamente imobilizados pela doença. Quando passei a conhecê-los bem (depois que a levodopa lhes permitiu mover-se e falar), descobri que talvez um terço deles sofrera alucinações visuais por anos *antes* de a levodopa ter sido introduzida — alucinações de um tipo predominantemente benigno e sociável. Eu não sabia por que tinham esse tipo de alucinação, mas supunha que talvez ele pudesse estar relacionado ao isolamento e privação social deles, ao seu anseio pelo mundo — uma tentativa de fornecer uma realidade virtual, um substituto alucinatório para o mundo real que lhes fora tirado.

Gertie C. teve alucinose semicontrolada por décadas antes de começar a ser tratada com levodopa. Eram alucinações bucólicas nas quais ela estava deitada em uma campina ensolarada ou flutuando em um riacho perto da casa de sua infância. Isso mudou quando lhe ministraram levodopa, e suas alucinações assumiram um caráter social, e às vezes sexual. Quando ela me contou isso, acrescentou, preocupada: "O senhor certamente não iria proibir uma alucinação amigável a uma velha frustrada como eu!". Respondi que, se suas alucinações tinham um caráter agradável e controlável, elas me pareciam uma excelente ideia naquelas circunstâncias. Depois disso, o aspecto paranoide desapareceu, e os encontros alucinatórios de Gertie C. tornaram-se puramente amigáveis e amorosos. Ela adquiriu senso de humor, tato e controle, nunca se permitia uma alucinação antes das oito da noite, e mantinha sua duração em trinta a quarenta minutos no máximo. Quando seus parentes ficavam até mais tarde, ela explicava com firmeza, mas simpaticamente, que estava esperando "a visita de um cavalheiro de outra cidade" dali a alguns minutos, e achava que ele poderia se incomodar de ficar esperando lá fora. Ela agora recebe amor, atenção e presentes invisíveis de um cavalheiro alucinatório que a visita fielmente toda noite.

6
ESTADOS ALTERADOS

O ser humano tem muito em comum com outros animais — as necessidades básicas de se alimentar, beber e dormir, por exemplo —, mas há outras necessidades mentais e desejos emocionais que talvez sejam exclusivamente nossos. Viver apenas o dia presente é insuficiente para um ser humano; precisamos de transcendência, de arroubo, de escape; precisamos de significado, compreensão e explicação; precisamos enxergar padrões gerais em nossa vida. Precisamos de esperança, de um senso de futuro. E precisamos de liberdade (ou pelo menos da ilusão de liberdade) para ir além de nós mesmos, seja com telescópios e microscópios e com a nossa sempre florescente tecnologia, seja em estados de espírito que nos permitam viajar para outros mundos, transcender nosso ambiente imediato. Precisamos desse tipo de afastamento tanto quanto de algo que nos absorva na vida.

Podemos buscar, também, um relaxamento de inibições que nos facilite criar laços uns com os outros, ou arrebatamentos que nos ajudem a suportar nossa consciência do tempo e da mortalidade. Buscamos tirar folga das nossas restrições internas e externas, uma sensação mais intensa do aqui-agora, da beleza e do valor do mundo em que vivemos.

William James interessou-se profundamente durante toda a sua vida pelos poderes mistagógicos do álcool e de outros intoxicantes, e escreveu sobre isso em seu livro de 1902 *As variedades da experiência religiosa.* Descreveu também suas próprias experiências transcendentes com óxido nitroso:

> Nossa consciência normal de vigília, consciência racional, como a chamamos, é apenas um tipo especial de consciência, enquanto à sua volta, separada dela por uma tela finíssima, existem formas potenciais de consciência inteiramente distintas. [...] Refletindo sobre minhas próprias experiências, todas elas convergem para um tipo de vislumbre ao qual não posso deixar de atribuir algum significado místico. Sua tônica é, invariavelmente, uma conciliação. É como se os opostos do mundo, cujas contradições e conflitos produzem todas as nossas dificuldades e preocupações, se fundissem na unidade. [...] Para mim [essa sensação] só vem no estado de espírito místico artificial.

Muitos de nós encontram a conciliação de que fala James, e até as "insinuações de imortalidade" wordsworthianas, na natureza, na arte, no pensamento criativo ou na religião; algumas pessoas podem atingir estados transcendentes através da meditação ou de técnicas semelhantes para induzir o transe, ou por meio de orações e exercícios espirituais. Mas as drogas proporcionam um atalho: prometem a transcendência imediata. Esses atalhos são possíveis porque certas substâncias químicas podem estimular diretamente muitas funções cerebrais complexas.

Toda cultura descobriu meios químicos de transcendência, e em algum momento o uso desses intoxicantes torna-se institucionalizado em um nível mágico ou sacramental; o uso sacramental de substâncias vegetais psicoativas tem uma longa história e continua até nossos dias em vários ritos xamanísticos e religiosos do mundo.

Em um nível mais humilde, drogas são usadas não para iluminar, expandir ou concentrar a mente, para "limpar as portas da percepção", mas para a sensação de prazer e euforia que elas proporcionam.

Todos esses anseios, superiores ou inferiores, são bem atendidos pelo reino vegetal, possuidor de vários agentes psicoativos que parecem quase feitos sob medida para os sistemas neurotransmissores e sítios receptores do nosso cérebro. (Evidentemente não o são; eles evoluíram para afastar predadores ou, em certos casos, para atrair animais que comem o fruto da planta e disseminam suas sementes. Ainda assim, é impossível não se maravilhar com o fato de existirem tantas plantas capazes de induzir muitos tipos de alucinações ou estados cerebrais alterados.)[1]

Richard Evan Schultes, um etnobotânico, dedicou boa parte da vida à descoberta e descrição dessas plantas e seus usos, e Albert Hofmann foi o químico suíço que pela primeira vez sintetizou o LSD-25 em um laboratório Sandoz, em 1938. Juntos, Schultes e Hofmann descreveram quase uma centena de plantas que contêm substâncias psicoativas em seu livro *Plants of the Gods,* e outras continuam sendo descobertas (para não falar de novos compostos sintetizados em laboratório).[2]

Muitas pessoas experimentam drogas, alucinógenas ou não, na adolescência ou na faculdade. Não fiz isso antes de estar com

---

[1] Curiosamente, os vegetais inferiores — cicadáceas, coníferas, samambaias, musgos e algas marinhas — não possuem substâncias alucinógenas. No entanto, algumas plantas não floríferas contêm estimulantes, como descobriram os mórmons, entre outros. Os mórmons são proibidos de consumir chá ou café. Mas em sua longa marcha pela Trilha Mórmon até Utah, os pioneiros que fundaram Salt Lake City, a nova Sião, notaram uma erva simples à beira da estrada, e a infusão dessa planta ("chá mórmon") revigorava e estimulava os exaustos peregrinos. A erva era a *Ephedra*, que contém efedrina, uma substância química e farmacologicamente afim das anfetaminas.

[2] Hofmann descobriu acidentalmente os poderes alucinógenos do LSD quando sintetizava um novo lote de substâncias químicas em 1943. Deve ter absorvido um pouco pelas pontas dos dedos, pois mais tarde, naquele dia, ele começou a se sentir estranho e foi para casa, pensando que apanhara um resfriado. Quando se deitou, veio-lhe "uma série ininterrupta de imagens fantásticas de extraordinária plasticidade e vividez, acompanhadas por uma intensa exibição caleidoscópica de cores". Jay Stevens, em seu livro *Storming heaven: LSD and the American dream*, relatou o que ocorreu em seguida:

> Desconfiando que o LSD-25 causara aqueles fogos de artifício, Hofmann decidiu testar sua hipótese. [...] Alguns dias depois, dissolveu em um copo de água o que julgou ser uma quantidade prudentemente infinitesimal da droga — 250 milionésimos de grama — e bebeu. [Quarenta minutos depois] ele registrou uma crescente tontura, distúrbio visual e um notável desejo de rir. Quarenta e duas palavras depois ele parou totalmente de escrever e pediu a um dos seus assistentes no laboratório que chamasse um médico e depois o acompanhasse até sua casa. Montou então em sua bicicleta — com a escassez da guerra, automóveis não eram práticos — e pedalou para um universo subitamente anárquico.

trinta anos e ser residente em neurologia. Tão longa virgindade não se deveu a nenhuma falta de interesse.

Na graduação, eu lera os grandes clássicos — *Confissões de um comedor de ópio,* de De Quincey, e *Paraísos artificiais*, de Baudelaire, entre outros. Lera sobre o escritor francês Théophile Gautier, que em 1884 fez uma visita ao recém-fundado Club des Hashischins, em um canto discreto da Île Saint-Louis. O haxixe, na forma de uma pasta esverdeada, fora recentemente trazido da Argélia e virara uma febre entre os parisienses. No salão, Gautier consumiu um pedaço substancial de haxixe ("mais ou menos do tamanho do polegar"). Inicialmente não sentiu nada de estranho, mas logo, ele escreveu, "tudo pareceu maior, mais rico, mais esplêndido"; em seguida, ocorreram mudanças mais específicas:

> Subitamente me apareceu um personagem enigmático [...] seu nariz era curvo como um bico de ave, seus olhos verdes, que ele limpava frequentemente com um grande lenço, eram cingidos por três círculos marrons, e preso no nó de um colarinho branco alto e engomado havia um cartão de visita com os dizeres *Daucus-Carota, du Por d'or.* [...] Pouco a pouco o salão encheu-se de figuras extraordinárias, como as que só vemos nas gravuras de Callot ou nas aquatintas de Goya; um *pêle-mêle* de farrapos, formas bestiais e humanas. [...] Singularmente perplexo, fui direto para o espelho [...] Poderiam ter me confundido com um ídolo javanês ou hindu: minha testa era alta, meu nariz, alongado em tromba, curvava-se até meu peito, minhas orelhas roçavam os ombros e, para tornar tudo ainda mais perturbador, eu estava da cor do índigo, como Shiva, a deidade azul.[3]

Nos anos 1890, os ocidentais também estavam começando a experimentar o mescal, ou peiote, antes usado somente como sacramento em certas tradições dos nativos americanos.[4]

---

[3] Extraí essa citação da tradução de David Ebin em seu excelente livro *The drug experience: first-person accounts of addicts, scientists, and others.*

[4] Louis Lewin, farmacologista alemão, publicou a primeira análise científica do cacto peiote em 1886, e em sua homenagem a planta recebeu o nome de *Anhalonium lewinii.* Mais tarde ele procurou classificar várias substâncias psicoativas com base em

Quando calouro em Oxford, livre para vasculhar as estantes e pilhas da Biblioteca Científica Radcliffe, li os primeiros relatos publicados sobre o mescal, entre eles os de Havelock Ellis e Silas Weir Mitchell. Eram textos médicos, principalmente, e não apenas literários, o que parecia conferir mais peso e credibilidade às suas descrições. Cativou-me o tom frio do texto de Weir Mitchell e sua despreocupação com o uso do que, na época, era uma droga desconhecida com efeitos ignorados.

Mitchell escreveu em um artigo de 1896 para o *British Medical Journal* que em dado momento ele tomou uma parte considerável de um extrato feito com gomos de cacto, e em seguida outras quatro doses. Embora notasse seu rosto afogueado, suas pupilas dilatadas e "uma tendência a falar e de vez em quando [...] enganar-me em uma palavra", ainda assim saiu para atender vários pacientes em suas casas. Por fim, sentou-se tranquilamente em um quarto escuro e fechou os olhos; experimentou então "duas encantadas horas" repletas de efeitos cromáticos:

> Delicadas películas flutuantes de cor — geralmente maravilhosos roxos e rosas neutros. Apareciam e desapareciam — ora aqui, ora ali. De repente, uma explosão de incontáveis pontos de luz branca atravessou todo o campo de visão, como se os milhões não vistos da Via Láctea fluíssem em um rio faiscante diante dos olhos. Em um minuto, isso terminou e o campo ficou escuro. Comecei então a ver linhas ziguezagueantes de cores muito brilhantes, como as que se veem em algumas enxaquecas. [...] O movimento era rápido, eu poderia chamá-lo de instantâneo. [...] Uma lança branca de pedra cinzenta cresceu até uma altura imensa e se transformou numa torre gótica, ricamente trabalhada, de contornos muito elaborados e definidos. [...] Enquanto eu olhava, cada aresta, cornija e até a face das pedras em suas junções foram gradualmente cobertas ou drapejadas com feixes de, aparentemente,

---

seus efeitos farmacológicos, e as dividiu em cinco grupos gerais: euforizantes ou sedativos (como o ópio), inebriantes (como o álcool), hipnóticos (como o cloral e a kava), excitantes (como anfetamina e café) e alucinógenos, que ele chamou de fantásticos. Muitas drogas, ele ressaltou, têm efeitos sobrepostos e paradoxais, de modo que estimulantes ou sedativos às vezes podem ser tão alucinógenos quanto o peiote.

> enormes pedras preciosas, mas não lapidadas, algumas lembrando massas de frutas transparentes. Eram verdes, roxas, vermelhas e laranja. [...] Todas pareciam possuir uma luz interior, e foge totalmente à minha capacidade dar uma ideia, por menor que seja, da intensidade e pureza perfeitamente satisfatórias dessas deslumbrantes cores-frutas. Todas as cores que já vi são apagadas em comparação com essas.

Ele descobriu que não podia influenciar voluntariamente suas visões; elas pareciam surgir ao acaso ou seguir alguma lógica própria.

Assim como a introdução do haxixe nos anos 1840 suscitara uma moda de uso dessa droga, também essas primeiras descrições dos efeitos do mescal por Weir Mitchell e outros nos anos 1890, juntamente com a fácil disponibilidade da mescalina sintética, trouxeram outra moda — pois o mescal prometia uma experiência não só mais rica, mais duradoura e mais coerente do que a induzida pelo haxixe, mas também adicionava a promessa de transportar o usuário a reinos místicos de beleza e significado sobrenaturais.

Em contraste com Mitchell, que se concentrou nas alucinações coloridas e principalmente geométricas que ele comparou, em parte, às da enxaqueca, Aldous Huxley, escrevendo sobre a mescalina nos anos 1950, focalizou a transfiguração do mundo visual, sua aquisição de beleza e significado luminoso, divino. Ele comparou essas experiências com drogas às dos grandes visionários e artistas, mas também às experiências psicóticas de alguns esquizofrênicos. Tanto a genialidade como a loucura, insinuou Huxley, residem nesses estados extremos da mente — uma ideia não muito diferente das expressas por De Quincy, Coleridge, Baudelaire e Poe em relação às suas próprias experiências ambíguas com ópio e haxixe (e explorada a fundo no livro de 1845 *Hashish and mental illness*, de Joseph Moreau). Li *As portas da percepção* e *Céu e inferno*, de Huxley, quando foram lançados, nos anos 1950, e o que mais me empolgou foi sua menção à "geografia" da imaginação e seu reino supremo — os "Antípodas da mente".[5]

Mais ou menos na mesma época, encontrei dois livros do fisiologista e psicólogo Heinrich Klüver. No primeiro, *Mescal,* ele analisa a literatura mundial sobre os efeitos do mescal e descreve suas próprias experiências com a droga. Mantendo os olhos fechados, como fizera Weir Mitchell, ele viu padrões geométricos complexos:

> Tapetes orientais transparentes, mas infinitamente pequenos [...] objetos de arte esféricos com filigranas plásticas [como] radiolários [...] padrões de papel de parede [...] figuras de teias de aranha ou círculos e quadrados concêntricos [...] formas arquitetônicas, arcobotantes, rosáceas, folhagens, arabescos.

Para Klüver, essas alucinações representavam uma ativação anormal no sistema visual, e ele observou que alucinações semelhantes podiam ocorrer em várias outras condições: enxaqueca, privação sensitiva, hipoglicemia, febre, delírio ou estados hipnagógicos e hipnopômpicos que surgem imediatamente antes e depois do sono. Em *Mechanisms of hallucination,* publicado em 1942, Klüver discorre sobre a tendência de "geometrização" no sistema visual do cérebro, e considera todas essas alucinações geométricas permutações de quatro "constantes de forma" fundamentais (que ele identifica como treliças, espirais, teias de aranha e túneis). Ele aventa que tais constantes devem refletir algo da organização, da arquitetura

---

[5] Benny Shanon usa essa frase como título de seu notável livro *The antipodes of the mind*, que se baseia em experiência pessoal e em uma vasta experiência cultural e antropológica com o alucinógeno sul-americano ayahuasca. Na verdade, a ayahuasca é uma mistura de duas plantas: *Psychotria viridis* e *Banisteriopsis caapi*, nenhuma das quais tem poderes alucinógenos isoladamente. As folhas da *Psychotria* contêm dimetiltriptamina (DMT), um alucinógeno muito potente. Mas a DMT, se tomada por via oral, é desativada no intestino pela monoamina oxidase (MAO). A *Banisteriopsis*, porém, contém compostos que inibem a MAO e, assim, permitem a absorção da DMT. "Pensando bem", escreve Shanon, "a descoberta da Ayahuasca é espantosa. O número de plantas na floresta pluvial é imenso, o número de suas possíveis combinações em pares é astronômico. O método de tentativa e erro sugerido pelo senso comum não serviria."

funcional do córtex visual — mas não pôde dizer muito mais do que isso nos anos 1940.

Pode-se dizer que ambas as abordagens — a "superior", mística, de Huxley, e a "inferior", neurofisiológica, de Klüver — tinham um enfoque muito limitado e não faziam justiça à variedade e complexidade dos fenômenos que a mescalina pode induzir. Isso se evidenciou em fins dos anos 1950, quando o LSD, assim como a psilocibina dos cogumelos *Psylocibe* e as sementes de glória-da-manhã (que contêm, ambas, compostos semelhantes ao LSD), tornaram-se amplamente disponíveis, introduzindo uma nova era de drogas alucinógenas e uma nova palavra da moda: "psicodélico".

Daniel Breslaw, um jovem recém-formado na universidade nos anos 1960, foi um dos sujeitos em um estudo sobre o LSD na Universidade Columbia, e fez uma vívida descrição dos efeitos da psilocibina, que ele tomou sob supervisão, para que suas reações pudessem ser observadas.[6] Suas primeiras visões, como as de Weir Mitchell, foram de estrelas e cores:

> Fechei os olhos. "Vejo estrelas!", exclamei então, com o firmamento desfraldado do lado de dentro das pálpebras. A sala à minha volta recuou por um túnel de esquecimento e desapareci em outro mundo, que é inútil descrever. [...] O céu acima de mim, um céu noturno pontilhado com olhos flamejantes, dissolve-se no mais extasiante conjunto de cores que já vi ou imaginei; muitas das cores são totalmente novas — áreas do espectro que aparentemente eu ignorava até então. As cores não ficam paradas, movem-se e fluem em todas as direções; meu campo de visão é um mosaico de inacreditável complexidade. Para reproduzir um instante dele seriam necessários anos de trabalho duro, isto é, se alguém fosse capaz de reproduzir cores de brilho e intensidade equivalentes.

Breslaw abriu os olhos. "De olhos fechados", ele comentou, "não estou *aqui,* habito um mundo distante de abstrações. Mas, de olhos abertos, olho o universo físico com curiosidade." Curio-

[6] O relato de Breslaw está incluído no livro *The drug experience,* de David Ebin.

sidade e assombro, pois o mundo visual que ele via estava estranhamente transformado e em contínua mudança, como descobrira Gautier com o haxixe. Breslaw escreveu:

> A sala tem quinze metros de altura. Agora tem meio metro. Uma estranha disparidade aqui. Tudo o que vem para o foco dos meus olhos se dissolve em espirais, padrões, combinações. Há O Médico. Seu rosto fervilha de piolhos. Seus óculos são do tamanho de panelas de pressão, e seus olhos são como os de alguns peixes gigantescos. Sem dúvida ele é a coisa mais engraçada que já vi, e afirmo isso rindo. [...] um banquinho no canto encolhe e vira um cogumelo em espasmos convulsivos, se retesa — e pula até o teto. Impressionante! [...] No elevador, o rosto da ascensorista ganha pelos, torna-se um gorila crescendo afavelmente.

O tempo sofria uma distensão colossal. O elevador desceu, "passando um andar a cada cem anos. De volta à sala, nado através dos séculos restantes do dia. A cada cinco eras, mais ou menos, chega uma enfermeira (com a aparência de um puma, de uma equação diferencial ou de um rádio relógio) e mede minha pressão arterial".

Animação e intencionalidade aparecem em toda parte, assim como relações e significado:

> Eis um extintor de incêndio num estojo de vidro, evidentemente algum tipo de objeto de exposição. Fitá-lo um pouco revela que o bicho está vivo: ele enrola sua mangueira de borracha em torno de sua presa e suga a carne pelo bocal. O bicho e eu trocamos olhares, então a enfermeira me arrasta dali. Aceno em despedida.
>
> Uma mancha na parede é objeto de ilimitado fascínio, multiplica-se em tamanho, complexidade, cor. Porém, mais do que isso, *vejo todas as relações que ela tem com o resto do universo;* portanto, ela possui uma interminável variedade de significados, e passo a desenvolver todos os pensamentos possíveis a respeito dela.

E, quando os efeitos estavam em sua intensidade máxima, sobreveio uma rica cinestesia — uma mescla de todos os sentidos, e de sensações e conceitos. Breslaw relatou: "Interações entre os sentidos são frequentes e impressionantes: sei qual é o cheiro de um si bemol menor, o som do verde, o gosto do imperativo categórico (é mais ou menos como o de vitela)".

As reações a essas drogas nunca são iguais para duas pessoas; aliás, experiências com drogas nunca são iguais nem mesmo para a mesma pessoa; Eric S. escreveu-me para contar algumas de suas experiências com LSD nos anos 1970:

> Eu tinha vinte e tantos anos quando um amigo e eu tomamos LSD. Já havia feito muitas viagens antes, mas com esse ácido foi diferente. [...] Notamos que estávamos conversando mentalmente um com o outro, através apenas de pensamentos, sem fala verbal, apenas telecomunicação. Pensei na minha cabeça "Quero uma cerveja", ele me ouviu e me trouxe uma cerveja; ele pensou "Aumente o volume da música", e eu aumentei o volume. [...] E assim prosseguimos por algum tempo.
>
> Fui urinar, e o jato de urina era um vídeo ou um filme do passado rodado ao contrário. Tudo o que acabara de acontecer na sala estava saindo de mim, como assistir a um filme no meu jato de urina, rodado ao contrário. Fiquei pirado.
>
> Depois meus olhos se transformaram em um microscópio, olhei meu punho e pude ver cada célula individual respirando, como fabriquetas com minúsculas lufadas de gás emanando de cada célula, algumas soprando anéis de fumaça perfeitos. Meus olhos podiam ver através da membrana de cada célula, e vi que eu estava me sufocando internamente por fumar cinco maços de cigarro por dia, e o entulho vinha entupindo minhas células. Naquele segundo, larguei o cigarro.
>
> Depois, deixei meu corpo e pairei na sala acima de toda a cena, em seguida me encontrei viajando ao espaço por um belo túnel de luz e me enchi de um sentimento de total amor e aceitação. A luz era a mais linda, cálida e acolhedora que já senti. Ouvi uma voz que me perguntou se eu desejava voltar à Terra e terminar de viver minha vida ou [...] ir para o amor e luz belíssimos do céu. No amor e luz estavam todas as pessoas que já viveram. Depois toda a minha vida me passou pela mente num lampejo, do nascimento até o presente, e cada detalhe, cada sentimento e pensamento, visual e emocional, estiveram ali em um instante. A voz me disse que os humanos são "Amor e Luz". [...]

> Esse dia ficará comigo para sempre; senti que me fora mostrado um lado da vida que a maioria das pessoas não pode sequer imaginar. Sinto uma ligação tão especial com cada dia que até mesmo as coisas mais simples e triviais têm imenso poder e significado.

Os efeitos da cânabis, mescalina, LSD e outras drogas alucinógenas têm alcance e variedade imensos. No entanto, em certo grau, certas categorias de distorção perceptual e experiência alucinatória podem ser consideradas típicas das respostas do cérebro a essas drogas.

A experiência da cor frequentemente é intensificada, às vezes a um nível sobrenatural, como observaram Weir Mitchell, Huxley e Breslaw. Podem ocorrer mudanças súbitas de orientação e espantosas alterações do tamanho aparente. Pode ocorrer micropsia, ou visões liliputianas (seres pequeninos — elfos, anões, fadas, diabretes — são curiosamente comuns nessas alucinações), ou gigantismo (macropsia).

Podem ocorrer exageros ou diminuições de profundidade e perspectiva ou exageros de visão estereoscópica — ou até alucinações estereoscópicas, quando a pessoa vê profundidade e solidez tridimensionais em uma imagem plana. Huxley descreveu esse efeito:

> Deram-me uma grande reprodução em cores do conhecido autorretrato de Cézanne — a cabeça e os ombros de um homem com um chapelão de palha, lábios vermelhos, bastas suíças pretas e olhos escuros inamistosos. É uma pintura magnífica; mas não foi como uma pintura que eu a vi naquele momento. A cabeça assumiu imediatamente uma terceira dimensão e ganhou vida como um homenzinho parecido com um gnomo olhando por uma janela na página à minha frente.

As transformações e alucinações perceptuais induzidas por mescalina, LSD e outros alucinógenos são predominantemente, mas não exclusivamente, visuais. Podem ocorrer intensificações, distorções ou alucinações de paladar e olfato, tato e audição, ou ainda uma fusão dos sentidos — uma espécie de sinestesia temporária —, "o cheiro do si bemol menor, o som do verde", nas palavras de Breslaw. Tais coalescências ou associações (e sua base neural presumida) são criações do momento. Nesse aspecto, diferem acentuadamente da verdadeira sinestesia, uma condição congênita (e frequentemente hereditária) na qual existem equivalências sensoriais fixas que duram toda a vida. Com os alucinógenos, o tempo pode parecer distendido ou comprimido. A pessoa pode deixar de perceber o movimento como contínuo e, em vez disso, ver uma série de "instantâneos" estáticos, como um filme rodado muito devagar. Essa visão estroboscópica ou cinemática não é um efeito incomum da mescalina. Súbitas acelerações, desacelerações ou congelamentos do movimento também são comuns com padrões alucinatórios mais elementares.[7]

Eu havia lido bastante sobre drogas, mas não tive experiência pessoal com nenhuma antes de 1953, quando um amigo de infância, Eric Korn, veio a Oxford. Lemos com grande interesse sobre a descoberta do LSD por Albert Hofmann e encomendamos cinquenta microgramas da substância a um fabricante na Suíça (a substância ainda era legal em meados dos anos 1950). Solenemente, até sacramentalmente, dividimos o produto e tomamos 25 microgramas cada um, sem saber que esplendores ou horrores nos aguardavam. Infelizmente, porém, aquilo não produziu efeito algum em nós. (Devíamos ter pedido quinhentos microgramas, em vez de cinquenta.)

Registrado já como médico, em fins de 1958, eu sabia que queria ser neurologista, estudar como o cérebro incorpora a consciência e o eu, e entender seus assombrosos poderes de percepção, imaginação, memória e alucinação. Na época uma nova orientação estava em ascensão na neurologia; era o nascimento da era química, com um vislumbre da variedade de agentes quí-

---

[7] Analisei mais detalhadamente os aspectos neurológicos da percepção de tempo e movimento, e também a visão cinemática, em dois artigos, "Speed" e "In the river of consciousness".

micos, neurotransmissores, que permitem às células nervosas e às diferentes partes do sistema nervoso comunicar-se entre si. Nos anos 1950 e 1960 estavam acontecendo descobertas em todas as áreas, mas não era claro como elas se encaixavam. Por exemplo, descobrira-se que o cérebro parkinsoniano tinha baixos níveis de dopamina, e que ministrar um precursor da dopamina, a levodopa, podia aliviar os sintomas da doença de Parkinson, ao passo que os tranquilizantes, introduzidos no começo dos anos 1950, podiam deprimir os níveis de dopamina e causar uma espécie de parkinsonismo químico. Por aproximadamente um século, as drogas anticolinérgicas haviam sido a principal medicação para o parkinsonismo. Como interagiam os sistemas da dopamina e acetilcolina? Por que os opiáceos — ou a cânabis — tinham efeitos tão fortes? Teria o cérebro receptores especiais de opiáceos e produziria seus próprios opioides? Haveria um mecanismo semelhante para os receptores de cânabis e os canabinoides? Por que o LSD era tão imensamente potente? Seriam todos os seus efeitos explicáveis por uma alteração da serotonina no cérebro? Que sistemas transmissores governavam os ciclos de sono-vigília, e qual seria a base neuroquímica dos sonhos ou alucinações?

Quando comecei a residência em neurologia, em 1962, encontrei uma atmosfera inebriada com essas questões. A neuroquímica estava absolutamente na moda, assim como — perigosamente, sedutoramente, sobretudo na Califórnia, onde eu estava estudando — estavam na moda as próprias drogas.

Embora Klüver não tivesse muita noção de qual poderia ser a base neural das suas constantes alucinatórias, reler seu livro no começo dos anos 1960 foi para mim especialmente empolgante, à luz dos revolucionários experimentos sobre percepção visual que David Hubel e Torsten Wiesel estavam fazendo na época, baseados em registros de neurônios no córtex visual de animais. Eles descreveram neurônios especializados na detecção de linhas, orientações, bordas, cantos etc., os quais, pensei, se estimulados por drogas, enxaqueca ou febre, podiam muito bem produzir alucinações geométricas como as descritas por Klüver.

As alucinações por mescal, porém, não se limitavam a

padrões geométricos. O que acontecia no cérebro quando a pessoa tinha alucinação com coisas mais complexas: objetos, lugares, figuras, rostos — sem falar no céu e inferno descritos por Huxley? Será que *essas coisas* tinham uma base própria no cérebro?[8]

Ideias desse teor fizeram pender a balança, juntamente com a impressão de que eu nunca saberia realmente o que eram drogas alucinógenas se não as experimentasse.

Comecei com a cânabis. Um amigo em Topanga Canyon, onde eu morava na época, ofereceu-me um cigarro de maconha; dei duas tragadas e fiquei hipnotizado com o que aconteceu. Olhei para minha mão, e ela pareceu encher todo o meu campo visual, ficando cada vez maior e ao mesmo tempo se afastando de mim. Finalmente, tive a impressão de ver uma mão estendida através do universo, com anos-luz ou parsecs de comprimento. Ainda lembrava uma mão humana viva, mas aquela mão cósmica também parecia, não sei por que, a mão de Deus. Minha primeira experiência com a erva foi marcada por uma mistura do neurológico com o divino.

Na Costa Oeste americana no começo dos anos 1960, o LSD e as sementes de glória-da-manhã estavam facilmente disponíveis; experimentei-os também. "Mas, se quiser uma experiência verdadeiramente insólita, tente o Artane", disseram meus ami-

---

[8] No começo dos anos 1960 sabia-se muito pouco sobre o funcionamento das drogas psicoativas, e as pesquisas pioneiras de Timothy Leary e outros em Harvard, bem como o trabalho de L. Jolyon West e Ronald K. Siegel na Universidade da Califórnia, em Los Angeles, nos anos 1970, concentraram-se sobretudo nas experiências com alucinógenos, e não em seus mecanismos. Em 1975, Siegel e West publicaram uma abrangente coletânea de ensaios no livro *Hallucinations: behavior, experience, and theory.* Nessa obra (como em trabalhos anteriores), West expôs sua teoria da alucinação como liberação.

Sabe-se hoje que estimulantes como a cocaína e as anfetaminas estimulam os "sistemas de recompensa" no cérebro, que são, em grande medida, mediados pelo neurotransmissor dopamina; isso vale também para os opiáceos e o álcool. Os alucinógenos clássicos — mescalina, psilocibina, LSD e provavelmente DMT — atuam aumentando os níveis de serotonina no cérebro.

gos da Praia dos Músculos. Estranhei o conselho, pois sabia que o Artane, uma droga sintética com propriedades semelhantes às da beladona, era usado em doses módicas (dois ou três comprimidos ao dia) para tratar a doença de Parkinson, e que tais drogas, em grandes quantidades, podiam causar delírio (há tempos vêm sendo observados delírios desse tipo com ingestão acidental de plantas como a beladona, figueira-brava e meimendro-negro). Mas um delírio poderia ser divertido? Ou informativo? A pessoa estaria em condições de observar o funcionamento aberrante de seu cérebro — apreciar suas maravilhas? "Vá em frente", instaram-me os amigos. "Tome apenas vinte, assim ficará parcialmente no controle."

Num domingo de manhã, contei então as minhas vinte pílulas, engoli-as com água e me sentei para esperar o efeito. Será que o mundo se transformaria, recém-nascido como Huxley descreveu em *As portas da percepção,* e como eu mesmo havia experimentado com mescalina e LSD? Haveria ondas de sensações deliciosas, voluptuosas? Haveria ansiedade, desorganização, paranoia? Eu estava preparado para todas essas coisas, mas nenhuma delas aconteceu. Fiquei com a boca seca, pupilas dilatadas, tive dificuldade para ler, e mais nada. Não houve nenhum tipo de efeito psíquico — que decepção! Eu não sabia exatamente o que esperar, mas esperava *alguma coisa.*

Eu estava na cozinha, pondo a chaleira no fogo para fazer um chá, quando ouvi baterem à porta. Eram meus amigos Jim e Kathy; eles costumavam aparecer lá em casa nas manhãs de domingo. "Entrem, a porta está aberta", falei, e quando eles se acomodaram na sala perguntei: "Como querem os ovos?". Jim disse que preferia ovo frito de um lado só e com a gema bem mole. Kathy queria frito dos dois lados, e a gema não tão líquida. Ficamos batendo papo enquanto eu fritava presunto com ovos para eles — a cozinha era separada da sala por portas de vaivém baixas, por isso podíamos nos ouvir facilmente. Cinco minutos depois, anunciei "Está pronto!". Pus o presunto com ovos numa bandeja, entrei na sala — e ela estava totalmente vazia. Nada de Jim, nem de Kathy, nem sinal de que tinham estado lá. Pasmo, quase derrubei a bandeja.

Não me ocorreu logo de saída que as vozes de Jim e Kathy, a "presença" deles, eram irreais, alucinatórias. Tivéramos uma conversa comum entre amigos, como as de costume. Suas vozes eram as mesmas de sempre; não havia nenhum indício, até que abri as portas e descobri a sala vazia, de que toda a conversa, ou pelo menos a parte deles nela, havia sido completamente inventada pelo meu cérebro.

Além de chocado, fiquei assustado. Com o LSD e outras drogas, eu sabia o que estava acontecendo. O mundo parecia diferente, dava-me sensações diferentes; havia todas as características de um modo de experiência especial, extremo. Mas a minha "conversa" com Jim e Kathy não tivera nenhuma qualidade especial; fora absolutamente corriqueira, sem nada que a marcasse como uma alucinação. Pensei nos esquizofrênicos que conversavam com suas "vozes", mas as vozes típicas da esquizofrenia eram zombeteiras ou acusadoras, não falavam sobre presunto com ovos nem sobre o tempo.

"Cuidado, Oliver", eu disse a mim mesmo. "Seja responsável. Não permita que isso volte a acontecer." Mergulhado em reflexões, comi devagar meu presunto com ovos (e os de Jim e Kathy), depois decidi ir até a praia, onde encontraria Jim e Kathy de verdade e todos os meus amigos, aproveitaria para nadar e teria uma tarde de ócio.

Ponderava tudo isso quando me apercebi de um zunido no alto. Por alguns momentos fiquei intrigado, depois descobri que era um helicóptero preparando-se para pousar; ele trazia os meus pais, para uma visita surpresa. Tinham vindo de Londres de avião e, chegando a Los Angeles, haviam alugado um helicóptero para ir até Topanga Canyon. Corri para o banheiro, tomei um banho rápido, troquei camisa e calça — o máximo que eu podia fazer nos três ou quatro minutos antes de eles chegarem. O ronco do motor era quase ensurdecedor, por isso eu sabia que o helicóptero devia ter aterrissado na rocha plana ao lado da minha casa. Corri para fora todo animado para receber os meus pais — mas a rocha estava vazia, não se via nenhum helicóptero, e o tremendo ruído pulsante do motor cessou abruptamente. O silêncio e o vazio, a decepção, levaram-me às lágrimas. Tanto entusiasmo, tanta alegria, para nada.

Voltei para casa e pus a chaleira no fogo para outra xícara de chá quando uma aranha na parede da cozinha chamou minha atenção. Eu me aproximei e a aranha disse: "Olá!". Não me pareceu estranho uma aranha dizer olá (assim como Alice não estranhou quando o Coelho Branco falou). Respondi "Olá, tudo bem?", e isso deu início a uma conversa, principalmente sobre assuntos muito especializados de filosofia analítica. Talvez o tema tenha sido sugerido pela primeira fala da aranha: eu achava que Bertrand Russell havia explodido o paradoxo de Frege? Ou talvez fosse a voz dela — precisa, incisiva e igualzinha à voz de Russell (que eu ouvira no rádio, mas também, comicamente, como fora parodiada na comédia teatral *Beyond the fringe*).[9]

Durante a semana eu evitava drogas e trabalhava como residente no departamento de neurologia da Universidade da Califórnia, em Los Angeles (UCLA). Ficava assombrado e comovido, como nos tempos de estudante de medicina em Londres, com a variedade das experiências neurológicas dos pacientes. Descobri que não poderia compreendê-las o suficiente, ou aceitá-las emocionalmente, se não tentasse descrevê-las ou transcrevê-las. Foi então que escrevi meus primeiros artigos publicados e meu primeiro livro (este nunca foi publicado, pois perdi os originais).

Em muitos fins de semana, porém, eu experimentava drogas. Recordo-me vividamente de um episódio no qual uma cor mágica me apareceu. Quando criança eu aprendera que havia sete cores no espectro, entre elas o índigo (Newton as escolhera, um tanto arbitrariamente, por analogia com as sete notas da escala musical). Mas algumas culturas reconheciam apenas cinco ou seis cores espectrais, e poucos concordam quanto à aparência do índigo.

---

[9] Décadas depois, quando contei essa história ao meu amigo Tom Eisner, que é entomologista, mencionei as tendências filosóficas da aranha e sua voz russelliana. Ele assentiu com ar de entendido e disse: "Sim, eu conheço bem a espécie".

Eu sempre desejara ver o "verdadeiro" índigo, e pensava que talvez conseguisse com a ajuda de drogas. Assim, num sábado ensolarado de 1964, criei uma plataforma de lançamento farmacológica composta de uma base de anfetamina (para excitação geral), LSD (para intensidade alucinógena) e um toque de cânabis (para um pouco de delírio). Uns vinte minutos depois de tomar isso, me pus diante de uma parede branca e bradei "Quero ver o índigo — *agora!*".

E então, como se tivesse sido produzido por um pincel gigante, surgiu um globo enorme e tremulante em formato de pera do mais puro índigo. Luminoso, sobrenatural, ele me encheu de euforia: era a cor do paraíso, pensei, a cor que Giotto passara a vida inteira buscando, mas nunca encontrara — talvez porque a cor do paraíso não seja para ser vista na Terra. Mas ela existira um dia, pensei — era a cor do mar paleozoico, a cor que o oceano costumava ter. Inclinei-me para ela numa espécie de êxtase. Nesse instante ela desapareceu, deixando-me com uma tremenda sensação de perda e tristeza por me ter sido tirada. Mas me consolei: sim, o índigo *existe,* e pode ser conjurado no cérebro.

Depois disso, durante meses procurei pelo índigo. Revirei pedregulhos e pequenas rochas perto de casa em busca dele. Examinei espécimes de azurita no museu de história natural, mas até esses estavam infinitamente distantes da cor que eu vira. Por fim, em 1965, morando agora em Nova York, fui a um concerto na ala de egiptologia do Metropolitan Museum of Art. Na primeira metade foram apresentadas músicas de Monteverdi, e fiquei extasiado. Eu não havia usado drogas, mas sentia um glorioso rio de música, de quatrocentos anos de idade, fluindo da mente de Monteverdi para a minha. Nesse estado de espírito extático, saí da sala durante o intervalo e fui olhar os objetos do Antigo Egito da exposição — amuletos e joias de lazulita, coisas do gênero — e, encantado, vi centelhas de índigo. Graças a Deus, pensei, o índigo existe mesmo!

Na segunda metade do concerto senti-me um pouco entediado e inquieto, mas me consolei porque logo poderia sair e tomar um "gole" de índigo. Ele estaria lá, à minha espera. No entanto, quando fui ver a exposição ao fim do concerto, só vi azul, roxo, malva e marrom-arroxeado — nada de índigo. Isso foi há quase cinquenta anos, e desde então nunca mais vi o índigo.

Quando uma amiga e colega dos meus pais, a psicanalista Augusta Bonnard, veio a Los Angeles para um ano sabático em 1964, era natural que nos encontrássemos. Convidei-a para vir à minha casinha em Topanga Canyon e tivemos um agradável jantar. Durante o café e os cigarros (Augusta era fumante inveterada; quem sabe até fumasse em suas sessões de análise, pensei), seu tom mudou, e ela disse com sua voz rouca e espessa de fumante: "Você precisa de ajuda, Oliver, está em apuros".

"Bobagem", repliquei. "Eu adoro a vida. Não tenho queixas, tudo está bem no trabalho e no amor." Augusta deu um grunhido cético, mas não insistiu no assunto.

Eu havia começado a tomar LSD na época, e, quando não conseguia obtê-lo, usava sementes de glória-da-manhã (isso foi antes de essa planta ser tratada com pesticidas, como se faz até hoje, para prevenir seu uso como droga). As manhãs de domingo costumavam ser o meu momento de usar drogas, e talvez uns dois ou três meses depois desse encontro com Augusta eu tomei uma alentada dose de sementes de glória-da-manhã da variedade "heavenly blue". As sementes eram muito pretas e duras como ágata, por isso eu as pulverizei com um pilão e as adicionei a sorvete de baunilha. Uns vinte minutos depois de ingerir essa mistura, senti náusea forte, mas quando ela passou eu me vi em um paraíso de quietude e beleza, um reino fora do tempo; isso foi rudemente interrompido pelo estrépito de um táxi subindo a trilha íngreme até minha casa. Uma mulher idosa saiu do táxi, e eu, galvanizado a agir, corri na direção dela gritando: "Sei quem é você: você é uma réplica de Augusta Bonnard. É parecida com ela, tem a postura e os movimentos dela, mas *não é ela.* Não me deixei enganar nem por um momento". Augusta levou as mãos às têmporas e exclamou: "Caramba! É pior do que eu pensava". Entrou de novo no táxi e partiu sem mais uma palavra.

Tivemos muito que conversar na vez seguinte em que nos encontramos. Não a ter reconhecido, tê-la visto como uma "réplica", ela pensava, era uma forma complexa de defesa, uma dissociação que só podia ser classificada como psicótica. Discordei e garanti que vê-la como duplicata e impostora tinha origem neurológica, uma desconexão entre percepção e sentimentos. A capacidade de identificar (que estava intacta) não havia sido acompanhada pelo sentimento apropriado de simpatia e familiaridade, e fora essa contradição que levara ao pensamento lógico, mas absurdo, de que ela era uma "duplicata". (Essa síndrome, que pode ocorrer na esquizofrenia, e também na demência ou delírio, é conhecida como síndrome de Capgras.) Augusta disse que, independentemente de qual das opiniões fosse a correta, usar drogas que alteram a mente todo fim de semana, sozinho, e em altas doses, atestava sem dúvida a existência de intensa necessidade ou conflitos no meu íntimo. Ela me aconselhou a investigar isso com um terapeuta. (Analisando hoje, tenho certeza de que ela estava certa; comecei a ter sessões com um analista um ano depois.)

O verão de 1965 foi uma espécie de intervalo: eu havia concluído a residência na UCLA e me mudado da Califórnia, mas tinha três meses pela frente antes de começar como pesquisador bolsista em Nova York. Esse deveria ser um tempo de deliciosa liberdade, de férias necessárias e maravilhosas depois das semanas de trabalho de sessenta, às vezes oitenta horas na UCLA. Mas eu não me sentia livre. Fico desancorado, com uma sensação de vazio e desestruturação quando não estou trabalhando. Quando eu vivia na Califórnia, os fins de semana eram os momentos perigosos, os momentos da droga — e agora um verão inteiro na minha cidade natal, Londres, estendia-se diante de mim como um longo fim de semana de três meses.

Foi durante esse período ocioso e daninho que mergulhei mais fundo no uso de drogas, agora sem me restringir aos fins de semana. Tentei injeção intravenosa, coisa que nunca tinha feito antes. Meus pais, ambos médicos, estavam fora; com a casa só para mim, decidi explorar o armário de drogas que eles tinham em sua sala de cirurgia no andar de baixo, em busca de algo especial para celebrar o meu 32º aniversário. Eu nunca havia usado morfina nem outros opiáceos. Peguei uma seringa grande — para que me incomodar com doses insignificantes? — e, depois de me acomodar na cama, extraí o conteúdo de vários frascos, inseri a agulha na veia e injetei a morfina muito lentamente.

Em mais ou menos um minuto, minha atenção foi atraída para uma espécie de comoção na manga do meu roupão, que estava pendurado na porta. Fitei atentamente a cena, e com isso ela se transformou em uma cena de batalha, minúscula mas microscopicamente detalhada. Vi tendas de seda de cores sortidas, a maior delas com uma flâmula adejante. Havia cavalos ricamente ajaezados, soldados montados, com armaduras reluzindo ao sol, e arqueiros. Vi flautistas com longas flautas de prata, que as levaram à boca e então, bem baixinho, também os ouvi tocar. Vi centenas, milhares de homens — dois exércitos, duas nações — preparando-se para a batalha. Perdi completamente a noção de que aquilo era um pedaço da manga do meu roupão, do fato de que eu estava deitado na cama, de que estava em Londres e era o ano de 1965. Antes de injetar a morfina, eu estivera lendo *Crônicas* de Froissart e *Henrique V*, e agora esses dois livros se fundiam em minha alucinação. Percebi que o que eu estava fitando do meu ponto de vista aéreo era Agincourt em fins de 1415, que eu estava observando as densas fileiras dos exércitos da Inglaterra e da França arregimentando-se para a batalha. E na grande tenda com a flâmula, eu sabia, estava o próprio Henrique v. Eu não tinha noção de que estava imaginando ou tendo uma alucinação com tudo isso; o que eu via era de verdade, real.

Depois de algum tempo, a cena começou a se dissipar, e me tornei vagamente consciente, mais uma vez, de que me encontrava em Londres, chapado, tendo uma alucinação com Agincourt na manga do roupão. Fora uma experiência encantadora, literalmente arrebatadora, mas terminara. O efeito da droga estava desaparecendo depressa; Agincourt agora mal se via. Olhei o relógio. Eu havia injetado a morfina às nove e meia, agora eram dez horas. Mas eu tinha uma sensação esquisita — estava anoitecendo quando injetei a morfina; deveria estar ainda mais escuro. Mas não. Lá fora estava clareando, em vez de escurecer. Eram dez horas, sim, só que da manhã. Eu ficara imóvel fitando minha Agincourt por mais de doze horas. Isso foi para mim um choque e um alerta. Percebi que uma pessoa podia passar dias, noites, semanas e até anos inteiros da vida num estupor de ópio. Decidi que minha primeira experiência com ópio seria também a última.

No fim daquele verão de 1965, mudei-me para Nova York e comecei a trabalhar como pesquisador pós-graduado em neuropatologia e neuroquímica. Dezembro de 1965 foi um período ruim: estava difícil me adaptar a Nova York depois de meus anos na Califórnia, uma relação amorosa não dera certo, minha pesquisa ia mal e eu estava descobrindo por mim mesmo que não fora feito para ser um cientista de laboratório. Deprimido e insone, eu andava tomando doses cada vez maiores de hidrato de cloral para dormir, e toda noite chegava a ingerir até quinze vezes a dose usual. Embora eu tivesse conseguido estocar uma quantidade imensa da droga — eu saqueava os suprimentos químicos do laboratório no meu trabalho —, finalmente ela acabou, numa desoladora terça-feira pouco antes do Natal, e pela primeira vez em vários meses fui para a cama sem minha costumeira dose para apagar. Dormi mal, um sono entrecortado por pesadelos e sonhos bizarros. Ao acordar, descobri que estava excruciantemente sensível a sons. Sempre havia caminhões a rodar estrepitosamente pelas ruas de paralelepípedos de West Village, mas agora eles pareciam estar esmigalhando as pedras ao passar.

Eu me sentia meio trêmulo, por isso não fui para o trabalho de motocicleta como de hábito. Peguei um trem e um ônibus. Quarta-feira era dia de dissecar cérebro no departamento de neuropatologia, e era minha vez de fatiar um cérebro em caprichosas seções horizontais, identificar as principais estruturas e verificar se havia alguma anormalidade. Eu costumava fazer isso bem, mas nesse dia minha mão tremia visivelmente, embaraçosamente, e eu demorava para atinar com os nomes anatômicos.

Quando a sessão terminou, atravessei a rua para tomar um café e comer um sanduíche, como de costume. Enquanto eu mexia o café, ele ficou verde, depois roxo. Ergui os olhos, sobressaltado, e vi que um cliente que estava no caixa pagando a conta tinha uma cabeçorra proboscídea, como uma foca-elefante. Entrei em pânico; pus uma nota de cinco dólares sobre a mesa e atravessei correndo a rua para pegar um ônibus. Mas cada passageiro do ônibus me parecia ter a cabeça branca e lisa como um ovo gigante, com olhos enormes e rebrilhantes lembrando os olhos compostos e multifacetados dos insetos — os olhos pareciam mover-se em arrancos, o que aumentou para mim sua aparência assustadora e alienígena. Percebi que estava tendo uma alucinação ou sofrendo algum bizarro distúrbio perceptual, que eu não podia impedir o que se passava em meu cérebro e que tinha de manter pelo menos um controle externo e não me desesperar, gritar ou me tornar catatônico diante daqueles monstros de olhos insetoides. O melhor modo de fazer isso, descobri, era escrever, descrever a alucinação em detalhes claros, quase clínicos, e assim me tornar um observador, e até um explorador, em vez de uma vítima impotente da loucura dentro de mim. Nunca ando sem caderno e caneta. Escrevi desvairadamente, varrido por ondas e mais ondas de alucinação.

Descrever, escrever sempre fora meu melhor modo de lidar com situações complexas e assustadoras, embora nunca testado em uma situação tão apavorante. Mas funcionou; descrevendo o que se passava no meu caderno do laboratório, consegui manter uma aparência de controle, embora as alucinações prosseguissem, sempre mutáveis.

Consegui, não sei como, descer do ônibus no ponto certo e embarcar no trem, apesar de agora tudo estar em movimento, girando vertiginosamente, inclinando-se e até virando de cabeça para baixo. E consegui descer na estação certa, no meu bairro, Greenwich Village. Quando saí do metrô, os prédios à minha volta sacudiam-se e oscilavam como bandeiras na ventania. Foi um alívio imenso chegar ao meu apartamento sem ser atacado, arrastado ou morto no movimentado trânsito do caminho. Assim que entrei, achei que devia falar com alguém — alguém que me conhecesse bem, que fosse médico e amigo. Carol Burnett era a pessoa: tínhamos feito o internato médico juntos em San Francisco cinco anos antes e retomado uma amizade íntima agora que estávamos os dois em Nova York. Carol entenderia; saberia o que fazer. Disquei seu número com a mão muito trêmula. "Carol", falei assim que ela atendeu, "quero me despedir. Fiquei louco, psicótico, insano. Começou esta manhã, e está piorando a cada minuto."

"Oliver! O que foi que você tomou?"

"Nada", respondi. "É por isso que estou tão assustado." Ela pensou um pouco, depois perguntou, "O que foi que você *parou* de tomar recentemente?".

"É isso!", exclamei. "Eu andava tomando uma dose enorme de hidrato de cloral, e ontem à noite acabou meu estoque."

"Oliver, seu bobão! Você sempre exagera", Carol disse. "O que você tem é um caso clássico de DT, *delirium tremens*."

Foi um alívio tremendo. Muito melhor ter DT do que uma psicose esquizofrênica. Mas eu sabia muito bem os perigos do DT: confusão, desorientação, alucinação, delírio, desidratação, febre, batimentos cardíacos acelerados, exaustão, convulsões, morte. Teria aconselhado alguém no meu estado a ir direto para um pronto-socorro, mas eu queria resistir e vivenciar a coisa toda. Carol concordou em ficar comigo no primeiro dia; depois, se ela achasse que eu estaria seguro sozinho, viria me ver ou telefonaria de quando em quando e chamaria ajuda se julgasse necessário. Com essa rede de segurança, foi-se boa parte da minha preocupação, e eu pude até, de certo modo, apreciar os fantasmas do *delirium tremens* (embora as miríades de minúsculos animais e insetos não fossem nada agradáveis). As alucinações prosseguiram por quase 96 horas, e quando finalmente cessaram caí num estupor exausto.[10]

---

[10] Muitos anos depois, senti os efeitos muito mais brandos do *sakau*, a seiva intoxicante de uma pimenteira cultivada no Pacífico Sul (*Piper methysticum*, também chamada de kava na Polinésia). Beber *sakau* é parte essencial da vida na Micronésia

* * *

Quando menino eu me deliciei com o estudo da química e a montagem de meu próprio laboratório químico. O deleite pareceu abandonar-me lá pelos quinze anos; nos tempos de escola, universidade, faculdade de medicina, depois internação e residência, eu dava conta dos estudos, mas as matérias nunca me empolgaram tão intensamente quando a química dos meus tempos de garoto. Só quando cheguei a Nova York e passei a atender pacientes em uma clínica para enxaqueca, no verão de 1966, comecei a sentir uns frêmitos da excitação intelectual e do empenho emocional que conhecera na infância. Foi na esperança de incrementar essa vibração intelectual e emocional que recorri às anfetaminas.

Eu as tomava na sexta-feira à noite ao voltar do trabalho, e passava todo o fim de semana tão dopado que as imagens e pensamentos se tornavam parecidos com alucinações controláveis, imbuídas de emoção extática. Eu frequentemente dedicava esses "dias de lazer alucinógenos" a devaneios românticos, mas, numa sexta-feira, em fevereiro de 1967, enquanto explorava a seção de obras raras na biblioteca de medicina, encontrei um grosso volume sobre enxaqueca intitulado *On megrim, sick-headache, and some allied disorders: a contribution to the pathology of nerve-storms,* escrito em 1873 por um certo Edward Liveing, médico. Eu trabalhava na clínica de enxaqueca fazia já alguns meses, e me fascinava com a variedade de sintomas e fenômenos que podiam ocorrer durante as crises de enxaqueca. Essas crises costumavam incluir uma aura, um pródromo no qual ocorriam aberrações da percepção e até alucinações. Eram totalmente benignas e duravam apenas alguns minutos, mas esses poucos minutos forneciam um vislumbre do funcionamento do cérebro e de

---

há milhares de anos, como mascar coca é nos Andes, e seu uso é formalizado em elaborados rituais de *sakau*. Descrevi os efeitos do *sakau* em detalhes no livro *A ilha dos daltônicos*; ele pode trazer uma deliciosa sensação de flutuar livremente, e também uma variedade de ilusões ou alucinações visuais.

como ele entrava em pane e se reintegrava. Portanto, eu pensava, cada crise de enxaqueca daria uma enciclopédia de neurologia.

Eu havia lido dezenas de artigos sobre enxaqueca e sua possível base, mas nenhum parecia apresentar toda a riqueza de sua fenomenologia nem a variedade e a profundidade do sofrimento que cada paciente com enxaqueca podia sentir. Na esperança de encontrar uma abordagem mais completa, profunda e humana da enxaqueca, levei para casa naquele fim de semana o livro de Liveing. Depois de tomar meu gole amargo de anfetamina, bem adoçado para ficar mais palatável, comecei a ler. Conforme o efeito da anfetamina me dominou, estimulando minhas emoções e imaginação, o livro de Liveing pareceu crescer em intensidade, profundidade e beleza. Eu não queria nada além de entrar na mente de Liveing e sorver a atmosfera da época em que ele trabalhara.

Numa espécie de concentração catatônica, tão intensa que em dez horas quase não movi nenhum músculo nem molhei os lábios, li de uma assentada as quinhentas páginas de *Megrim*. Durante a leitura, tive a impressão de quase me tornar o próprio Liveing, vendo realmente os pacientes que ele descrevia. Em certos momentos, eu não sabia muito bem se estava lendo ou escrevendo o livro. Eu me sentia na Londres dickensiana dos anos 1860 e 1870. Adorei a humanidade e a sensibilidade social de Liveing, sua veemente afirmação de que a enxaqueca não era frivolidade de rico ocioso e podia afetar pessoas subnutridas que trabalhavam longas horas em fábricas mal ventiladas. Nesse aspecto o livro lembrou-me o grande estudo de Mayhew sobre o operariado londrino; igualmente, porém, percebia-se que Liveing tinha formação em biologia e ciências físicas e que era um mestre da observação clínica. E me peguei pensando *isto aqui representa o melhor da ciência e medicina de meados da era vitoriana; é uma verdadeira obra-prima!* O livro satisfez um anseio que eu vinha sentindo durante aqueles meses em que estivera atendendo pacientes com enxaqueca, frustrado pelos artigos pobres e reduzidos que pareciam constituir a "literatura" moderna sobre o tema. No auge desse êxtase, vi a enxaqueca brilhar como um arquipélago de estrelas no céu neurológico.

Entretanto, um século se passara desde que Liveing trabalhara e escrevera em Londres. Arranquei-me do devaneio de ser Liveing ou um de seus contemporâneos, despertei e disse a mim mesmo, escute aqui, estamos nos anos 1960, e não em 1860. Quem poderia ser o Liveing do nosso tempo? Um insincero amontoado de nomes declarou-se em minha mente. Pensei no dr. A, dr. B., dr. C e dr. D., todos eles bons homens, porém nenhum com aquela combinação de ciência e humanismo tão eloquente em Liveing. E então uma voz interna bradou bem alto: "Você, ora essa! *Você* é o homem!".

Em todas as ocasiões anteriores em que eu voltara a mim depois de dois dias de mania induzida pela anfetamina, sentira uma severa reação na outra direção, com depressão e uma sonolência quase narcoléptica. Também sobrevinha uma aguda sensação de insensatez, o pensamento de que eu pusera minha vida em risco a troco de nada — as altas doses de anfetamina que eu tomava deixavam-me com a frequência de pulso beirando 200, e nem vou falar da pressão arterial; eu conhecia várias pessoas que haviam morrido por overdose de anfetamina. Eu sentia que fizera uma louca ascensão à estratosfera, mas voltara de mãos abanando e não tinha nada para mostrar por tudo aquilo, que a experiência havia sido tão vazia e infrutífera quanto fora intensa. Desta vez, porém, quando voltei ao normal, conservei uma sensação de iluminação e percepção; eu tivera uma espécie de revelação sobre a enxaqueca. Sentia, além disso, que estava decidido, que eu realmente estava equipado para escrever um livro como o de Liveing, que talvez eu pudesse ser o Liveing do nosso tempo.

No dia seguinte, antes de devolver à biblioteca o livro de Liveing, fotocopiei-o inteiro. Depois, pouco a pouco, eu me pus a escrever o meu livro. O deleite que isso me trouxe foi *real* — infinitamente mais substancial do que a insípida mania das anfetaminas, as quais eu nunca mais usei.

7
PADRÕES: ENXAQUECAS VISUAIS

Desde bem pequeno sofro de enxaqueca; a primeira crise de que me recordo ocorreu quando eu tinha três ou quatro anos. Estava brincando no jardim quando apareceu à minha esquerda uma luz bruxuleante, com um brilho ofuscante. Ela se expandiu, ficou enorme e se estendeu do chão ao céu, com bordas em zigue-zague nítidas e cintilantes, em azul e laranja vivos. Em seguida ao brilho veio uma crescente cegueira, um vazio no campo visual, e dali a pouco eu não conseguia ver quase nada à esquerda. Fiquei apavorado. O que estava acontecendo? Minha visão voltou ao normal em poucos minutos, mas foram os minutos mais longos da minha vida.

Contei à minha mãe, e ela me explicou que eu tivera uma aura de enxaqueca, um sentimento ou sensação que precede a crise; ela era médica e também sofria de enxaqueca. Era uma aura visual, e a característica forma em zigue-zague, ela me explicou mais tarde, lembrava os contornos de fortes medievais, por isso frequentemente a chamavam espectro de fortificação. Muitas pessoas, ela acrescentou, tinham uma terrível dor de cabeça depois de ver a aura.

Sorte minha eu ser um dos que tinham apenas a aura sem a dor de cabeça, e além disso ter uma mãe que podia me assegurar de que tudo voltaria ao normal dali a alguns minutos, e com quem, quando mais velho, eu compartilharia minhas experiências com a enxaqueca. Ela explicou que auras como a minha eram causadas por uma espécie de perturbação elétrica, como uma onda que atravessava as partes visuais do cérebro. Uma "onda" semelhante podia passar também por outras partes do cérebro, ela explicou, e a pessoa podia ter uma sensação estranha em um lado do corpo ou sentir um cheiro esquisito, ou ainda achar-se temporariamente incapaz de falar. A enxaqueca podia afetar a percepção da cor, profundidade ou movimento, podia tornar todo o mundo visual ininteligível por alguns minutos. Depois, se a pessoa não tivesse sorte, o resto da enxaqueca sobreviria: violentas dores de cabeça, vômitos, sensibilidade dolorosa à luz e a ruídos, perturbações abdominais e uma série de outros sintomas.[1] A enxaqueca era comum, disse minha mãe, e afetava no mínimo 10% da população. Sua apresentação visual clássica é reniforme, cintilante e com bordas em zigue-zague como a que eu vira, e se expande e se move lentamente através do campo visual no decorrer de quinze ou vinte minutos. Dentro das bordas bruxuleantes dessa forma costuma ocorrer uma área cega, um escotoma, por isso a forma como um todo é chamada de escotoma cintilante.

Para a maioria dos que sofrem de enxaqueca clássica, o escotoma cintilante é o principal efeito visual, e as coisas param por aí. Mas às vezes, dentro do escotoma há outros padrões. Nas minhas auras de enxaqueca de vez em quando eu via — vividamente, se estivesse de olhos fechados, e de modo mais tênue e transparente de olhos abertos — minúsculas linhas ramificadas como galhos de plantas ou estruturas geométricas: treliça, xadrez, teia de aranha e colmeia. Ao contrário do escotoma cintilante, que tinha uma aparência fixa e uma taxa de progressão lenta e constante, esses padrões estavam em contínuo movimento, formavam-se, reformavam-se, às vezes se juntavam em configurações mais complicadas, como tapetes turcos, mosaicos

---

[1] Uma dor de cabeça de enxaqueca frequentemente ocorre apenas de um lado (daí o termo migrânea, derivado do grego *hemikrania*, metade da cabeça). Mas também pode afetar os dois lados, e a dor pode variar entre vaga, pulsante e excruciante, como descreveu J. C. Peters em seu livro de 1853 *A treatise on headache*:

> O tipo das dores varia muito; mais frequentemente martelam, latejam ou pesam. [...] [em outros casos] pressionam vagamente [...] perfuram e dão a sensação de explodir [...] alfinetam [...] rasgam [...] esticam [...] espetam [...] e se irradiam. [...] Em alguns casos a sensação é de que uma cunha se comprime contra a cabeça, ou como uma úlcera, ou como se o cérebro foi dilacerado ou pressionado para fora.

elaborados ou formas tridimensionais como pinhas ou ouriços--do-mar. Em geral esses padrões mantinham-se no interior do escotoma, de um lado ou de outro do campo visual, mas às vezes pareciam escapar lá de dentro e se espalhar por toda parte.

Temos de chamar isso de alucinação, embora sejam apenas padrões e não imagens, pois não existe nada no mundo externo que corresponda aos zigue-zagues e ao xadrez — eles são gerados no cérebro. E podem ocorrer também espantosas mudanças perceptuais com a enxaqueca. Eu às vezes perdia a noção de cor ou profundidade (para outras pessoas, a cor ou a profundidade podem intensificar-se). Perder a noção de movimento era especialmente assombroso, pois, em vez de movimento contínuo, eu via apenas uma espasmódica série de "instantâneos". Objetos podiam mudar em tamanho, forma ou distância, ou situar-se erroneamente no campo visual e, por um ou dois minutos, deixar todo o campo visual ininteligível.

Existem muitas variações das experiências visuais da enxaqueca. Jesse R. escreveu-me contando que "[durante uma enxaqueca] acho que minha mente perde a capacidade de interpretar formas e as entende errado. [...] Penso ver uma pessoa em vez de um cabide [...] ou frequentemente penso ver movimento do outro lado de uma mesa ou do chão. O estranho é que a mente sempre erra dando vida a objetos inanimados".

Toni P. escreveu que, antes de suas enxaquecas, ela podia ver linhas em zigue-zague alternadamente pretas e brancas em sua visão periférica: "minúsculas formas geométricas, lampejos. Às vezes é como se eu estivesse vendo tudo através de uma cortina movida pelo vento". Mas às vezes, para ela, um escotoma é simplesmente um ponto em que não há nada, dando-lhe uma estranhíssima sensação de vácuo:

> Eu estava estudando para um importante exame de laboratório quando me dei conta de que estava faltando alguma coisa — o livro estava à minha frente; eu enxergava as bordas, mas não havia palavras, nem gráficos, nem diagramas. Não era como uma página em branco; simplesmente não existia. Eu só sabia que ele DE-

> VIA estar ali graças à razão. Por isso é que era estranho. [...] Durou uns vinte minutos.

Outra mulher, Deborah D., tivera uma crise de enxaqueca na qual, ela escreveu,

> Quando olhei para a tela do computador, não consegui ler nada, a tela era um borrão maluco [...] de múltiplas imagens [...] eu não conseguia enxergar os números no teclado do telefone, era como se estivesse vendo através do cristalino de uma mosca, múltiplas imagens, não duplas, não triplas, mas muitas, muitas imagens onde quer que eu olhasse.

Não é só o mundo visual que pode ser afetado em uma aura de enxaqueca. Podem ocorrer alucinações de imagem corporal — a sensação de que se é mais alto ou mais baixo, de que um membro encolheu ou se agigantou, de que o corpo está inclinado em certo ângulo etc.

Sabe-se que Lewis Carroll tinha enxaqueca clássica, e Caro W. Lippman e outros aventaram que as experiências desse autor durante suas crises de enxaqueca talvez tenham inspirado as estranhas alterações de tamanho e forma em *Alice no País das Maravilhas*. Siri Hustvedt, em um blog do *New York Times*, descreveu sua transcendente síndrome de Alice no País das Maravilhas:

> Quando criança eu tinha o que chamava de "sensação de levitar". De vez em quando me surgia uma forte sensação interior de que estava sendo puxada para cima, como se minha cabeça estivesse subindo, embora eu soubesse que meus pés não haviam saído do chão. Essa elevação era acompanhada pelo que só posso chamar de um assombro reverente — uma sensação de transcendência. Eu interpretava essas elevações ora como divinas (Deus estava chamando), ora como uma espantosa ligação com as coisas do mundo. Tudo parecia estranho e maravilhoso.

Podem ocorrer erros de percepção e alucinações auditivas na enxaqueca: os sons são amplificados, reverberantes, distorcidos; ocasionalmente se ouvem vozes ou música. O próprio tempo parece distorcido.

Alucinações olfativas não são incomuns. Os cheiros frequentemente são intensos, desagradáveis, estranhamente familiares, mas não especificáveis. Em duas ocasiões tive alucinação olfativa antes de uma enxaqueca, mas foi agradável: cheiro de torrada com manteiga. Na primeira vez em que isso aconteceu, eu estava no hospital e saí à procura das torradas — não me ocorreu que eu estava tendo uma alucinação até que começaram as fortificações visuais, alguns minutos depois. Em ambas as ocasiões houve a memória ou pseudomemória de ser bem pequeno e estar num cadeirão à espera de que me dessem torrada com manteiga na hora do chá. Uma mulher que sofre de enxaqueca escreveu-me: "Sempre sinto cheiro de carne assada uns trinta minutos antes de começar uma enxaqueca".[2] Uma paciente descrita por G. N. Fuller e R. J. Guiloff tinha "vívidas alucinações olfativas que duravam cinco minutos com os charutos de seu avô ou com manteiga de amendoim".

Quando eu era jovem e trabalhava como neurologista em uma clínica de enxaqueca, fazia questão de perguntar a cada paciente sobre experiências desse tipo. Em geral eles sentiam alívio com minhas perguntas, pois as pessoas receiam mencionar alucinações, temem ser consideradas psicóticas. Muitos dos meus pacientes costumavam ver padrões em suas auras de enxaqueca, e alguns tinham um conjunto de outros fenômenos visuais estranhos, incluindo distorção de rostos, objetos que tremulavam, rebrilhavam e se transformavam uns nos outros, multiplicação de objetos ou figuras, persistência ou recorrência de imagens visuais.

---

[2] Essa mulher, Ingrid K., também contou que às vezes tem "outra sensação estranha pouco antes da enxaqueca [...] fico achando que reconheço todo mundo que vejo. Não sei quem são [...], mas todos me parecem familiares". Outros correspondentes descreveram uma "hiperfamiliaridade" semelhante no início da enxaqueca — e essa sensação ocasionalmente é parte de uma aura epiléptica, como descreveram Orrin Devinsky e colegas.

A maioria das auras de enxaqueca permanece no nível das alucinações elementares: fosfenos, fortificações e outros tipos de figura geométrica; entretanto, também ocorrem alucinações mais complexas, ainda que na enxaqueca elas sejam raras. Meu colega Mark Green, que é neurologista, contou-me que um de seus pacientes tem sempre a mesma visão nas crises de enxaqueca: uma alucinação com um trabalhador que emerge de um bueiro na rua usando capacete branco com uma estampa da bandeira americana.

S. A. Kinnier Wilson, em sua enciclopédica obra *Neurology*, relata que um de seus amigos sempre tinha uma alucinação estereotipada como parte de uma aura de enxaqueca:

> [Ele] costumava ver inicialmente uma grande sala com três altas janelas arqueadas e uma figura vestida de branco (de costas para ele) sentada ou em pé diante de uma longa mesa vazia; durante anos essa foi uma aura invariável, mas ela foi gradualmente substituída por uma forma mais bruta (círculos e espirais) que depois passou a ocorrer sem dor de cabeça subsequente.

Klaus Podoll e Derek Robinson, em sua monografia primorosamente ilustrada *Migraine art*, coligiram na literatura mundial muitos relatos sobre alucinações complexas de enxaqueca. As pessoas veem figuras humanas, animais, rostos, objetos ou paisagens, frequentemente multiplicados. Um homem afirmou ver "um olho de mosca feito de milhões de Mickey Mouses azul-claros" durante uma crise de enxaqueca, mas essa alucinação limitava-se à metade de seu campo visual que ficava temporariamente cega. Outro via uma "multidão de [mais de] cem pessoas, algumas vestidas de branco".

Podem ocorrer também alucinações léxicas. Podoll e Robinson citam um caso da literatura oitocentista:

> Um paciente de Hoeflmayr via palavras escritas no ar; um paciente de Schob tinha alucinações com letras, palavras e números; e um paciente descrito por Fuller et al. "via escrita na parede, e quando lhe perguntaram o que dizia, ele respondeu que estava

longe para discernir. Aproximou-se então da parede e conseguiu ler claramente em voz alta".

Alucinações liliputianas podem ocorrer na enxaqueca (e em outras condições), como descreveu Siri Hustvedt em um blog do *New York Times:*

> Eu estava deitada na cama lendo um livro de Italo Svevo; olhei para baixo, não sei por que, e lá estavam eles: um homenzinho cor-de-rosa e seu boi cor-de-rosa, talvez com doze ou quinze centímetros de altura. Eram criaturas perfeitamente formadas e, com exceção da cor, pareciam muito *reais.* Não falaram comigo, mas andaram, e eu os observei com fascinação e uma espécie de ternura amável. Eles permaneceram por alguns minutos e desapareceram. Desejei muitas vezes que voltassem, mas nunca voltaram.

Todos esses efeitos parecem mostrar, invariavelmente, que façanha colossal e complexa do cérebro é a visão, pois ele constrói um mundo visual no qual cor, movimento, tamanho, forma e estabilidade são todos combinados e integrados sem descontinuidades. Acabei por ver minhas experiências pessoais com a enxaqueca como uma espécie de experimento espontâneo (e felizmente reversível) da natureza, uma janela para o sistema nervoso — e acho que essa foi uma das razões que me levaram a decidir ser neurologista.

O que agita o sistema visual durante uma crise de enxaqueca para provocar tais alucinações? William Gowers, escrevendo há mais de um século, quando se sabia muito pouco sobre os detalhes celulares do córtex visual (e sobre a atividade elétrica do cérebro), abordou essa questão em *The border-land of epilepsy*:

> O processo que ocasiona os sintomas sensoriais [...] da enxaqueca é muito misterioso. [...] Há uma forma singular de atividade que parece se alastrar, como as ondas em um lago quando jogamos uma pedra. Mas a atividade é lenta, deliberada, dura cerca de vinte minutos em sua passagem pelo centro afetado. Na região

através da qual passaram as ondas ativas, resta um estado que é como uma perturbação molecular das estruturas.

A intuição de Gowers revelou-se correta e recebeu a confirmação fisiológica décadas depois, quando se descobriu que uma onda de excitação elétrica podia percorrer o córtex cerebral a uma velocidade bem semelhante à das fortificações. Em 1971, Whitman Richards aventou que a forma em zigue-zague dos padrões de fortificação da enxaqueca, com seus ângulos característicos, podia refletir algo igualmente constante na arquitetura do próprio córtex visual — talvez agrupamentos dos neurônios sensíveis à orientação que Hubel e Wiesel haviam demonstrado no começo dos anos 1960. Conforme a onda de excitação elétrica percorre lentamente o córtex, Richards sugeriu, ela podia estimular diretamente esses agrupamentos, levando o paciente a "ver" feixes de luz bruxuleantes em vários ângulos. Mas foi só com o emprego da magnetoencefalografia, vinte anos mais tarde, que se pôde demonstrar que a passagem de fortificações em uma aura de enxaqueca era realmente acompanhada por uma onda de excitação elétrica exatamente como a suposta.

Há 150 anos, o astrônomo George Airy (que sofria de enxaqueca) supôs que a aura de enxaqueca fornecia uma "espécie de fotografia" do cérebro em ação. Airy, assim como Gowers, pode ter feito uma suposição mais literalmente correta do que imaginava.

Heinrich Klüver, escrevendo sobre o mescal, observou que as alucinações geométricas simples que podiam ocorrer com o uso de drogas alucinógenas eram idênticas às ocorridas na enxaqueca e em muitas outras condições. Tais formas geométricas, ele supôs, não dependiam de memória ou experiência pessoal, nem de desejo ou imaginação; estavam embutidas na própria arquitetura dos sistemas visuais do cérebro.

No entanto, embora os padrões de fortificação em zigue-zague sejam altamente estereotipados e talvez possam ser explicados com base nos receptores responsáveis pela orientação no córtex visual primário, é preciso buscar outro tipo de explicação para a ocorrência de formas geométricas que mudam e se permutam velozmente. Aqui necessitamos de explicações dinâmicas, de uma análise dos modos como a atividade de milhões de células nervosas pode produzir padrões complexos e incessantemente mutáveis. Podemos até ver, através dessas alucinações, algo da dinâmica de uma grande população de células nervosas vivas e, em especial, o papel da auto-organização na produção de complexos padrões de atividade. Essa atividade opera em um nível celular básico, muito abaixo do nível da experiência pessoal. As formas alucinatórias são, assim, universais fisiológicos da experiência humana.

Talvez tais experiências estejam na base da nossa obsessão humana por padrões e expliquem por que padrões geométricos entram em nossas artes decorativas. Quando criança eu me fascinava pelos padrões em minha casa — as lajotas quadradas coloridas no piso da varanda, os pequenos ladrilhos hexagonais na cozinha, os padrões de espinha de peixe nas cortinas do meu quarto, o xadrez do terno de meu pai. Quando me levavam à sinagoga para os serviços religiosos, eu me interessava mais pelo mosaico de minúsculos ladrilhos do chão do que pela liturgia. E adorava os dois armários chineses antigos da nossa sala de visita, porque em sua superfície laqueada eles tinham, gravados em relevo, padrões fascinantemente complexos em diferentes escalas, padrões aninhados em padrões, todos cercados por feixes de gavinhas e folhas. Esses motivos geométricos e arabescados pareciam-me familiares, não sei por quê. Só anos depois me ocorreu que era porque eu os vira na minha cabeça: aqueles padrões condiziam com minha experiência pessoal dos intricados azulejos e espirais da enxaqueca.

A propósito, padrões semelhantes aos vistos em enxaquecas podem ser encontrados na arte islâmica, em motivos clássicos e medievais, na arquitetura zapoteca, nas pinturas em casca de árvore dos artistas aborígines da Austrália, na cerâmica dos Acoma, nos cestos dos Swazi — praticamente em todas as culturas, a contar pelo menos de 10 mil anos atrás. Parece ter havido, ao longo de toda a história humana, uma necessidade de externar essas experiências internas e de fazer arte com elas, desde as hachuras cruzadas das pinturas em cavernas pré-históricas até as espirais da arte psicodélica dos anos 1960. Será que os arabescos e hexágonos em nossa mente, embutidos na organização do cérebro, nos dão as primeiras dicas sobre a beleza formal?

Entre os neurocientistas vem ganhando terreno a ideia de que a atividade auto-organizadora em grandes populações de neurônios visuais é um requisito prévio da percepção visual — é assim que começa a visão, eles supõem. A auto-organização espontânea não se restringe a sistemas vivos; podemos encontrá-la na formação de cristais de neve, nos torvelinhos de águas revoltas, em certas reações químicas oscilantes. Aqui também a auto-organização pode produzir geometrias e padrões no espaço e no tempo bem semelhantes às que podem ser vistas em uma aura de enxaqueca. Nesse sentido, as alucinações geométricas da enxaqueca nos permitem experimentar em nós mesmos não apenas um universal do funcionamento neural, mas também um universal da própria natureza.

8
A DOENÇA "SAGRADA"

A epilepsia afeta uma minoria substancial da população, ocorre em todas as culturas e é reconhecida desde o princípio da história registrada. Para Hipócrates, era a doença sagrada, uma afecção de inspiração divina.[1] Entretanto, em sua forma principal, a convulsiva (a única reconhecida até o século XIX), ela despertava medo, hostilidade e discriminação cruel. Ainda hoje a doença traz considerável estigma.

Os ataques epilépticos, também chamados de convulsões, podem assumir mais de uma dezena de formas. Elas têm em comum o surgimento súbito (às vezes sem aviso algum, às vezes com um pródromo ou aura característicos) e uma base em uma repentina descarga elétrica anormal no cérebro. Em convulsões generalizadas, essa descarga origina-se simultaneamente nas duas metades do cérebro. Na epilepsia de grande mal ocorrem violentos movimentos convulsivos dos músculos, o paciente morde a língua e às vezes espuma pela boca, em alguns casos emite um estridente e inumano "grito epiléptico". Em poucos segundos a pessoa com uma convulsão de grande mal perde a consciência e cai (a epilepsia também era chamada de "doença da queda"). São ataques aterradores de ver.

Em uma convulsão de pequeno mal, ocorre apenas uma perda transitória da consciência; a pessoa parece "ausente" por

---

[1] Quando Hipócrates escreveu "Sobre a doença sagrada", aludiu à ideia então popular de que a epilepsia tinha origem divina; no entanto, descartou isso logo na primeira frase: "A doença dita sagrada [...] não me parece mais sagrada do que outras doenças; tem uma causa natural da qual se origina, como outras afecções".

alguns segundos, mas depois pode continuar uma conversa ou uma partida de xadrez, sem perceber, ou sem que os outros percebam, que aconteceu alguma coisa estranha.

Em contraste com essas convulsões generalizadas, que têm origem em uma sensibilidade do cérebro genética e inata, as convulsões parciais têm origem em uma área específica de lesão ou sensibilidade em uma parte do cérebro, um foco epiléptico, que pode ser congênito ou resultante de um dano. Os sintomas de convulsões parciais dependem da localização do foco: podem ser motores (contração de certos músculos), autonômicos (náusea, mal-estar estomacal etc.), sensoriais (anormalidades ou alucinações da visão, audição, olfato ou outras sensações) ou psíquicos (súbitos sentimentos de alegria ou medo sem causa aparente, *déjà vu* ou *jamais vu*, ou encadeamentos de ideias repentinos e frequentemente insólitos). A atividade na convulsão parcial pode restringir-se ao foco epiléptico ou alastrar-se para outras áreas do cérebro e, ocasionalmente, levar a uma convulsão generalizada.

As convulsões parciais ou focais só vieram a ser reconhecidas na segunda metade do século XIX — uma época em que déficits focais de todos os tipos (por exemplo, a afasia, uma perda da faculdade linguística, ou a agnosia, a perda da capacidade de identificar objetos) estavam sendo descritos e atribuídos a danos em áreas específicas do cérebro. Essa correlação da patologia cerebral com déficits específicos ou sintomas "negativos" permitiu entender que existem no cérebro muitos centros distintos que são cruciais para certas funções.

Hughlings Jackson (que alguns consideram o pai da neurologia inglesa), porém, deu igual atenção aos sintomas "positivos" da doença neurológica — sintomas de hiperatividade, como convulsões, alucinações e delírios. Jackson era um observador paciente e detalhista, e foi o primeiro a reconhecer a "reminiscência" e os "estados oníricos" em convulsões complexas. Ainda hoje designamos como epilepsia jacksoniana as convulsões motoras focais que começam nas mãos e "sobem" pelo braço.

Jackson foi, além disso, um extraordinário teórico, e aventou que níveis cada vez mais elevados evoluíram no sistema nervoso humano, organizados hierarquicamente com os centros superiores sujeitando os inferiores. Sendo assim, ele refletiu, um dano nos centros superiores poderia causar uma "liberação" de atividade em centros inferiores. Para Jackson, a epilepsia foi uma janela para a organização e o funcionamento do sistema nervoso (como a enxaqueca foi para mim). "Quem analisar fielmente muitos casos distintos de epilepsia estará fazendo muito mais do que estudar a epilepsia", escreveu Jackson.

O colega mais novo de Jackson no empreendimento de descrever e classificar as convulsões foi William Gowers. Enquanto os textos de Jackson eram complexos, rebuscados e repletos de ressalvas, os de Gowers eram simples, transparentes e lúcidos. (Jackson nunca escreveu um livro, mas Gowers escreveu muitos, entre eles *Epilepsy and other chronic convulsive diseases*.)[2]

Gowers interessava-se especialmente pelos sintomas visuais da epilepsia (escrevera anteriormente um livro sobre oftalmologia), e gostava de descrever convulsões visuais simples, como a de um paciente para quem, ele escreveu,

> O aviso era sempre uma estrela azul, que parecia estar defronte a seu olho esquerdo e se aproximar até a perda da consciência. Outro paciente via um objeto, não descrito como luz, diante do olho esquerdo, rodopiando. Parecia aproximar-se, descrevendo grandes círculos, até a perda da consciência.

Jen W., uma jovem bem-falante, procurou-me vários anos atrás. Contou que, aos quatro anos, ela viu "uma bola de luzes

---

[2] A partir de 1861, quando tinha 24 anos, Hughlings Jackson publicou muitos artigos importantes sobre epilepsia, afasia e outros temas, e também sobre o que ele chamou "evolução e dissolução do sistema nervoso". Uma seleção desses textos foi publicada em dois grandes volumes em 1931, vinte anos depois de sua morte. Em idade mais avançada, Jackson publicou uma série com 21 artigos breves e preciosos na revista *Lancet* com o título *Neurological fragments*. Eles foram coligidos e publicados em forma de livro em 1925.

coloridas do lado direito, girando, bem definida". A bola de luzes coloridas rodopiou por alguns segundos e foi seguida por uma nuvem cinzenta que obscureceu sua visão daquele lado por dois ou três minutos.

Ela teve outras visões da bola giratória, sempre no mesmo lugar, quatro ou cinco vezes por ano, mas supôs que isso fosse normal, algo que todo mundo via. Aos seis ou sete anos os ataques assumiram outro aspecto: a bola colorida era seguida por cefaleia de um lado só da cabeça, frequentemente acompanhada por intolerância a luz e som. Ela foi levada a um neurologista, mas um eletroencefalograma e uma tomografia computadorizada nada revelaram, e o diagnóstico foi de enxaqueca.

Por volta dos treze anos, os ataques tornaram-se mais longos, mais frequentes e mais complexos. Às vezes esses ataques assustadores traziam cegueira total por vários minutos, juntamente com a incapacidade de entender o que as pessoas diziam. Quando ela tentava falar, emitia sons sem sentido. Nessa fase, seu diagnóstico foi "enxaqueca complexa".

Quando Jen tinha quinze anos, teve uma convulsão de grande mal e caiu no chão, inconsciente. Foram feitos muitos eletroencefalogramas e exames de ressonância magnética, todos interpretados como normais, mas finalmente uma investigação minuciosa por um especialista em epilepsia revelou um nítido foco epiléptico no lobo occipital esquerdo e uma área de arquitetura cortical anormal no mesmo local. Ela passou a ser tratada com drogas antiepilépticas, que preveniram as convulsões, mas não ajudaram no caso de suas crises puramente visuais; estas se tornaram cada vez mais frequentes, podendo ocorrer até várias vezes por dia. Jen disse que essas convulsões podiam ser precipitadas por "luz do sol forte, sombras bruxuleantes ou cenas vivamente coloridas com movimento e luzes fluorescentes". A sensibilidade extrema à luz forçou-a a uma vida muito restrita, uma existência efetivamente noturna e crepuscular.

Como suas convulsões visuais não respondiam à medicação, foi indicada uma cirurgia; assim, quando Jen fez vinte anos, removeram sua área anormal no lobo occipital esquerdo. Antes da cirurgia, enquanto o córtex occipitotemporal estava sendo mapeado por estimulação elétrica, ela viu "a Fada Sininho" e "personagens de desenho animado". Foi a única vez em que ela teve alucinações visuais complexas; suas convulsões visuais geralmente são do tipo simples, com a bola giratória à direita ou, ocasionalmente, uma chuva de "estrelinhas" nessa área.

O efeito imediato da cirurgia foi ótimo. Jen adorou não ter mais de viver confinada, e voltou a dar aulas de ginástica. Descobriu que agora uma dose muito pequena de medicação antiepiléptica era capaz de controlar a maioria de suas convulsões visuais, embora ela permanecesse sensível quando estava estressada, pulava uma refeição, não dormia o suficiente ou via luzes piscantes ou fluorescentes. A cirurgia deixou-a com cegueira no quadrante inferior direito do campo visual, e, mesmo que possa se orientar bem no mundo apesar desse ponto cego, ela evita dirigir. Seus sintomas retornaram, embora menos severos, alguns anos depois da cirurgia. Ela diz: "A epilepsia é um grande desafio na minha vida, mas criei estratégias para administrá-la". Hoje ela faz doutorado em engenharia biomédica (com enfoque em neurociência), principalmente graças ao modo complexo como um distúrbio neurológico afetou sua vida.

Quando o foco epiléptico está em níveis superiores do córtex sensorial, nos lobos parietais ou temporais, as alucinações epilépticas podem ser muito mais complexas. Valerie L., uma talentosa médica de 28 anos, desde muito nova sofre do que diziam ser "enxaqueca" — dor de cabeça unilateral, precedida por pontinhos azuis piscantes. Aos quinze anos, porém, ela teve uma ocorrência diferente. Em suas palavras: "Eu tinha participado de uma corrida de 25 quilômetros no dia anterior [...] no dia seguinte me senti muito estranha [...] Cochilei por seis horas depois de ter dormido a noite inteira, algo totalmente atípico em mim, depois fui ao templo com minha família; o serviço foi longo, ficamos muito tempo em pé". Ela começou a ver halos em volta de objetos, e disse à irmã: "Está acontecendo uma coisa muito esquisita". De repente, um copo de água para o qual ela estava olhando "se multiplicou", e ela passou a ver copos de água por toda parte, dezenas deles, cobrindo as paredes e o teto. Isso continuou talvez por uns cinco segundos, "os cinco segundos mais longos da minha vida", disse ela.

Em seguida, ela perdeu a consciência. Voltou a si numa ambulância, ouvindo o motorista dizer "Estou com uma menina de quinze anos, com convulsão", e percebeu que a menina era ela.

Aos dezesseis anos ela teve um segundo ataque, semelhante ao anterior, e pela primeira vez tomou medicação antiepiléptica.

Uma terceira convulsão de grande mal ocorreu um ano depois. Valerie viu formas pretas vagas no ar ("Como os borrões de tinta do teste de Rorschach"), e, enquanto ela olhava, os borrões transformaram-se em rostos — o de sua mãe e os de outros parentes. Os rostos eram imóveis, planos, bidimensionais e "em negativo": a pele clara vista como escura, e vice-versa. Tinham bordas tremulantes, "como que envoltas em chamas", nos trinta segundos antes de ela ter uma convulsão e perder a consciência. Depois disso, os médicos mudaram sua medicação antiepiléptica, e desde então ela não teve mais convulsões de grande mal, embora continue a ter auras visuais ou convulsões visuais em média duas vezes por mês, e mais quando está estressada ou com privação de sono.

Numa ocasião, quando estava na universidade, Valerie sentiu-se fraca e estranha, e foi passar a noite na casa de seus pais. Ela e a mãe estavam conversando, Valerie deitada na cama; de repente, ela "viu" e-mails que recebera no começo do dia colados por todo o quarto. Um e-mail específico multiplicou-se e uma de suas imagens sobrepôs-se ao rosto de sua mãe, embora Valerie conseguisse ver-lhe o rosto através dele. A imagem do e-mail era tão clara e exata que ela podia ler cada palavra. Objetos de seu dormitório na universidade apareciam onde quer que ela olhasse. Não uma cena inteira que se multiplicava, e sim um objeto específico, percebido ou lembrado. Suas multiplicações e reiterações visuais agora são rostos conhecidos, em sua maioria, "projetados" nas paredes, no teto, em qualquer superfície disponível. Esse tipo de alastramento da percepção visual no espaço (poliopia) e no tempo (palinopsia) foi vividamente descrito por Macdonald Critchley, que cunhou o termo palinopsia (ele originalmente o chamou de paliopsia).

Valerie também pode ter mudanças perceptuais relacionadas às suas convulsões; aliás, às vezes o primeiro aviso de uma convulsão, para ela, é seu reflexo estar diferente: principalmente os olhos. Ela tem a sensação de "esta não sou eu", ou "é parente próxima". Se ela conseguir adormecer, pode evitar uma convulsão. Mas, se não tiver conseguido dormir bem, os rostos das outras pessoas também podem lhe parecer diferentes na manhã seguinte, "estranhos" e distorcidos, especialmente ao redor dos olhos, mas não a ponto de ficar irreconhecíveis. Entre os ataques, ela pode ter a sensação oposta, uma hiperfamiliaridade, e todo mundo lhe parecer conhecido. É uma sensação tão poderosa que às vezes ela não resiste e cumprimenta um estranho, embora possa intelectualmente dizer a si mesma: "É só uma ilusão. Parece muito improvável que eu já conheça essa pessoa".

Apesar de suas auras epilépticas, Valerie tem uma vida plena e produtiva e dá conta de uma carreira que lhe exige bastante. Três coisas a tranquilizam: há dez anos ela não sofre uma convulsão generalizada; o que quer que esteja provocando seus ataques não é progressivo (ela sofreu um leve trauma aos doze anos, e provavelmente tem uma pequena cicatriz no lobo temporal em decorrência disso); e a medicação pode permitir um controle adequado.

Jen e Valerie inicialmente receberam um diagnóstico errado, "enxaqueca". A confusão entre epilepsia e enxaqueca não é incomum. Gowers desdobrou-se para diferenciá-las em seu livro de 1907 *The border-land of epilepsy*, e suas lúcidas descrições evidenciam algumas das diferenças entre os dois distúrbios, e também algumas semelhanças. Tanto a enxaqueca como a epilepsia são paroxísmicas — surgem subitamente, seguem seu curso e então desaparecem. Ambas apresentam um lento avanço, ou "marcha", dos sintomas e das perturbações elétricas que os causam — na enxaqueca, isso leva entre quinze e vinte minutos; na epilepsia, costuma ser questão de segundos. É raro pessoas com enxaqueca sofrerem alucinações complexas, ao passo que a epilepsia comumente afeta partes superiores do cérebro, onde podem evocar "reminiscências" multissensoriais complexas ou fantasias como as dos sonhos; uma paciente de Gowers, por exemplo, viu "Londres em ruínas, e ela era a única espectadora dessa cena desoladora".

Laura M., estudante de psicologia, de início não fez caso de seus "estranhos ataques", mas finalmente consultou um especialista em epilepsia. Ele constatou que Laura estava "apresentando episódios estereotípicos de *déjà vu*, retrospectos emocionais de um sonho ou de uma série de sonhos, geralmente um de cinco sonhos [...] que ela teve nos últimos dez anos". Isso podia ocorrer várias vezes por dia, e era agravado pelo cansaço ou pelo uso de maconha. Quando ela começou a tomar medicação antiepiléptica, seus ataques diminuíram em severidade e frequência, mas houve efeitos colaterais cada vez mais inaceitáveis, em especial uma sensação de hiperestimulação seguida, mais ao fim do dia, por um "desmoronamento". Ela mesma retirou a medicação e reduziu o uso da maconha, e agora seus ataques se mantêm em um nível tolerável, talvez meia dúzia por mês. Duram apenas alguns segundos e, embora a sensação interna seja avassaladora e ela possa "desligar-se" um pouco, os outros não notam nada de errado. O único sintoma físico que ela tem durante esses ataques é o impulso de revirar os olhos, ao qual ela resiste se estiver na presença de pessoas.

Quando conheci Laura, ela disse que sempre tivera sonhos vívidos e ricamente coloridos, dos quais se recordava com facilidade; caracterizava a maioria deles como "geográficos", pois envolviam paisagens complexas. Ela achava que as alucinações visuais ou *flashbacks* que lhe ocorriam durante as convulsões baseavam-se nas paisagens desses sonhos.

Uma dessas paisagens oníricas era Chicago, onde ela morou na adolescência. A maioria de suas convulsões a transportava para a Chicago sonhada. Ela desenhou mapas dessa cidade; eles contêm pontos de referência reais, mas sua topografia é estranhamente transformada. Outras paisagens oníricas têm por centro um morro em outra cidade, onde se situa a universidade em que ela estuda. "Por alguns segundos", ela me disse, "volto a um sonho que tive, entro no mundo desse sonho, estando em outro lugar e em outro momento. Os lugares são 'familiares', mas não existem de verdade."

Outra paisagem onírica que recorre frequentemente em convulsões é uma versão transformada de uma cidade montanhosa na Itália, onde ela viveu por algum tempo. E há outra, assustadora: "Estou com minha irmã mais nova em uma espécie de praia. Estamos sendo bombardeadas. E eu a perco. [...] Pessoas estão sendo mortas". Às vezes, ela conta, as paisagens desses sonhos se fundem, um morro se transforma numa praia. Existem sempre fortes componentes emocionais — medo ou excitação, geralmente —, e essas emoções podem dominá-la por uns quinze minutos depois da convulsão.

Laura sente-se muito apreensiva com esses episódios estranhos. Em um de seus mapas ela escreveu: "Isso tudo me dá medo. Por favor, ajude-me como for possível. Obrigada!". Ela diz que daria 1 milhão de dólares para se livrar desses ataques. Por outro lado, também acha que eles são um portal para outra forma de consciência, para outro tempo e lugar, um outro mundo, ainda que esse portal não esteja sob seu controle.

Em seu livro *Epilepsy*, de 1881, Gowers deu muitos exemplos de crises sensitivas simples e mencionou que os avisos auditivos de uma crise eram tão comuns quanto os visuais. Alguns de seus pacientes comentaram ouvir "som de tambor", "silvo", "tinido", "farfalhar", e às vezes tinham alucinações auditivas mais complexas, por exemplo, com música. (Pode haver música alucinatória em crises epilépticas, mas a música real também pode desencadear convulsões.) Em *Alucinações musicais* menciono vários exemplos de epilepsia musicogênica.[3]

---

[3] David Ferrier, contemporâneo de Gowers, mudou-se para Londres em 1870, onde foi orientando de Hughlings Jackson (Ferrier também se tornou um grande neurologista experimental, e foi o primeiro a usar estimulação elétrica para mapear o cérebro

Podem ocorrer também movimentos de mastigação e estalar de lábios em uma crise parcial complexa, ocasionalmente acompanhados por gostos alucinatórios.[4] As alucinações olfativas, sejam na forma de uma aura isolada, sejam como parte de uma crise complexa, podem ocorrer de várias formas, como David Daly descreveu em um artigo analítico de 1958. Muitos desses cheiros alucinatórios parecem impossíveis de identificar ou descrever (exceto como "agradáveis" ou "desagradáveis"), embora o paciente sinta o mesmo cheiro em todas as crises. Um dos pacientes de Daly disse que o odor que ele sentia em sua alucinação era "mais ou menos parecido com cheiro de carne frita"; outro disse que era "como passar por uma perfumaria". Uma mulher sentia cheiro de pêssego tão vívido que ela tinha certeza de que havia pêssegos no quarto.[5] Outra paciente tinha uma "reminiscência" associada a cheiros alucinatórios que "pareciam lembrar odores da cozinha de sua mãe quando ela era criança".

Em 1956, Robert Efron, médico naval, fez uma extraordinária descrição de sua paciente Thelma B., uma cantora profissional de meia-idade. A sra. B. tinha sintomas olfativos em suas

do macaco). Uma das pacientes epilépticas de Ferrier tinha uma aura notavelmente sinestésica, na qual ela sentia "um cheiro como de trovão verde". (Isso é citado por Macdonald Critchley em seu artigo de 1939 sobre alucinações visuais e auditivas.)

[4] Hughlings Jackson descreveu crises desse tipo em 1875; supunha que poderiam originar-se em uma estrutura do cérebro situada abaixo do córtex olfativo, o giro uncinado. Em 1898, Jackson e W. S. Colman puderam confirmar isso com uma autópsia no dr. Z., um paciente que morrera por overdose de hidrato de cloral. (Mais recentemente, David C. Taylor e Susan M. Marsh contaram a fascinante história do dr. Z., um eminente médico chamado Arthur Thomas Myers cujo irmão, F. W. H. Myers, fundara a Society for Psychical Research.)

[5] No filme *Neste mundo e no outro*, de 1946, o personagem, um piloto representado por David Niven, tem visões epilépticas complexas que sempre são precedidas por uma alucinação olfativa (cheiro de cebola queimada) e uma musical (um tema recorrente de seis notas). Diane Friedman escreveu um fascinante livro a esse respeito, mencionando que o diretor, Michael Powell, esmerou-se em consultar neurologistas sobre as formas de alucinações epilépticas.

crises epilépticas, e ela também fez uma notável descrição do que Hughlings Jackson chamou de dupla consciência:

> Posso estar perfeitamente bem em todos os aspectos e, de repente, me sentir sequestrada. Tenho a impressão de que estou em dois lugares ao mesmo tempo, mas em nenhum deles — é uma sensação de estar longe. Posso ler, escrever e falar, até cantar minhas músicas. Sei exatamente o que está acontecendo, mas é como se não estivesse na minha própria pele. [...] Quando tenho essa sensação, já sei que vou sofrer uma convulsão. Sempre tento impedi-la de acontecer. Não importa o que eu faça, ela sempre vem. Tudo prossegue certinho como em um cronograma de ferrovia. Nessa parte do meu ataque, eu me sinto muito ativa. Se estiver em casa, arrumo as camas, tiro o pó, varro, lavo a louça. Minha irmã diz que faço tudo a uma velocidade vertiginosa — corro para todo lado, como uma galinha decapitada. Para mim, porém, parece tudo em câmera lenta. Interesso-me bastante pelo tempo, vivo olhando o relógio e perguntando a hora aos outros a intervalos de poucos minutos. É por isso que sei exatamente quanto dura essa parte do ataque. Já foi de apenas dez minutos, ou pode durar a maior parte do dia; neste caso, é um inferno. Em geral, dura entre vinte e trinta minutos. Todo esse tempo, tenho a sensação de estar longe. É como estar fora de uma sala, olhando pelo buraco da fechadura, ou como se eu fosse Deus olhando o mundo lá de cima, mas sem pertencer a ele.

Mais ou menos no ponto médio de seu ataque, disse a sra. B., ela tinha na cabeça "uma ideia engraçada" envolvendo um cheiro esperado:

> Espero a qualquer momento sentir um cheiro, embora ainda não o sinta. [...] Na primeira vez em que isso aconteceu, eu estava no campo e me sentia estranha. Estava no mato, colhendo miosótis. Recordo-me perfeitamente de que continuei a sentir o cheiro daquelas flores, apesar de saber que elas não têm perfume. Por cerca de meia hora, continuei a cheirá-las, pois tinha certeza de que logo elas começariam a exalar seu aroma [...] embora eu soubesse naquele momento que miosótis não têm fragrância. [...] Sei e não sei ao mesmo tempo.

Nessa segunda fase de sua aura epiléptica, a Sr. B. continuava a sentir-se cada vez mais "longe", até que finalmente percebia que a convulsão estava próxima. Então se deitava no chão, longe dos móveis, para não se machucar durante a convulsão. Em seguida, ela descreveu:

> Assim que pareço estar o mais longe possível, subitamente, como uma explosão ou um choque, sinto um cheiro. Não é uma coisa que se avoluma. Acontece de repente, por inteiro. No mesmo momento em que o cheiro explode, estou de volta ao mundo real — não me sinto mais remota. O cheiro é repulsivamente doce, penetrante como perfume muito barato. [...] Tudo parece muito quieto. Não sei se consigo ouvir. Estou sozinha com o cheiro.

Esse cheiro dura alguns segundos e passa, embora o silêncio permaneça por cinco a dez segundos, até que ela ouve uma voz à sua direita dizendo seu nome. Ela contou:

> Não é como ouvir uma voz num sonho. É uma voz *real.* Toda vez que a ouço, me engano. Não é voz de homem, nem de mulher. Não a reconheço. Uma coisa que sei é que, se me virar na direção da voz, terei uma convulsão.

Ela se esforça para não se virar na direção da voz, mas é impossível resistir. Por fim, ela perde a consciência e tem a convulsão.

Gowers tinha uma "crise" favorita, que ele mencionava repetidamente em seus textos; seu paciente, como Thelma B., tinha uma aura epiléptica que envolvia muitos tipos de alucinação e seguia uma "marcha" ou progressão estereotipada de sintomas. Isso mostrou a Gowers como uma excitação epiléptica podia deslocar-se pelo cérebro, estimulando primeiro uma parte, depois outra, e evocar as alucinações correspondentes durante o processo. Gowers descreveu esse paciente pela primeira vez em seu livro *Epilepsy*, de 1881:

> O paciente era um homem inteligente, de 26 anos, e todos os seus ataques começavam do mesmo modo. Primeiro ocorria uma sensação (abaixo das costelas, do lado esquerdo), "como dor com cãibra"; depois essa sensação continuava; uma espécie de caroço parecia percorrer o lado esquerdo do peito, com um "tum, tum", e, quando ela chegava à parte superior do peito, tornava-se uma "batida", que era ouvida e sentida. Essa sensação subia até a orelha esquerda, e então passava a ser como "um apito de locomotiva", e parecia "trucidar" sua cabeça. Em seguida, ele via de súbito, e invariavelmente, uma velha de vestido marrom que lhe oferecia algo que tinha cheiro de semente de cumaru. Depois a velha desaparecia e duas grandes luzes brilhavam à frente — luzes redondas, lado a lado, que se aproximavam aos trancos. Quando as luzes apareciam, o barulho cessava, ele sentia um estrangulamento na garganta e perdia a consciência na convulsão, que, pela descrição, era sem dúvida epiléptica.

Para a maioria das pessoas, as crises focais sempre consistem nos mesmos sintomas, que se repetem com pouca ou nenhuma variação; outras, porém, podem ter um vasto repertório de auras. Amy Tan, uma escritora cuja epilepsia pode ter sido causada pela doença de Lyme, descreveu-me suas alucinações.

"Quando percebi que as alucinações eram crises epilépticas", ela disse, "achei-as fascinantes como idiossincrasias do cérebro. Tentei reparar nos detalhes das que se repetiram." Sendo escritora, ela inventou nomes para todas as suas alucinações repetitivas. A mais frequente ela denomina "Odômetro Giratório Iluminado". Descreve-a como

> o que vemos à noite no painel de instrumentos do carro [...] só que os números começam a girar cada vez mais depressa, como numa bomba de gasolina enquanto registra o custo do combustível que vai entrando no tanque. Depois de uns vinte segundos, os números começam a se desintegrar e o próprio odômetro se desmancha e gradualmente desaparece. Como isso acontece com muita frequência [...] inventei um jogo: ver se consigo dizer os

> números conforme eles vão caindo, se consigo controlar a velocidade do odômetro ou fazer a alucinação durar mais. Não consigo.

Nenhuma de suas outras alucinações se movia. Durante algum tempo, ela viu frequentemente

> a figura de uma mulher com um vestido longo vitoriano no primeiro plano de uma cena, e outras pessoas ao fundo. Parecia uma fotografia vitoriana esmaecida, ou uma versão em preto e branco de um daqueles quadros de Renoir de pessoas no parque. [...] A figura não olhava para mim, não se movia. [...] Eu não a confundia com uma cena viva, nem com pessoas reais. A imagem não tinha relação com coisa alguma em minha vida. Eu não sentia nenhuma emoção intensificada associada a ela.

Às vezes ela tem alucinações com cheiros ou sensações físicas desagradáveis: "o chão debaixo de mim balança, por exemplo, e eu tenho de perguntar aos outros se está havendo um terremoto".

Ela tem frequentes sensações de *déjà vu*, mas acha muito mais perturbadoras as de *jamais vu*:

> Na primeira vez que aconteceu, eu estava olhando para um prédio pelo qual havia passado centenas de vezes; me ocorreu que eu nunca havia reparado que ele tinha aquela cor, aquela forma etc. Então olhei em volta, e nada me parecia conhecido. Foi tão desnorteante que não consegui andar mais um centímetro sequer. Do mesmo modo, às vezes não *reconheço* a minha casa, apesar de saber que *é* a minha casa. Aprendi a ter paciência, esperar que a coisa passe dali a uns vinte ou trinta segundos.

Amy diz que seus ataques ocorrem mais frequentemente nos momentos em que ela está acordando ou começando a adormecer. De vez em quando ela vê "alienígenas de Hollywood" pendurados no teto. Parecem "uma tentativa desajeitada de criar um extraterrestre para um estúdio de filmagem [...] como uma aranha com cabeça de capacete de Darth Vader".

Ela frisa que as imagens não têm importância pessoal, não se relacionam com coisa alguma que tenha acontecido no dia e não têm associações especiais nem significado emocional. "Não ficam na minha mente como algo em que devo pensar", observa. "São mais como um resíduo daquelas partes dos sonhos que não significam nada, como imagens ao acaso que lampejam arbitrariamente diante de mim."

Stephen L., um homem extrovertido e afável, veio consultar-se comigo pela primeira vez no verão de 2007. Trouxe-me a sua "neuro-história", como ele a chamava — dezessete páginas em espaço simples — e acrescentou que tinha "uma leve grafomania". Disse que seus problemas começaram depois de um acidente, trinta anos antes, quando seu carro foi abalroado lateralmente por outro e ele bateu a cabeça no parabrisa. Ele sofreu uma concussão grave, mas pareceu recuperar-se após alguns dias. Dois meses depois, começou a ter breves episódios de *déjà vu*: de repente, sentia que o que estava percebendo, fazendo, pensando ou sentindo, alguma outra vez já percebera, fizera, pensara ou sentira. De início ele ficou intrigado com essas breves convicções de familiaridade e as achou agradáveis ("como uma brisa passando pelo rosto"), mas depois de algumas semanas elas estavam ocorrendo entre trinta e quarenta vezes por dia. Numa ocasião, para provar que a sensação de familiaridade era ilusão, ele bateu o pé, deu um chute no ar e executou uma espécie de salto montanhês diante de um espelho no banheiro. Ele *sabia* que nunca havia feito tais coisas antes, mas ainda assim teve a *sensação* de que estava repetindo algo que já fizera muitas vezes.

As crises tornaram-se, além de mais frequentes, mais complexas; o *déjà vu* passou a ser apenas o começo de uma "cascata" (palavras dele) de outras experiências que, quando começavam, prosseguiam irresistivelmente. O *déjà vu* era seguido por uma dor forte no peito, gelada ou quente, depois por uma alteração na audição na qual os sons ficavam mais altos, mais ressonantes e pareciam reverberar em volta dele. Ele podia ouvir uma música tão claramente como se ela estivesse sendo cantada na sala ao lado, e o que ele ouvia era sempre uma execução específica dessa música — por exemplo, uma certa canção de Neil Young ("After the gold rush"), exatamente como ele a ouvira durante uma apresentação na universidade no ano anterior. A seguir ele podia sentir "um leve cheiro pungente" e um gosto "que correspondia ao cheiro".

Em certa ocasião, Stephen sonhou que estava tendo uma de suas auras em cascata e acordou; descobriu então que de fato estava no meio de uma delas. Mas à cascata usual somou-se uma estranha experiência extracorpórea na qual ele parecia estar olhando de cima o seu corpo deitado na cama, através de uma janela alta. Essa experiência extracorpórea pareceu-lhe real, e foi muito assustadora. Assustadora, em parte, porque lhe sugeriu que cada vez mais partes de seu cérebro estavam sendo envolvidas nas crises e as coisas estavam ficando fora de controle.

Ainda assim, ele continuou a guardar segredo sobre suas crises até o Natal de 1976, quando teve uma convulsão de grande mal; estava na cama com uma moça na ocasião, e ela lhe descreveu o ocorrido. Consultou um neurologista, e este confirmou que ele tinha epilepsia do lobo temporal, provavelmente causada pela lesão no lobo temporal direito sofrida durante o acidente de carro. Ele começou a usar antiepilépticos — primeiro um, depois outros —, mas continuou a sofrer convulsões do lobo temporal quase diariamente, e duas ou mais convulsões de grande mal por mês. Por fim, após treze anos de tentativas com várias medicações antiepilépticas, Stephen procurou outro neurologista para uma avaliação, pensando na possibilidade de uma cirurgia.

Em 1990, Stephen foi submetido a uma cirurgia para remover o foco epiléptico de seu lobo temporal direito, e depois disso se sentiu tão melhor que decidiu retirar aos poucos a medicação. Infelizmente, porém, ele sofreu outro acidente de carro, e suas crises voltaram. Desta vez não houve resposta à medicação, e ele precisou fazer uma cirurgia muito mais extensa no cérebro em 1997. Apesar disso, ele continua a precisar de medicação antiepiléptica e a sofrer vários sintomas convulsivos.

Stephen acha que houve uma "metamorfose" em sua personalidade desde o início de suas crises; ele acha que se tornou "mais espiritual, mais criativo, mais artístico" — especificamente, imagina que "o lado direito" de seu cérebro (nas palavras dele) está sendo estimulado, passando a dominá-lo. A música, em especial, assume para ele uma importância cada vez maior. Ele voltou a tocar gaita de boca, como em seus tempos de faculdade, e agora, cinquentão, toca "obsessivamente" por horas. Frequentemente ele também escreve ou desenha por horas seguidas. Sente que sua personalidade agora é do tipo "oito ou oitenta": ou se concentra demais, ou se distrai completamente. Também surgiu nele a tendência de ter súbitos acessos de raiva. Numa ocasião, levou uma fechada de um motorista e o agrediu fisicamente, jogou uma lata no carro do homem e deu um soco nele. (Agora fica pensando se naquele momento alguma atividade convulsiva não teria sido responsável por isso.) Apesar de todos os seus problemas, Stephen L. consegue continuar trabalhando em pesquisa médica e ser uma pessoa cativante, sensível e criativa.

Gowers e seus contemporâneos pouco podiam fazer pelos pacientes com crises complexas ou focais além de lhes dar drogas sedativas, por exemplo, brometos. Muitos pacientes com epilepsia, especialmente do lobo temporal, foram considerados "intratáveis" pela medicina até a introdução da primeira droga antiepiléptica, nos anos 1930, e mesmo então os pacientes mais gravemente afetados não podiam ser ajudados. Entretanto, nos anos 1930 também foi introduzida uma abordagem muito mais radical, a cirúrgica, por Wilder Penfield, um jovem e brilhante neurocirurgião americano que trabalhava em Montreal, e seu colega Herbert Jasper. Para remover o foco epiléptico no córtex cerebral, Penfield e Jasper primeiro precisavam encontrá-lo mapeando o lobo temporal do paciente, que tinha de estar totalmente consciente. (Usa-se anestesia local ao abrir o crânio, mas o cérebro propriamente dito é insensível à dor e ao toque.) Ao longo de vinte anos, o "procedimento de Montreal" foi executado em mais de quinhentos pacientes com epilepsia do lobo temporal. Essas pessoas tinham sintomas epilépticos muito diversos, mas cerca de quarenta delas tinham o que Penfield denominou "crises experienciais", nas quais, aparentemente, uma memória fixa e vívida do passado irrompia na mente com força alucinatória, causando duplicação da consciência: o paciente sentia ao mesmo tempo que estava na sala de operação em Montreal e, por exemplo, cavalgando numa floresta. Penfield conseguiu, percorrendo sistematicamente com eletrodos a superfície do córtex temporal exposto, encontrar em cada paciente pontos corticais específicos nos quais a estimulação causava uma recordação súbita e involuntária — uma alteração experiencial.[6] A remoção desses pontos poderia impedir futuras crises desse tipo, sem afetar a memória propriamente dita.

Penfield descreveu muitos exemplos de alterações experienciais durante uma crise epiléptica:

> Durante uma operação, geralmente é bem claro que a resposta experiencial evocada é uma reprodução aleatória do que quer que tenha composto o fluxo de consciência em algum intervalo da vida passada do paciente. [...] Pode ter sido um momento em que a pessoa ouviu música, um momento em que ela olhou pela porta de um salão de baile, um momento em que ela imaginou a ação de ladrões em uma história em quadrinhos [...] um momento em que ela estava deitada na sala de parto, um momento em que ela se amedrontou com um homem ameaçador, um momento em que ela viu gente entrando na sala com neve nas roupas. [...] Pode ser um momento em que ela estava na esquina da Jacob com a Washington em South Bend, Indiana.

A ideia de Penfield de que as memórias ou experiências reais eram reativadas foi contestada. Hoje sabemos que as memórias

---

[6] Penfield foi um grande fisiologista além de neurocirurgião, e no processo de procurar os focos epilépticos ele conseguiu mapear a maioria das funções básicas do cérebro humano vivo. Mostrou, por exemplo, exatamente onde as sensações e movimentos de partes específicas do corpo são representados no córtex cerebral — seus homúnculos sensitivos e motores são icônicos. Como Weir Mitchell, Penfield foi um escritor cativante, e depois que ele e Herbert Jasper publicaram sua obra-prima, *Epilepsy and the functional anatomy of the human brain*, em 1958, ele continuou a escrever sobre o cérebro, e também a compor romances e biografias, até sua morte, aos 86 anos.

não são fixas ou congeladas, como proustianos vidros de conserva na despensa; elas são transformadas, desmontadas, remontadas e recategorizadas a cada ato de recordação.[7]

Entretanto, algumas memórias parecem permanecer vívidas em seus mínimos detalhes e relativamente fixas ao longo de toda a vida. Isso se aplica em especial a memórias traumáticas ou a memórias dotadas de intensa carga emocional e importância. Mas Penfield fez questão de frisar que os *flashbacks* epilépticos parecem desprovidos desses tipos de qualidades especiais.[8] "Seria dificílimo imaginar", ele escreveu, "que alguns dos incidentes e canções triviais recordados durante a estimulação ou a descarga epiléptica possam ter qualquer significado emocional para o paciente, mesmo estando profundamente ciente dessa possibilidade." Ele supunha que os *flashbacks* consistiam em segmentos "aleatórios" de experiência, fortuitamente associados a um foco epiléptico.

---

[7] Para Gowers e seus contemporâneos do começo do século XX, as memórias eram impressas no cérebro (para Sócrates, eram análogas a impressões em cera mole), e esses impressos podiam ser ativados pelo ato de recordar. Foi só com os cruciais estudos de Frederic Bartlett em Cambridge nos anos 1920 e 1930 que essa noção clássica pôde ser contestada. Enquanto Ebbingaus e outros investigadores pioneiros estudavam a memorização — quantos algarismos podiam ser lembrados, por exemplo —, Bartlett apresentava figuras ou histórias aos seus sujeitos, depois lhes fazia perguntas no decorrer de vários meses. O que eles relatavam a respeito do que haviam visto ou ouvido ia mudando um pouco (e às vezes consideravelmente). Esses experimentos convenceram Bartlett a pensar em termos não de uma coisa estática chamada "memória", mas de um processo dinâmico de "lembrar". Ele escreveu:

> Lembrar não é a reexcitação de inúmeros traços fixos, sem vida e fragmentários. É uma reconstrução ou construção imaginativa a partir da relação da nossa atitude para com toda uma massa ativa de reações ou experiência passadas organizadas. [...] Por isso, muito dificilmente é exata.

[8] Penfield usou algumas vezes o termo *flashback* para alucinações experienciais. Esse termo também é empregado em diferentes contextos, como nos *flashbacks* traumáticos em que há recorrentes recordações de eventos traumáticos.

O termo *flashback* também é empregado para referir-se ao fenômeno de se reexperimentar de modo súbito e transitório o efeito de uma droga — por exemplo, sentir subitamente os efeitos do LSD, mesmo não o tendo usado há meses.

Curiosamente, embora Penfield descrevesse toda essa variedade de alucinações experienciais, não fez nenhuma referência ao que hoje chamamos de "auras extáticas" — auras que produzem sensações de êxtase ou alegria transcendente, como as descritas por Dostoiévski. As crises epilépticas de Dostoiévski começaram na infância, mas tornaram-se mais frequentes só na casa dos quarenta, depois de ele voltar do exílio na Sibéria. Em suas ocasionais crises de grande mal, escreveu sua mulher, ele emitia "um grito pavoroso, um grito que não tinha nada de humano", e caía no chão, inconsciente. Muitas dessas crises eram precedidas por uma notável aura mística ou extática; às vezes, porém, ocorria apenas a aura, sem convulsão ou perda de consciência subsequentes. A primeira delas se deu na véspera da Páscoa, como escreveu sua amiga Sofia Kovalevskaya em *Childhood recollections* (Alajouanine menciona o episódio em seu artigo sobre a epilepsia de Dostoiévski). Dostoiévski estava conversando com dois amigos sobre religião, quando um sino começou suas badaladas da meia-noite. De repente, ele exclamou "Deus existe, Ele existe!". Mais tarde, descreveu essa experiência em detalhes:

> O ar encheu-se com um barulho tremendo, e tentei me mover. Senti que o céu descia sobre a terra e me engolfava. Eu realmente toquei em Deus. Ele entrou em mim, sim, Deus existe, exclamei, e não me recordo de mais nada. Todos vocês, gente sadia, não podem imaginar a felicidade que nós, epilépticos, sentimos nos poucos segundos antes de um ataque. Não sei se essa felicidade dura segundos, horas ou meses, mas creiam-me que não a trocaria por todas as alegrias que a vida pode trazer.

Ele deixou descrições semelhantes de algumas outras dessas ocasiões. Também dotou vários personagens de seus romances com auras parecidas, ou mesmo idênticas às dele. Um deles é o príncipe Myshkin, de *O idiota*:

> Durante esses momentos rápidos como o raio, a impressão da vida e a consciência eram nele dez vezes mais intensas. Seu espí-

> rito e seu coração iluminavam-se com uma imensa sensação de luz; todas as suas emoções, todas as suas dúvidas, toda a sua ansiedade juntas se acalmavam e se transformavam em uma soberana serenidade feita de alegria, harmonia e esperança iluminadas; e então sua razão elevava-se à compreensão da causa final.

Também há descrições de auras extáticas em *Os demônios*, *Os irmãos Karamazov* e *Humilhados e ofendidos*, enquanto em *O duplo* encontramos descrições de "pensamento forçado" e "estados oníricos" quase idênticas às que Hughlings Jackson estava registrando mais ou menos nessa época em seus grandes artigos neurológicos.

Além de suas auras extáticas — que sempre pareciam a Dostoiévski revelações da suprema verdade, um conhecimento direto e válido de Deus —, ocorreram mudanças notáveis e progressivas em sua personalidade nas fases finais de sua vida, seu momento de maior criatividade. O neurologista francês Théophile Alajouanine observou que essas mudanças ficam claras quando comparamos as obras realistas iniciais de Dostoiévski com os grandes romances místicos que ele escreveu em sua fase mais madura. Alajouanine supõe que "a epilepsia criou na pessoa de Dostoiévski um 'homem duplo' [...] um racionalista e um místico, cada um suplantando o outro conforme o momento [...] [e] cada vez mais o místico parece prevalecer".

Foi essa mudança, que pareceu avançar em Dostoiévski mesmo entre as crises ("interictalmente", no jargão neurológico), que fascinou especialmente o neurologista americano Norman Geschwind. Ele escreveu vários artigos sobre o tema nos anos 1970 e 1980. Observou a preocupação cada vez mais obsessiva de Dostoiévski com a moralidade e o comportamento correto, sua crescente tendência a "enredar-se em discussões triviais", sua ausência de humor, sua relativa indiferença à sexualidade e, a despeito de seu tom moral elevado e de sua seriedade, "a prontidão para zangar-se à menor provocação". Geschwind interpretou tudo isso como uma "síndrome de personalidade interictal" (hoje chamada "síndrome de Geschwind"). Muitos pacientes com essa síndrome adquirem uma intensa preocupação religiosa (que Geschwind denomina "hiper-religiosidade"). Também podem passar a apresentar, como Stephen L., escrita compulsiva ou paixões artísticas ou musicais incomumente intensas.

Desenvolvendo-se ou não uma síndrome de personalidade interictal — e ela não parece ser universal ou inevitável nos portadores de epilepsia do lobo temporal —, não há dúvida de que os pacientes com auras extáticas podem ser profundamente influenciados por elas, chegando ao ponto de se empenhar para ter mais crises. Em 2003, Hansen Asheim e Eylert Brodtkorb, na Noruega, publicaram um estudo com onze pacientes que tinham auras extáticas; oito deles queriam tê-las novamente e, destes, cinco descobriram modos de induzi-las. Mais do que qualquer outro tipo de manifestação epiléptica, as auras extáticas podem ser sentidas como epifanias ou revelações de uma realidade mais profunda.

Orrin Devinsky, que fora aluno de Geschwind, foi ele próprio um pioneiro na investigação da epilepsia do lobo temporal e da grande variedade de experiências neuropsiquiátricas que podem estar associadas a essa condição — autoscopia, experiências extracorpóreas, *déjà vu* e *jamais vu*, hiperfamiliaridade e estados extáticos durante auras epilépticas, além de mudanças da personalidade entre as crises. Ele e seus colegas fizeram monitoração clínica e por videoeletroencefalograma em pacientes durante auras extáticas/religiosas, e assim puderam observar a precisa coincidência de suas "teofanias" com uma atividade convulsiva em focos de convulsão no lobo temporal (quase sempre do lado direito).[9]

---

[9] Um desses pacientes, pouquíssimo interessado em religião quando adulto, teve sua primeira aura religiosa durante um piquenique, como Devinsky me descreveu: "Seus amigos observaram, de início, que ele ficou de olhos parados, empalideceu e deixou de responder. Subitamente, ele começou a correr em círculos por dois ou três minutos, gritando 'Estou livre! Estou livre! [...] Eu sou Jesus! Eu sou Jesus!'".

Tempos depois, esse paciente teve uma crise semelhante que foi registrada em videoeletroencefalograma; logo antes dessa crise, Devinsky observou, o paciente mostrou lentidão para responder e desorientação com respeito a tempo e lugar:

> Quando perguntei se havia algum problema, ele respondeu "nenhum problema, estou bem [...] estou muito feliz", e quando perguntei se ele sabia onde estava, ele respondeu, com um sorriso e um ar surpreso, "É claro que sei, estou no céu agora; [...] e estou ótimo".

Essas revelações podem assumir diversas formas; Devinsky contou-me sobre uma mulher que, depois de um trauma na cabeça, começou a ter breves episódios de *déjà vu* e a sentir um cheiro estranho, indescritível. Após um conjunto dessas convulsões parciais complexas, ela entrava em um estado exaltado no qual Deus, com a forma e a voz de um anjo, lhe dizia que se candidatasse ao Congresso. Embora ela nunca houvesse sido religiosa nem política, agiu imediatamente com base nas palavras de Deus.[10]

Ocasionalmente, alucinações extáticas podem ser perigosas, embora isso seja raríssimo. Devinsky e seu colega George Lai relataram que um de seus pacientes teve uma visão relacionada a convulsão na qual "ele viu Cristo e ouviu uma voz que lhe ordenou matar sua esposa e depois a si mesmo. O homem agiu como mandavam suas alucinações", matou a mulher e se apunhalou. Esse paciente parou de ter convulsões depois que o foco epiléptico em seu lobo temporal direito foi removido.

Essas alucinações epilépticas têm considerável semelhança com as alucinações de comando da psicose, muito embora o paciente epiléptico possa não ter uma história psiquiátrica. A pessoa precisa ser muito forte (e cética) para resistir a tais alucinações e recusar-lhes credibilidade ou obediência, especialmente se elas tiverem uma qualidade de revelação ou epifania e parecerem indicar um destino especial, e talvez glorificado.

Como observou William James, uma convicção religiosa intensa e arrebatada em uma só pessoa pode influenciar milhares de outras. A vida de Joana d'Arc é um exemplo. Há seis-

---

Ele permaneceu nesse estado por dez minutos, depois teve uma convulsão generalizada. Mais tarde, recordou sua aura extática "como se fosse um sonho vívido e feliz" do qual ele agora acordara, mas ele não se lembrava das perguntas que lhe haviam sido feitas durante a aura.

[10] Ela concorreu como republicana em um distrito que havia sido democrata por muito tempo, e perdeu por uma margem pequena. Toda vez que ela aparecia em público durante sua campanha, contava que Deus lhe dissera para concorrer, e isso aparentemente persuadiu milhares de pessoas a votar nela, apesar de sua evidente falta de experiência ou habilidade política.

centos anos o mundo se assombra com o fato de a filha de um agricultor sem educação formal ter adquirido um sentimento missionário tão fervoroso e conseguido levar milhares de pessoas a ajudá-la na tentativa de expulsar os ingleses da França. A hipótese inicial de inspiração divina (ou diabólica) deu lugar a hipóteses médicas, com os diagnósticos psiquiátricos em competição com os neurológicos. Há muitas evidências disponíveis nas transcrições de seu julgamento (e de sua "reabilitação" 25 anos depois), e também de recordações de contemporâneos. Nenhuma delas é conclusiva, mas elas realmente sugerem, no mínimo, que Joana d'Arc pode ter tido epilepsia do lobo temporal com auras extáticas.

Joana começou a ter visões e ouvir vozes aos treze anos. De início foram episódios separados que duraram segundos ou, no máximo, minutos. Ela se assustou com a primeira visitação, mas depois suas visões lhe trouxeram imensa alegria e um explícito senso de missão. Alguns episódios eram precipitados pelo som de sinos de igreja. Joana descreveu suas primeiras "visitações":

> Eu tinha treze anos quando me veio uma Voz de Deus em auxílio e orientação. Na primeira vez que ouvi a Voz, senti grande medo; era meio-dia, no verão, na horta do meu pai [...] ouvi uma Voz à minha direita, na direção da Igreja; raramente a ouço sem que esteja acompanhada por uma luz. A luz vem do mesmo lado que a Voz. Geralmente é uma grande luz. [...] Quando a ouvi pela terceira vez, reconheci que era a Voz de um Anjo. Essa voz sempre vela por mim, e eu sempre a entendo; ela me instruiu a ser boa e a ir assiduamente à igreja; disse-me que era necessário que eu fosse para a França [...] Dizia-me duas ou três vezes por semana "Você tem de ir para a França". [...] Dizia-me "Vá, rompa o sítio que se prepara contra a cidade de Orleans. Vá!". [...] e eu repliquei que era apenas uma pobre menina, que não sabia cavalgar nem lutar. [...] Não se passa um dia sem que eu ouça essa Voz, e preciso muito dela.

Muitos outros aspectos das supostas auras epilépticas de Joana, juntamente com os indícios de sua clareza, ponderação e modéstia, foram analisados em um artigo de 1991 das neurologistas Elizabeth Foote-Smith e Lydia Bayne. Embora elas apresentem uma argumentação muito plausível, outros neurologistas discordam, e não há esperança de que um dia essa questão venha a ser decidida. As evidências são tênues, como inevitavelmente o são em todas as discussões históricas.

As auras extáticas ou místicas ocorrem somente numa pequena porcentagem dos portadores de epilepsia do lobo temporal. Será porque existe nessas pessoas alguma coisa especial — uma inclinação preexistente à religião ou crença metafísica? Ou porque as convulsões estimulam partes específicas do cérebro que servem para mediar o sentimento religioso?[11] Evidentemente, ambas as hipóteses podem ser corretas. No entanto, pessoas céticas, indiferentes à religião, não afeitas à crença religiosa, podem, para seu assombro, ter uma experiência religiosa durante uma aura.

Kenneth Dewhurst e A. W. Beard, em um artigo de 1970, deram vários exemplos de casos assim. Um deles é o de um motorista de ônibus que teve uma aura extática enquanto cobrava passagens:

> Ele foi subitamente tomado por uma sensação de bem-aventurança. Sentia que estava mesmo no Céu. Cobrou corretamente as passagens, enquanto falava aos passageiros sobre sua felicidade por estar no Céu. [...] Permaneceu nesse estado de exaltação, ouvindo vozes divinas e angelicais, por dois dias. Posteriormente ele foi capaz de recordar essas experiências e continuou a acreditar em sua veracidade. Durante os dois anos seguintes, não houve mudança em sua personalidade; ele não expressou nenhuma ideia específica, mas permaneceu religioso. [...] Passados três anos, depois de três convulsões em três dias sucessivos, ele novamente se tornou extasiado. Declarou que sua mente "clareou". Durante esse episódio, ele perdeu a fé.

---

[11] As evidências foram analisadas em vários livros, entre eles *The spiritual doorway in the brain: a neurologist's search for the God experience*, de Kevin Nelson. Também são o tema de um romance, *Lying awake*, de Mark Salzman; a protagonista é uma freira que tem auras extáticas nas quais comunga com Deus. Descobre-se que suas convulsões são causadas por um tumor no lobo temporal, que deve ser removido antes que cresça e a mate. Mas essa remoção também removerá seu portal para o céu, impedindo-a de voltar a comungar com Deus?

Ele deixou de acreditar em céu e inferno, em vida após a morte ou na divindade de Cristo. Essa segunda conversão, ao ateísmo, teve a mesma qualidade de arrebatamento e revelação que a conversão religiosa original. (Geschwind, em uma conferência proferida em 1974 e publicada em 2009, observou que pacientes com epilepsia do lobo temporal podem ter múltiplas conversões religiosas, e descreveu uma de suas pacientes como "uma moça na casa dos vinte anos que hoje está em sua quinta religião".)

As auras extáticas abalam os alicerces das convicções da pessoa, a sua imagem do mundo, mesmo que antes ela tenha sido totalmente indiferente a qualquer noção transcendente ou sobrenatural. E a universalidade de sentimentos místicos e religiosos fervorosos — um senso do sagrado — em todas as culturas sugere que existe realmente uma base biológica para eles; assim como os sentimentos estéticos, eles podem ser parte da nossa herança humana. Falar em uma base biológica e em precursores biológicos da emoção religiosa — e até, como sugerem as auras extáticas, em uma base neural muito específica nos lobos temporais e suas ligações — é falar apenas de causas naturais. Nada diz quanto ao valor, o sentido, a "função" dessas emoções, ou as narrativas e crenças que podemos construir a partir delas.

9
BISSECTADO: ALUCINAÇÕES EM METADE DO CAMPO VISUAL

Não vemos com os olhos; vemos com o cérebro, que possui dezenas de sistemas para analisar as informações que entram pelos olhos. No córtex visual primário, localizado nos lobos occipitais, na parte posterior do cérebro, existem mapeamentos ponto a ponto da retina no córtex, e é ali que a luz, a forma, a orientação e a localização são representadas no campo visual. Impulsos provenientes dos olhos percorrem uma rota tortuosa até o córtex cerebral; alguns viajam até o lado oposto do cérebro durante o percurso, de modo que a metade esquerda do campo visual de cada olho vai até o córtex occipital direito, e vice-versa. Assim, se um lobo occipital sofrer lesão (por um derrame, por exemplo), haverá cegueira ou deficiência visual na metade oposta do campo visual: hemianopsia.

Além da deficiência ou perda da visão em um lado, pode haver também sintomas positivos: alucinações na área cega ou de visão limitada. Cerca de 10% dos pacientes com hemianopsia súbita têm esse tipo de alucinação e reconhecem de imediato que estão tendo uma alucinação.

Em contraste com as alucinações relativamente breves e estereotipadas da enxaqueca ou epilepsia, as alucinações da hemianopsia podem continuar por dias ou semanas ininterruptos; e, longe de terem um formato fixo ou uniforme, elas tendem a mudar sempre. Podemos imaginar nesse caso não um pequeno nó de células irritáveis sofrendo descargas paroxísmicas, como em um ataque de enxaqueca ou epilepsia, e sim uma grande área do cérebro — campos inteiros de neurônios — em um estado de hiperatividade crônica, fora de controle e se comportando irregularmente devido a um afrouxamento de forças que em condições normais os controlariam ou organizariam. Aqui o mecanismo se assemelha ao da síndrome de Charles Bonnet.

Essas ideias estão implícitas na visão de Hughlings Jackson, para quem o sistema nervoso possui níveis hierarquicamente organizados (os níveis superiores controlam os inferiores, e estes começam a se comportar independentemente, ou até anarquicamente, quando liberados do controle por alguma lesão nos níveis superiores). Quem, no entanto, explicitou a ideia de alucinações por "liberação" foi L. Jolyon West em seu livro *Hallucinations*, de 1962. Uma década depois, David G. Cogan, um oftalmologista, publicou um influente artigo que incluía histórias breves e vívidas de quinze pacientes. Alguns deles tinham lesão nos olhos, outros nos nervos ou tratos ópticos, ou no lobo occipital, no lobo temporal ou ainda no tálamo ou no mesencéfalo. Aparentemente, lesões em qualquer desses locais podiam interromper a rede normal de controles e levar à liberação de alucinações visuais complexas.

A jovem Ellen O. veio consultar-se comigo em 2006, mais ou menos um ano depois de ter sido submetida a uma cirurgia por malformação vascular no lobo occipital direito. O procedimento foi relativamente simples, consistiu em selar os vasos inchados da malformação. Os médicos alertaram-na de que ela teria alguns problemas visuais depois do procedimento: um embaçamento da visão do lado esquerdo, além de agnosia e alexia — dificuldade para reconhecer pessoas e palavras impressas (palavras em inglês pareciam "holandês", ela disse). Essas dificuldades impediram-na de dirigir por seis semanas e a atrapalharam para ler e ver televisão, mas foram transitórias. Ela também teve convulsões visuais nas primeiras semanas após a cirurgia, na forma de alucinações visuais simples, clarões e lampejos coloridos à esquerda que duravam alguns segundos. No começo as convulsões ocorreram várias vezes por dia, mas haviam praticamente cessado na época em que ela voltou ao trabalho. Ela não se preocupou muito com essas ocorrências, já que os médicos tinham avisado sobre os possíveis efeitos pós-operatórios.

O que eles não avisaram foi que ela poderia passar a sofrer alucinações complexas futuramente. A primeira delas, cerca de seis semanas após a cirurgia, foi de uma flor imensa que ocupava mais que a metade esquerda de sua visão. Ellen pensou que essa imagem fora estimulada por uma flor real que ela vira à luz forte e ofuscante do sol. A flor pareceu-lhe ficar gravada em brasa no cérebro, e sua imagem persistiu na metade esquerda de seu campo visual, "como uma pós-imagem" — mas uma pós-imagem que, em vez de durar apenas alguns segundos, permaneceu por toda uma semana. No fim de semana seguinte, depois de uma visita de seu irmão, ela viu o rosto dele — ou melhor, parte de seu perfil, apenas um olho e uma das faces — por vários dias.[1]

Depois ela passou das anormalidades de percepção — ver coisas que realmente estavam ali, mas com perseveração ou distorção — a alucinações, ou seja, a ver coisas que não estavam ali. Visões de rostos de pessoas (incluindo às vezes o dela própria) tornaram-se um tipo frequente de alucinação. Mas os rostos que Ellen via eram "anormais, grotescos, exagerados", frequentemente apenas um perfil com dentes ou talvez um olho muito magnificados, fora de escala com o resto dos traços. Em outros momentos ela via figuras com rostos, expressões ou posturas "simplificados", "como esboços ou caricaturas". Algum tempo depois, Ellen começou a ter alucinações com o sapo Ker-

---

[1] Antes de conhecer Ellen O. eu nunca tinha ouvido falar em perseveração visual com essa duração. A perseveração visual de alguns minutos pode estar associada a tumores cerebrais dos lobos parietais ou temporais, ou ocorrer na epilepsia do lobo temporal. A literatura médica contém alguns relatos desse tipo, entre eles o de Michael Swash, que descreveu dois pacientes com epilepsia do lobo temporal. Um deles tinha crises nas quais "sua visão parecia tornar-se fixa, de modo que uma imagem ficava retida por vários minutos. Durante esses episódios, o mundo real era visto através da imagem retida, que de início era nítida, mas depois desvanecia gradualmente".

Perseveração semelhante pode ocorrer com dano ou cirurgia em um olho. Meu correspondente H. S. ficou cego aos quinze anos devido a uma explosão química, mas conseguiu recuperar parte da visão com uma cirurgia na córnea vinte anos depois. Em seguida à operação, quando seu cirurgião perguntou se ele agora conseguia ver sua mão, H. S. respondeu "Sim" — mas logo se espantou ao ver que a mão, ou sua imagem, mantinha a forma e a posição exatas por vários minutos.

mit, de *Vila Sésamo*, muitas vezes por dia. "Por que o Kermit?", ela se perguntava. "Ele não significa nada para mim."

As alucinações de Ellen eram na maioria planas e imóveis, como fotografias ou caricaturas, embora de vez em quando uma expressão mudasse. O sapo Kermit ora parecia triste, ora feliz, às vezes zangado, mas ela não conseguia relacionar essas expressões com seus próprios estados de humor. Silenciosas, paradas, sempre mutáveis, essas alucinações eram quase contínuas nas horas em que ela estava acordada ("Aconteciam sem parar", ela disse). Não obstruíam sua visão, mas sobrepunham-se como transparências na metade esquerda de seu campo visual. "Ultimamente elas vêm ficando menores", ela me disse. "O sapo Kermit é minúsculo. Antes ele ocupava a maior parte da metade esquerda, mas agora se reduziu a uma pequena fração dela." Ellen perguntou se teria aquelas alucinações pelo resto da vida. Respondi que achava que o fato de terem diminuído era um ótimo sinal; talvez um dia Kermit ficasse tão pequeno que nem fosse visto.

Ellen perguntou o que estava acontecendo em seu cérebro. Por que, principalmente, ela estava tendo aquelas alucinações esquisitas e às vezes assustadoras com rostos grotescos? De que profundezas eles vinham? Sem dúvida, não era normal imaginar coisas assim. Será que ela estava ficando psicótica, enlouquecendo?

Expliquei que a deficiência na visão em um dos lados depois de sua cirurgia provavelmente acarretara uma intensificação da atividade em partes do cérebro mais acima no trajeto visual, nos lobos temporais, onde figuras e rostos são reconhecidos, e talvez também nos lobos parietais; e que essa atividade intensificada, e às vezes descontrolada, estava causando suas alucinações complexas e também a palinopsia, a extraordinária persistência de visão que ela estava tendo. As alucinações específicas que tanto a horrorizavam, de rostos deformados e desmembrados ou rostos com olhos ou dentes monstruosamente exagerados, eram, na verdade, típicas de uma atividade anormal na área dos lobos temporais chamada sulco temporal superior. Eram rostos neurológicos, não psicóticos.

Ellen escreveu-me periodicamente atualizando informações, e seis anos depois da consulta inicial ela comentou: "Eu não diria que estou totalmente recuperada dos meus problemas visuais; diria, isso sim, que estou vivendo mais harmoniosamente com eles. Minhas alucinações são muito menores, mas continuam. Vejo principalmente o orbe colorido o tempo todo, mas ele já não me incomoda tanto".

Ellen continua a ter certa dificuldade para ler, especialmente quando está cansada. Recentemente, ao ler um livro, ela contou,

> eu perdia uma ou duas palavras no meu ponto colorido (depois da cirurgia fiquei com um ponto preto/cego, mas ele se transformou num ponto colorido algumas semanas depois, e eu ainda o tenho. Minhas alucinações acontecem ao redor desse ponto). [...] Agora que estou digitando, depois de um dia de trabalho bem longo, há um tênue Mickey Mouse preto e branco dos anos 30 bem perto do centro, do lado esquerdo. Ele é transparente, por isso posso enxergar a tela do computador enquanto digito. No entanto, cometo muitos erros de digitação, pois nem sempre consigo ver a tecla de que preciso.

O ponto cego de Ellen não a impediu de fazer cursos de pós-graduação, nem de correr a maratona, como ela contou com seu característico bom humor:

> Corri a Maratona de Nova York em novembro e tropecei em uma argola de metal, um refugo, na ponte Verrazano, pouco antes da segunda milha. Estava do meu lado esquerdo, eu nem a vi, pois olhava para a direita. Levantei-me e terminei a corrida, mesmo tendo fraturado um ossinho da mão — e acho que isso me renderá uma bela história de machucado em corrida. Na sala de espera da ortopedia, todos os que haviam terminado a maratona tinham lesão no joelho ou no tendão do jarrete.

Enquanto as alucinações complexas de Ellen começaram várias semanas depois de sua operação, alucinações "de liberação" semelhantes podem aparecer quase imediatamente com um dano súbito no córtex occipital. Foi o que aconteceu com Marlene H., uma senhora na casa dos cinquenta que me procurou em 1989. Ela contou que acordou numa sexta-feira em dezembro de 1988 com dor de cabeça e sintomas visuais. Sofria de enxaqueca fazia anos, e de início pensou que fosse apenas mais uma enxaqueca visual. Mas desta vez os sintomas visuais eram diferentes: "luzes piscando por toda parte [...] luzes bruxuleantes [...] arcos lampejantes [...] coisa de Frankenstein". E isso não desapareceu após alguns minutos, como seus costumeiros zigue-zagues de enxaqueca; continuou por todo o fim de semana. Na noite de domingo, as perturbações visuais ganharam complexidade. Na parte superior direita do campo visual ela viu uma forma que se contorcia, "como uma lagarta da borboleta-monarca, preta e amarela, de pelos brilhantes", juntamente com "luzes amarelas incandescentes, como um show da Broadway, subindo e descendo, acendendo e apagando, sem parar". Embora o médico lhe assegurasse que se tratava apenas de "uma enxaqueca atípica", as coisas foram de mal a pior. Na quarta-feira, "a banheira parecia fervilhar de formigas [...] teias de aranha cobriam as paredes e o teto [...] as pessoas pareciam ter treliças no rosto". Dois dias depois ela começou a sofrer distúrbios perceptuais gritantes: "As pernas do meu marido pareciam curtíssimas, distorcidas, como em um espelho de parque de diversões. Era cômico". Mas foi menos cômico, e muito assustador, no supermercado na tarde seguinte: "Todos pareciam feios, partes do rosto desapareciam, e os olhos pareciam ter um negrume — todo mundo era grotesco". Carros pareciam surgir subitamente à direita. Marlene testou seus campos visuais agitando os dedos de um lado e do outro, e constatou que não podia vê-los do lado direito antes que eles cruzassem a linha média; ela perdera totalmente a visão do lado direito.

Só a essa altura, dias depois de seus sintomas iniciais, ela finalmente foi submetida a uma avaliação médica. Uma tomografia computadorizada de seu cérebro revelou uma grande hemorragia no lobo occipital esquerdo. Terapeuticamente havia pouco a fazer nesse estágio; só se podia torcer para que houvesse alguma resolução dos sintomas, alguma cura ou adaptação com o passar do tempo.

Depois de algumas semanas, as alucinações e distorções perceptuais, que em grande medida se haviam confinado ao lado direito, começaram a reduzir-se, mas Marlene ficou com diversos déficits visuais. Podia enxergar, ao menos de um lado, mas o que via a deixava desnorteada: "Eu preferiria ser cega", ela me disse, "a não ser capaz de entender o que via. [...] Eu tinha de montar as coisas devagar, deliberadamente. Via o meu sofá, uma poltrona — mas não conseguia juntar as coisas. De início, aquilo não compunha uma 'cena'. [...] Antes eu lia muito rápido. Agora, só muito devagar. As letras pareciam diferentes".

"Quando ela olha o relógio", acrescentou seu marido, "de início não consegue entendê-lo."

Além desses fenômenos de agnosia visual e alexia visual, Marlene estava tendo imagens mentais visuais descontroladas. Numa ocasião, ela viu uma mulher de vestido vermelho na rua. E então, ela disse, "fechei os olhos. A mulher, quase como uma marionete, se movia, assumira vida própria. [...] Percebi que eu fora 'tomada' pela imagem".

Mantive contato com Marlene a intervalos, e a vi mais recentemente em 2008, vinte anos depois de seu derrame. Ela não tinha mais alucinações, distorções perceptuais ou imagens mentais visuais descontroladas. Continuava hemianópica, mas a visão que lhe restava ainda lhe permitia viajar independentemente e trabalhar (o que envolvia ler e escrever, mesmo no seu ritmo lento).

Marlene sofreu prolongadas mudanças perceptuais e alucinações depois de uma grande hemorragia no lobo occipital, mas até mesmo um "pequeno" acidente vascular no lobo occipital pode evocar alucinações visuais notáveis, embora transitórias. Foi o que ocorreu com uma idosa vivaz e muito religiosa, cujas alucinações apareceram, "evoluíram" e desapareceram no decorrer de poucos dias em julho de 2008. Recebi um telefonema de uma enfermeira de um lar para idosos onde atendo pacientes.

Havíamos trabalhado juntos por muitos anos, e ela sabia que eu me interessava especialmente por problemas visuais. Ela perguntou se podia levar sua tia-avó Dot para uma consulta comigo, e as duas contaram-me a história. Tia Dot me disse que sua visão pareceu "embaçada" em 21 de julho, e no dia seguinte, disse ela, "era como olhar por um caleidoscópio [...] uma multidão de cores girando", com súbitas "faixas de luz" à esquerda. Ela procurou o médico, e este, constatando que ela tinha hemianopsia à esquerda, mandou-a para o pronto-socorro. Ali se descobriu que ela tinha fibrilação atrial, e uma tomografia computadorizada e um exame de ressonância magnética mostraram uma pequena área com lesão no lobo occipital direito, provavelmente resultante de um coágulo sanguíneo desalojado pela fibrilação.

No dia seguinte, Tia Dot viu "octógonos com centros vermelhos [...] passando diante de mim como uma fita de cinema, e os octógonos móveis transformaram-se em flocos de neve octogonais". Em 24 de julho, viu "uma bandeira americana, desfraldada, como se voasse".

Em 26 de julho ela viu "pontinhos vermelhos, como bolinhas, flutuando à esquerda, e eles se transformaram em folhas prateadas alongadas". Quando sua sobrinha comentou que o outono estava chegando cedo no Canadá e as folhas já estavam mudando de cor, imediatamente as folhas prateadas da alucinação tornaram-se marrom-avermelhadas. Essas imagens introduziram um dia repleto de alucinações visuais complexas que incluíam "narcisos em buquês" e "campos de vara-de-ouro". Foram seguidas por uma imagem muito particular, que se multiplicou. Quando a sobrinha visitou-a no dia seguinte, Tia Dot disse: "Estou vendo meninos marinheiros [...] um em seguida do outro, como uma fita de filme". Eram coloridos, mas planos, imóveis e pequenos, "como adesivos". Ela não reconheceu a origem dessas imagens antes que a sobrinha lembrasse que costumava usar um adesivo de menino marinheiro nas cartas que mandava à tia — portanto, nesse caso o menino marinheiro não era uma invenção completa, e sim uma reprodução, agora multiplicada, dos adesivos que Tia Dot já vira.

Os meninos marinheiros foram substituídos por "campos de

cogumelo" e depois por uma estrela de davi. Um neurologista no hospital estava usando uma estrela dessas bem visível quando foi examiná-la, e ela continuou a "ver" a estrela por horas, embora não multiplicada como os meninos marinheiros. A estrela de davi foi suplantada por "luzes de sinal de trânsito, vermelhas e verdes, acendendo e apagando", e depois por inúmeros sinos de Natal dourados. Os sinos de Natal foram substituídos por uma alucinação de mãos postas em oração. Em seguida, ela viu "gaivotas, areia, ondas, uma cena de praia", na qual as gaivotas batiam as asas. (Até essa altura, aparentemente, não houvera movimento dentro de uma imagem; ela vira apenas imagens estáticas passando à sua frente.) As gaivotas voando foram substituídas por "um corredor grego de toga [...] parecia um atleta olímpico". As pernas dele moviam-se, como as asas da gaivota também se haviam movido. No dia seguinte, ela viu cabides empilhados e compactados — essa foi a última de suas alucinações complexas. No dia seguinte a esse, ela viu apenas faixas luminosas à esquerda, como havia visto seis dias antes. E esse foi o fim do que ela chamou de sua "odisseia visual".

Tia Dot não era enfermeira como sua sobrinha-neta, mas trabalhara muitos anos como voluntária no lar de idosos. Ela sabia que tivera um pequeno acidente vascular em um lado da parte visual do cérebro. Percebeu que as alucinações eram causadas por isso, e que provavelmente seriam transitórias; não receou estar perdendo o juízo. Nem por um momento ela pensou que suas alucinações fossem "reais", embora observasse que eram muito diferentes de suas imagens mentais visuais normais — eram muito mais detalhadas, de cores muito mais vivas e, em sua maioria, independentes do que ela pensava ou sentia. Ela estava curiosa e fascinada, por isso fez anotações meticulosas sobre as alucinações à medida que iam ocorrendo, e tentou desenhá-las. Tanto ela como a sobrinha se perguntaram por que determinadas imagens apareciam em suas alucinações, em que grau elas refletiam as experiências de vida de Tia Dot e poderiam ter sido impelidas pelo ambiente imediato.

Ela se surpreendeu com a sequência de suas alucinações — com o fato de passarem das mais simples e informes às mais complexas e depois voltarem às mais simples antes de desaparecer. "É como se subissem pelo cérebro, depois tornassem a descer", comentou. Achou curioso que as coisas que vira mudassem para formas semelhantes: octógonos transformados em flocos de neve, bolhas em folhas e talvez gaivotas em atletas olímpicos. Observou que, em duas ocasiões, teve alucinação com algo que vira brevemente antes: a estrela de davi do neurologista e os adesivos dos meninos marinheiros. Notou uma tendência à "multiplicação" — ramalhetes de narcisos, campos de flores, octógonos em profusão, flocos de neve, folhas, gaivotas, inúmeros sinos de Natal e múltiplas cópias dos adesivos de meninos marinheiros. Ela se perguntou se o fato de ser uma católica devota que rezava várias vezes por dia tivera algum papel em sua alucinação das mãos postas em oração. Assombrou-se com o modo como as folhas prateadas que ela estava vendo tornaram-se marrom-avermelhadas instantaneamente quando sua sobrinha comentou "as folhas estão mudando". Achava que o corredor olímpico poderia ter sido provocado pelo fato de os Jogos Olímpicos de 2008 estarem se aproximando e a televisão mostrar constantemente as transmissões de Atenas. Fiquei impressionado e comovido com o fato de essa idosa, curiosa e inteligente, mas não intelectual, ter observado as próprias alucinações com tanta calma e reflexão e, sem ter sido orientada, feito praticamente todas as perguntas que um neurologista poderia fazer a respeito delas.

Quando alguém perde metade do campo visual em decorrência de um derrame ou outra lesão, pode ter consciência dessa perda ou não. Monroe Cole, um neurologista, inteirou-se de sua própria perda de campo visual fazendo um autoexame neurológico depois de ter sido submetido a uma cirurgia de by-pass coronariano. Ficou tão surpreso por não ter percebido sua deficiência que publicou um artigo sobre o assunto. "Até pacientes de grande inteligência", ele escreveu, "também se surpreendem quando uma hemianopsia lhes é demonstrada, apesar de ela ter sido demonstrada em numerosos exames."

No dia seguinte à cirurgia, Cole começou a ter alucinações na metade cega de seu campo visual, com pessoas (a maioria das quais ele reconhecia), cães e cavalos. Essas aparições não o assustaram; elas "se moviam, dançavam e rodopiavam, mas seu propósito era ignorado". Ele teve frequentes alucinações com "um pônei que deitava a cabeça no meu braço direito"; reconheceu-o como o pônei de sua neta, mas, como ocorreu com muitas de suas alucinações, "não era da cor certa". Ele sempre percebia que essas visões eram irreais.

Em um artigo de 1976, o neurologista James Lance fez minuciosas descrições de treze pacientes hemianópicos, e ressaltou que suas alucinações sempre eram reconhecidas como tais, no mínimo por serem absurdas ou irrelevantes: girafas e hipopótamos sentados de um lado do travesseiro, visões de astronautas ou soldados romanos de um lado etc. Outros médicos fizeram relatos semelhantes; nenhum dos pacientes confunde essas alucinações com a realidade.

Fiquei, por isso, surpreso e intrigado quando recebi uma carta de um médico da Inglaterra falando sobre seu pai, Gordon H., de 86 anos, que de longa data sofria de glaucoma e degeneração macular. Ele nunca tivera alucinações, mas recentemente sofrera um pequeno derrame que afetara seu lobo occipital direito. Ele era "bastante lúcido, e praticamente não apresentava diminuição intelectual", seu filho escreveu, mas

> não recuperou a visão e ainda tem hemianopsia à esquerda. Entretanto, ele não tem muita noção de sua perda visual, e seu cérebro parece preencher as partes faltantes. É interessante, porém, que suas alucinações/preenchimentos visuais sempre parecem ser sensíveis ao contexto ou *coerentes*. Em outras palavras, se ele estiver acordado em um ambiente rural, pode perceber arbustos e árvores ou construções distantes no campo visual esquerdo, mas, quando recorre ao lado direto, ele constata que aquelas coisas não estão realmente lá. No entanto, as alucinações parecem fundir-se sem emendas com sua visão normal. Se estiver na bancada da co-

zinha, ele "vê" a bancada inteira, até no detalhe de perceber uma determinada tigela ou prato no lado esquerdo de sua visão — no entanto, desaparecem quando ele se vira, pois não estavam realmente lá. Mas ele sem dúvida *vê* a bancada inteira, sem nenhuma separação clara entre as partes componentes da alucinação e as da percepção real.

Poderíamos pensar que, por ser normal e detalhada, a percepção visual do lado direito mostraria imediatamente a Gordon H. a relativa pobreza do constructo mental, a alucinação à sua esquerda. Entretanto, diz seu filho, ele não sabe diferenciar entre as duas; não existe a noção de uma fronteira, e as duas metades parecem contínuas. O caso de Gordon H. é único, pelo que eu saiba.[2] Ele não tem nada parecido com as alucinações esquisitas, obviamente fora do contexto, comumente relatadas na hemianopsia. Suas alucinações misturam-se perfeitamente ao seu ambiente e parecem "completar" a percepção que lhe falta.

Em 1899, Gabriel Anton descreveu uma síndrome singular na qual pacientes totalmente cegos em razão de um dano cortical (a maioria em decorrência de acidente vascular que afetou os lobos occipitais de ambos os lados) pareciam não se aperceber de sua cegueira. Esses pacientes podiam ser mentalmente sãos e intactos em todos os outros aspectos, mas garantiam que sua visão estava perfeita. Eles até se comportavam como se enxergassem, andando sem medo em lugares desconhecidos. Se, ao fazer isso, colidissem com um móvel, diziam que ele fora movido, que a sala estava mal iluminada e coisas do gênero. Um paciente com a síndrome de Anton descreve um estranho na sala, se lhe pedirem, com fluência e confiança, embora sem acertar coisa alguma. Nenhum argumento, nenhuma evidência, nenhum apelo à razão ou ao bom senso os convence do contrário.

Não se sabe por que a síndrome de Anton produz essas cren-

[2] Recebi uma carta de James Lance na qual ele comenta: "Nunca encontrei alucinação que abranja informações do ambiente próximo como as do sr. H.".

ças errôneas mas inabaláveis. Encontramos convicções irrefutáveis análogas em pacientes que perdem a percepção de seu lado esquerdo e do lado esquerdo no espaço, mas afirmam que não está faltando nada, muito embora possamos demonstrar-lhes convincentemente que eles vivem em um hemiuniverso. Essas síndromes — conhecidas como anosognosias — ocorrem apenas quando há dano na metade direita do cérebro, a metade que parece especialmente ligada ao senso da identidade corporal.

Uma característica ainda mais estranha dessa síndrome foi descrita em 1984 num artigo de Barbara E. Swartz e John C. M. Brust. O paciente deles era um homem inteligente que perdera a visão de ambos os olhos por lesões retinianas. Normalmente ele reconhecia que era cego e se comportava como tal. No entanto, ele era alcoólatra, e em duas ocasiões, tendo bebido muito, acreditou que sua visão retornara. Swartz e Brust escreveram:

> Durante esses episódios, ele acreditou que enxergava; por exemplo, andou para todo lado sem pedir ajuda, viu televisão e disse que podia falar sobre o programa com os amigos [...] [Ele] não era capaz de ver a linha 20/800 em uma tabela de acuidade visual, nem de detectar uma luz brilhante ou movimentos de mão diante de seu olho esquerdo. Ainda assim, garantiu que podia ver, e em resposta a perguntas ele apresentou confabulações plausíveis — por exemplo, descreveu a sala de exame e a aparência de dois médicos com quem ele estava falando. Em muitos detalhes suas descrições estavam erradas, mas ele não reconheceu os erros. No entanto, admitiu que também via coisas que não estavam realmente ali. Por exemplo, disse que a sala de exame estava cheia de crianças, todas usando roupas parecidas, algumas entrando e saindo da sala através das paredes. Ele também descreveu um cão num canto roendo um osso, depois comentou que as paredes e o chão da sala eram de cor laranja. As crianças, o cão e as cores das paredes ele reconheceu como alucinações, mas insistiu em que suas outras experiências visuais eram reais.

Voltando a Gordon H., meu palpite é que o dano em seu lobo occipital direito produziu uma síndrome de Anton unilateral (embora eu não saiba se uma síndrome assim já foi descrita).

Suas alucinações (em contraste com as dos pacientes de Lance) são baseadas e moldadas no que ele percebe com a parte intacta de seu campo visual e se fundem perfeitamente com sua percepção intacta à direita.

O sr. H. só precisa virar a cabeça para descobrir que está enganado, mas isso não abala sua convicção de que ele pode enxergar igualmente dos dois lados. Se insistirem, ele pode aceitar o termo "alucinação", mas, se o fizer ele deve sentir que, em seu caso, a alucinação é verídica, que ele está tendo alucinação com a realidade.

10
DELÍRIOS

No meu tempo de estudante de medicina na Londres dos anos 1950, vi no Hospital de Middlesex muitos pacientes com delírio, estados de flutuação da consciência causados, às vezes, por infecções com febre alta ou por problemas como insuficiência dos rins ou do fígado, doença pulmonar ou diabetes mal controlado; todas essas condições podem produzir mudanças drásticas na química do sangue. Alguns pacientes deliravam em consequência de medicação, especialmente os que recebiam morfina ou outros opiáceos para aliviar a dor. Os pacientes com delírio estavam quase sempre nas alas médicas ou cirúrgicas, e não nas neurológicas ou psiquiátricas, pois em geral o delírio indica um problema médico, uma consequência de algo que afeta o corpo como um todo, inclusive o cérebro, e desaparece assim que o problema médico é sanado.

É possível que a idade, mesmo com um funcionamento intelectual pleno, aumente o risco de alucinação ou delírio em resposta a problemas médicos e medicação, ainda mais com a polifarmácia tão frequentemente praticada na medicina atual. Como trabalho em vários lares para idosos, de vez em quando vejo pacientes tratados com doze ou mais medicações, as quais podem interagir umas com as outras de modos complexos, e, não raro, empurrar o paciente para o delírio.[1]

---

[1] Além do delírio manifesto que pode estar associado a problemas de saúde possivelmente letais, não é raro pessoas terem delírios tão leves que nem lhes ocorre procurar um médico, e elas próprias podem acabar desconsiderando ou esquecendo esses delírios. Gowers escreveu em 1907 que a enxaqueca é "frequentemente acompanhada por um delírio silencioso do qual nada é lembrado depois".

Tivemos um paciente em uma ala médica do Hospital de Middlesex, Gerald P., que estava morrendo de insuficiência renal — seus rins não conseguiam mais reduzir os níveis tóxicos de ureia que se acumulavam em seu sangue, e ele delirava. O sr. P. passara grande parte da vida administrando fazendas de chá no Sri Lanka. Li isso em seu prontuário, mas também poderia ter deduzido pelas coisas que ele dizia em seu delírio. Ele falava sem parar, com grandes saltos de associação entre um pensamento e outro. Para meu orientador, o sr. P. estava "dizendo disparates", e a princípio não consegui entender nada do que ele dizia. No entanto, quanto mais eu ouvia, mais entendia. Comecei a passar o maior tempo que podia com ele, às vezes duas ou três horas por dia. Comecei a ver como fato e fantasia se misturavam na forma hieroglífica de seu delírio, como ele estava revivendo eventos e paixões de uma vida longa e variada, e às vezes tendo alucinações com eles. Eu tinha a impressão de ser uma testemunha nos sonhos dele. De início o sr. P. não falava com nenhuma pessoa específica; mas, assim que comecei a lhe fazer perguntas, ele respondeu. Acho que ficou satisfeito por ter alguém a ouvi-lo; ele se tornou menos agitado, mais coerente em seu delírio. Morreu tranquilamente alguns dias depois.

Em 1966, quando comecei minha prática como jovem neurologista, fui trabalhar no Hospital Beth Abraham, no Bronx, uma instituição para pacientes com doenças crônicas. Um dos pacientes, Michael F., era um homem inteligente que, além de outros problemas, tinha o fígado cirrótico gravemente danificado em consequência de uma hepatite infecciosa severa. O pouco de fígado que lhe restava não conseguia processar uma dieta nor-

---

Nunca houve coerência na definição de delírio, e, como salientaram Dimitrios Adamis e seus colegas em sua análise crítica do tema, ele frequentemente é confundido com demência e outras condições. Hipócrates, eles escreveram, "usou cerca de dezesseis palavras para denotar e nomear a síndrome clínica que hoje chamamos de delírio". Houve confusão adicional com a medicalização da insanidade no século XIX, como observou German Berrios, e a insanidade foi chamada de *délire chronique*. Mesmo atualmente a terminologia é ambígua, e alguns se referem ao delírio como "psicose tóxica".

mal, e era preciso restringir rigorosamente sua ingestão de proteínas. Michael sofria muito com isso e, de vez em quando, "trapaceava" comendo queijo, que ele adorava. Mas um dia ele aparentemente exagerou e foi encontrado quase em coma. Fui chamado imediatamente. Quando cheguei, encontrei-o em um estado extraordinário que se alternava entre estupor e agitação delirante. Havia breves períodos em que ele "voltava a si" e permitia alguns vislumbres do que estava acontecendo. "Estou fora deste mundo", ele disse. "Estou dopado com proteína."

Quando lhe perguntei como era o estado em que ele se achava, ele respondeu "como um sonho, confuso, meio louco, espaçado. Mas também sei que estou viajando". Sua atenção parecia pular depressa de uma coisa para outra, quase aleatoriamente. Ele estava muito inquieto e tinha vários tipos de movimentos involuntários. Na época eu tinha meu próprio aparelho de eletroencefalografia. Levei-o para o quarto do sr. F. e constatei que suas ondas cerebrais estavam drasticamente desaceleradas — seu eletroencefalograma mostrava clássicas "ondas hepáticas" lentas, além de outras anormalidades. Depois de retomar sua dieta de baixa proteína, em 24 horas o sr. F. já voltara ao normal, e seu EEG também.

Muitas pessoas, especialmente crianças, têm delírio quando estão com febre alta. Uma mulher, Erica S., recordou seu caso em uma carta que me escreveu:

> Eu tinha onze anos e estava em casa, sem poder ir à escola, com catapora e febre alta. [...] Durante um pico de febre, tive uma alucinação assustadora durante um tempo que me pareceu muito longo. Meu corpo parecia encolher e crescer. [...] A cada respiração, eu tinha a impressão de que meu corpo inchava, inchava até eu ter certeza de que minha pele explodiria como um balão. E quando a sensação se tornava excruciante e eu sentia que de repente me transformava de uma criança de tamanho normal em uma pessoa grotescamente gorda [...] como uma pessoa-balão [...] eu olhava para o meu corpo, certa de que ve-

> ria minhas entranhas irromperem da pele insuficiente para contê-las, e sangue jorrar dos orifícios aumentados que não podiam reter meu corpo inchado. Mas então eu "via" a minha pessoa de tamanho normal [...] e olhar revertia o processo. [...] Eu sentia então que meu corpo estava encolhendo. Meus braços e pernas ficavam cada vez mais finos [...] depois magros, depois emaciados, depois fininhos como nos desenhos animados (como as pernas do Mickey Mouse em *Steamboat Willie*), e por fim delgados como um lápis, e eu pensava que meu corpo iria desaparecer completamente.

Josée B. também me escreveu sobre a "síndrome de Alice no País das Maravilhas" que ela tinha na infância quando estava febril. Lembrou que se sentia "incrivelmente pequena ou incrivelmente grande, e às vezes as duas coisas ao mesmo tempo". Também tinha distorções de propriocepção, na percepção da posição do corpo. "Uma noite, eu não conseguia dormir na minha cama. Toda vez que me deitava ali, sentia que estava de pé." Tinha também alucinação visual: "De repente, vi caubóis atirando maçãs em mim. Pulei no toucador da minha mãe para me esconder atrás de um bastão de batom".

Outra mulher, Ellen R., tinha alucinações visuais com uma qualidade rítmica, pulsante:

> Eu "via" uma superfície lisa, como vidro, ou como a superfície de um lago. [...] Anéis concêntricos alastravam-se do centro para as bordas externas, como quando jogamos uma pedra na água. Esse ritmo começava devagar [mas] [...] acabava se acelerando, a superfície se agitava sem parar e, com isso, minha agitação também se intensificava. Por fim, o ritmo diminuía, a superfície voltava a alisar-se, eu sentia alívio e me acalmava.

Em alguns episódios de delírio pode haver um zumbido grave que aumenta e diminui de modo semelhante.

Enquanto muitas pessoas dizem sentir dilatações da imagem corporal, Devon B., quando febril, sentia uma expansão mental ou intelectual:

> O mais estranho era que não eram alucinações sensoriais, e sim uma alucinação de uma ideia abstrata [...] um súbito medo de um número imenso e crescente (ou de uma coisa, porém uma coisa nunca definida). [...] Lembro-me de andar de uma ponta a outra de um corredor [...] em um crescente estado de pânico e pavor de um número impossível que crescia exponencialmente. [...] Meu medo era que esse número estivesse violando algum preceito muito básico do mundo [...] uma suposição nossa que não devia absolutamente ser violada.

Essa carta me fez pensar nos delírios aritméticos sofridos por Vladimir Nabokov, que lutava contra números impossivelmente grandes, como ele descreveu em sua autobiografia *A pessoa em questão*:

> Quando menino eu mostrava uma excepcional aptidão para a matemática, perdida em minha juventude singularmente desprovida de talentos. Esse dom teve um papel horrível em lutas contra amigdalites ou escarlatina, quando eu sentia que enormes esferas e números imensos inchavam sem parar no meu cérebro dolorido. [...] Eu lera [...] sobre um matemático hindu que em exatamente dois segundos conseguia calcular a décima sétima raiz de, por exemplo, 3529471145760275132301897342055866171392 (não tenho certeza se anotei isso direito; de qualquer modo, a raiz era 212). Eram esses os monstros que floresciam em meu delírio, e o único modo de impedir que crescessem tanto a ponto de me empurrar para fora de mim mesmo era matá-los extraindo seu coração. Mas eles eram fortes demais, e eu me sentava e laboriosamente formava frases truncadas enquanto tentava explicar as coisas para minha mãe. Na base do meu delírio ela reconheceu sensações que ela própria tivera, e sua compreensão trouxe meu universo em expansão de volta a uma norma newtoniana.

Para algumas pessoas, as alucinações e as ideias estranhas que ocorrem no delírio podem, efetivamente ou aparentemente, proporcionar momentos de rica verdade emocional, como também fazem certos sonhos ou experiências psicodélicas. Também pode haver revelações ou descortinos de profunda verdade intelectual. Em 1858, Alfred Russel Wallace, que passara uma década em viagens pelo mundo, coletando espécimes de plantas e animais e refletindo sobre o problema da evolução, subitamente concebeu a ideia da seleção natural durante um ataque de malária. Sua carta a Darwin apresentando sua teoria impeliu Darwin a publicar *A origem das espécies* no ano seguinte.

Robert Hughes, na introdução de seu livro sobre Goya, escreve a respeito de um prolongado delírio durante sua recuperação de um acidente de carro quase fatal. Ele ficou em coma por cinco semanas e hospitalizado por quase sete meses. Na unidade de cuidados intensivos, escreveu,

> A consciência [...] é estranhamente afetada pelas drogas, pela intubação, pelas luzes violentas e contínuas, e por sua própria imobilidade. Esse somatório provoca o aparecimento de prolongados sonhos narrativos, ou alucinações, ou pesadelos. Que são muito mais pesados e mais envolventes que os sonhos normais quando se dorme, e têm a característica horrenda da inevitabilidade; não há nada fora deles, e o tempo é inteiramente perdido em seu emaranhado. A maior parte do tempo, eu sonhei com Goya. Ele não era o artista real, é claro, mas uma projeção dos meus medos. O livro que eu pretendera escrever sobre ele havia se chocado contra a parede; eu havia estado bloqueado durante anos, antes do acidente.

Nesse estranho delírio, escreveu Hughes, um Goya transformado parecia zombar dele, atormentá-lo, prendê-lo em um limbo infernal. Por fim, Hughes interpretou essa "visão bizarra e obsessiva":

> Eu tinha ambicionado "capturar" Goya por escrito e, em vez disso, ele me aprisionara. Meu entusiasmo ignorante havia me arrastado para uma armadilha, da qual não havia uma fuga evidente. Não somente não poderia fazê-lo; meu objeto sabia disso, e achava minha incapacidade histericamente engraçada. Havia uma única maneira de escapar dessa relação humilhante, que era destroçá-la. [...] Goya assumira uma tal importância na minha vida subjetiva que, mesmo se eu pudesse, ou não, tratá-lo com a corre-

ção merecida no que escrevesse, não poderia desistir dele. Foi como dominar e vencer o bloqueio de um escritor, através da explosão do edifício em cujo corredor ele havia ocorrido.

Alethea Hayter, em seu livro *Opium and the romantic imagination*, escreveu que o artista italiano Piranesi, "segundo se acreditava, concebera a ideia de suas gravuras das Prisões Imaginárias quando estava delirante de malária", uma doença que ele contraíra

> enquanto explorava ruínas dos monumentos da Roma Antiga [...] em meio aos miasmas noturnos daquela planície pantanosa. Era inevitável que a malária o acometesse; e as visões delirantes, quando chegaram, talvez devessem algo ao ópio tanto quanto à temperatura elevada, já que na época o ópio era um remédio normal contra sezão ou malária [...] As imagens que nasciam durante sua febre delirante foram executadas e elaboradas ao longo de muitos anos de trabalho intenso totalmente consciente e controlado.

O delírio pode produzir alucinações musicais, como escreveu Kate E.:

> Eu tinha uns onze anos, estava de cama com febre, quando ouvi uma música celestial. Achei que fosse um coro de anjos, apesar de estranhar, pois não acredito nem nunca acreditei em céu nem em anjos. Por isso, concluí que devia ser um coral cantando músicas de Natal à porta de casa. Depois de um minuto mais ou menos, me dei conta de que era primavera e eu só podia estar tendo uma alucinação.

Algumas pessoas escreveram-me contando que tiveram alucinações *visuais* com música e viram notação musical pelas paredes e no teto. Uma delas, Christy C., recorda:

> Na infância eu tinha febre alta quando adoecia. A cada episódio, sofria alucinação. Uma delas era uma alucinação óptica que envolvia notas musicais e estrofes. Eu não ouvia música. Quando a febre era alta, eu via notas e linhas de clave, embaralhadas e fora

> de ordem. As notas eram bravas, e eu me sentia incomodada. As linhas e notas estavam fora de controle, às vezes emboladas. Por horas eu tentava arrumá-las mentalmente, pô-las em harmonia ou ordem. Essa mesma alucinação me aflige na idade adulta quando tenho febre.

Também podem ocorrer alucinações táteis durante febre alta ou delírio, como descreveu Johnny M.: "Quando tinha febre alta na infância, eu sofria alucinações táteis muito estranhas [...] os dedos de uma enfermeira mudavam de bela porcelana lisa para gravetos grosseiros e quebradiços, ou meus lençóis passavam de delicioso cetim a cobertores encharcados e pesados".

As febres talvez sejam a causa mais comum de delírio, mas pode haver uma causa metabólica ou tóxica mais óbvia, como ocorreu recentemente com minha amiga Isabelle R., que é médica. Ela passou dois meses sentindo fraqueza crescente e ocasional confusão mental; por fim, deixou de apresentar reações e foi levada ao hospital, onde teve um rebuscado delírio com alucinações e delusões. Ela estava convencida de que havia um laboratório secreto atrás de um quadro na parede em seu quarto no hospital — e de que eu estava chefiando uma série de experimentos sobre ela. Descobrimos que ela estava com níveis altíssimos de cálcio e vitamina D (vinha tomando doses elevadas contra osteoporose); assim que esses níveis tóxicos baixaram, seu delírio cessou e ela voltou ao normal.

O delírio é classicamente associado a toxicidade alcoólica ou abstinência de álcool. Emil Kraepelin, em seu clássico *Lectures on clinical psychiatry,* de 1904, incluiu o relato sobre um albergueiro que teve *delirium tremens* por beber de seis a sete litros de vinho por dia. Ele se tornou agitado e imerso em um estado de sonho no qual, escreveu Kraepelin,

> percepções particulares reais [...] misturam-se a numerosas percepções falsas muito vívidas, especialmente da visão e da audição. E, como em um sonho, toda uma série de eventos muito es-

> tranhos e notáveis ocorre com ocasionais mudanças súbitas de cena. [...] Dadas as vívidas alucinações da visão, a agitação, os fortes tremores e o cheiro de álcool, temos todas as características essenciais da condição clínica denominada *delirium tremens*.

O albergueiro também tinha alguns delírios, talvez produzidos por suas alucinações:

> Ficamos sabendo, fazendo-lhe perguntas, que ele será executado por eletricidade e também que será baleado. "O quadro não está bem pintado", ele diz; "a cada momento alguém está ora aqui, ora ali, à minha espera, com um revólver. Quando abro os olhos, eles somem." Ele diz que um líquido fétido foi injetado em sua cabeça e em seus dedos dos pés, e isso causa as imagens [que ele] toma pela realidade. [...] Ele olha avidamente pela janela, onde vê casas e árvores que somem e reaparecem. Com uma leve pressão sobre os olhos, ele primeiro vê centelhas, depois uma lebre, um quadro, um lavatório, uma meia-lua e uma cabeça humana, de início embaçados e depois em cores.

Embora delírios como esses do albergueiro possam ser incoerentes, sem nenhum tema ou fio condutor, outros dão uma sensação de jornada, ou de filme ou peça teatral, e assim trazem coerência e sentido às alucinações. Anne M. teve uma experiência desse tipo depois de uma febre alta por vários dias. Primeiro ela via padrões sempre que fechava os olhos para adormecer; ela os descreveu como semelhantes aos desenhos de Escher em sua complexidade e simetria:

> Os desenhos iniciais eram geométricos, mas depois evoluíram para monstros e outras criaturas muito desagradáveis. [...] Não eram em cores. Não gostei nada disso, pois queria dormir. Assim que um desenho se completava, era copiado, e todos os quatro, seis ou oito quadrantes do meu campo visual se enchiam dessas figuras idênticas.

Esses desenhos foram sucedidos por imagens ricamente coloridas que lembravam pinturas de Brueghel. Cada vez mais, essas também se encheram de monstros e se subdividiram, em poliopia, num conjunto de minúsculos Brueghel idênticos.

Então uma mudança mais radical aconteceu. Anne se viu no fundo "de um ônibus chinês dos anos 1950, em uma excursão de propaganda de igrejas cristãs chinesas". Ela se lembra de assistir a um filme sobre liberdade religiosa projetado na janela traseira do ônibus. Mas o ponto de vista mudava constantemente — tanto o filme como o ônibus se inclinavam subitamente em ângulos estranhos, e em certo momento não estava claro se uma torre de igreja que ela via era "real", fora do ônibus, ou parte do filme. Sua estranha jornada durou a maior parte de uma noite febril e insone.

As alucinações de Anne só surgiam quando ela fechava os olhos, e sumiam assim que os abria.[2] Mas outros delírios podem produzir alucinações que parecem estar presentes no ambiente real, vistas com os olhos abertos.

Em 1996, eu estava viajando pelo Brasil quando comecei a ter elaborados sonhos narrativos com cores extremamente brilhantes e qualidade quase litográfica. Eles pareciam durar a noite inteira e ocorrer todas as noites. Tive gastrenterite com febre, e supus que aqueles sonhos estranhos fossem consequência dessa condição, agravados, talvez, pela emoção de navegar pelo Amazonas. Pensei que os sonhos delirantes cessariam quando a febre passasse e eu voltasse a Nova York. Ao contrário, eles aumentaram e se tornaram mais intensos do que nunca. Lembravam um pouco um romance do século XIX, ou talvez uma versão desses romances para uma minissérie de televisão. Eram visões muito detalhadas, nas quais todos os personagens se vestiam, se comportavam e falavam exatamente como o fariam em um romance

---

[2] Imagens que surgem em delírios com os olhos fechados e somem quando eles são abertos também foram descritas por John Maynard Keynes em seu relato biográfico "Dr. Melchior":

> De volta a Paris, eu estava me sentindo muito mal, e dois dias depois caí de cama. Seguiu-se uma febre alta. [...] Permaneci em minha suíte no Majestic, quase delirante, e a imagem do padrão em relevo do papel de parede *art nouveau* atacava de tal modo minhas sensibilidades na escuridão que era um alívio acender a luz e, percebendo a realidade, livrar-me por um momento da pressão ainda mais hedionda de seus contornos imaginados.

de Jane Austen. (Isso me espantou, pois eu nunca tive muita razão ou sensibilidade social, e meu gosto para romances está mais para Dickens do que para Austen.) Eu me levantava de quando em quando durante a noite, molhava o rosto com água fria, esvaziava a bexiga ou tomava uma xícara de chá, mas, assim que voltava para a cama e fechava os olhos, lá estava eu de volta ao meu mundo *à la* Jane Austen. O sonho avançara um pouco enquanto eu saíra da cama, e, quando eu tornava a entrar nele, era como se a narrativa houvesse prosseguido na minha ausência. Algum tempo se passara, coisas haviam acontecido, alguns personagens tinham desaparecido ou morrido e outros agora estavam no palco. Esses sonhos, ou delírios, ou alucinações, seja lá o que forem, aconteciam todas as noites e interferiam em meu sono normal. Fui ficando cada vez mais exausto com a privação de sono. Falava a meu analista sobre esses "sonhos" que eu recordava minuciosamente, ao contrário dos sonhos normais. Ele disse: "O que está acontecendo? Você produziu mais sonhos nestas duas últimas semanas do que nos últimos vinte anos. Está tomando alguma coisa?".

Respondi que não, mas depois me lembrei de que tomara doses semanais da droga antimalárica Lariam antes de viajar para a Amazônia e que haviam sido prescritas outras duas ou três doses depois que eu voltasse de lá.

Fui pesquisar sobre a droga no *Physician's desk reference*, e de fato o livro mencionava sonhos ou pesadelos excessivamente vívidos ou coloridos, alucinações e psicoses como efeitos colaterais, porém com incidência inferior a 1%. Consultei meu amigo Kevin Cahill, especialista em medicina tropical, e ele disse que calculava a incidência de sonhos excessivamente vívidos ou coloridos por volta de 30%, e que as alucinações ou psicoses completas eram consideravelmente mais raras. Perguntei quanto tempo mais durariam aqueles sonhos. Um mês ou mais, ele disse, pois o Lariam tinha meia-vida muito longa e demoraria tudo isso para ser eliminado do corpo. Meus sonhos oitocentistas desapareceram gradualmente, mas o processo foi moroso.

O poeta Richard Howard mergulhou num delírio de vários dias depois de uma cirurgia nas costas. No dia seguinte à operação, deitado no leito do hospital, olhando para o alto, ele viu pequenos animais em toda a borda do teto. Tinham tamanho de camundongo, mas cabeça de veado; eram vívidos: sólidos, com cores de animais e movimentos de criaturas vivas. "Eu sabia que eram reais", ele disse, e se espantou quando seu companheiro chegou ao hospital e não conseguiu vê-los. Isso não abalou a convicção de Richard. Ele simplesmente não entendeu como é que seu companheiro, um artista, podia ser tão cego (afinal de contas, geralmente o bom em ver coisas era ele). Não lhe passou pela cabeça que pudesse estar tendo uma alucinação. Ele achou esse fenômeno notável ("Não estou acostumado a frisos de cabeças de veado ou corpos de camundongo"), mas aceitou aquilo como real.

No dia seguinte, Richard, que leciona literatura na universidade, começou a ter outra visão extraordinária, um "quadro vivo literário". Os médicos, enfermeiras e funcionários do hospital, fantasiados de personagens de romances do século XIX, estavam ensaiando para o quadro vivo. Richard ficou muito impressionado com a qualidade do trabalho deles, embora compreendesse que alguns outros observadores talvez pudessem ser mais críticos. Os "atores" conversavam livremente entre si e com Richard. O quadro vivo, ele podia ver, acontecia em vários andares do hospital simultaneamente; os pisos pareciam-lhe transparentes, e assim ele podia assistir ao mesmo tempo a todos os níveis da apresentação. Os participantes do ensaio pediram sua opinião, e ele respondeu que achava tudo esplêndido, elaborado com muita inteligência e beleza. Seis anos depois, ao me contar essa história, ele sorriu e disse que até recordá-la era agradável. "Foi um momento muito privilegiado", ele disse.

Quando entravam visitas reais, o quadro vivo desaparecia, e Richard, alerta e orientado, conversava do seu modo costumeiro. Mas, assim que as pessoas saíam, o quadro vivo recomeçava. Richard é um homem de mente perspicaz e crítica, mas ao que parece sua faculdade crítica esteve suspensa durante seu delírio, que durou três dias e foi, talvez, provocado por opiáceos e outras drogas.

Richard é grande admirador de Henry James, e acontece que James também teve um delírio, um delírio terminal, em dezembro de 1915, associado a pneumonia e febre alta. Fred Kaplan descreve o episódio em sua biografia do escritor:

> Ele havia entrado em outro mundo imaginativo, um mundo ligado ao começo de sua vida de escritor, ao mundo napoleônico que fora toda a vida uma metáfora para o poder da arte, para o império de sua própria criação. Começou a ditar notas para um novo romance, "fragmentos do livro que ele imagina estar escrevendo". Como se agora estivesse criando um romance no qual sua própria consciência alterada era o centro dramático, ele ditou uma visão de si mesmo como Napoleão e de sua família como os Bonaparte imperiais. [...] Ele se apoderou de William e Alice com sua mão de regente, dirigindo-se a seus "queridos e muito estimados irmão e irmã". A eles, a quem havia concedido países, agora dava a responsabilidade de supervisionar os detalhados planos que ele criara para "a decoração de certos apartamentos, aqui no Louvre e nas Tulherias, que vocês encontrarão minuciosamente explicados aos artistas e operários que os executarão". [...] Ele próprio era a "águia imperial".
>
> Ao escrever o ditado, Theodora [sua secretária] quase não suportou. "É muito doloroso fazer isso, apesar de ser extraordinário que a mente dele conserve a capacidade de criar sentenças perfeitamente características."

Outros também reconheceram isso, e disseram que, embora o mestre estivesse delirando, seu estilo era "puro James", ou, mais ainda, "James recente".

Às vezes a abstinência de drogas ou álcool pode causar um delírio dominado por vozes alucinatórias e delusões: um delírio que é, efetivamente, uma psicose tóxica, ainda que a pessoa não seja esquizofrênica e jamais tenha tido psicose antes. Evelyn Waugh fez um extraordinário relato sobre esse assunto em seu romance autobiográfico *A provação de Gilbert Pinfold.*[3] Waugh bebera muito por anos, e em algum momento nos anos 1950 ele adicionou uma forte dose de sonífero (um elixir de hidrato de cloral e brometo) ao álcool. E foi aumentando essa dose, como escreveu sobre seu *alter ego* Gilbert Pinfold: "Ele não tinha o cuidado de dosar. Despejava no copo quanto lhe dava na veneta, e, se o que tomava era insuficiente e ele acordasse de madrugada, saía da cama e procurava, trôpego, a garrafa e o segundo gole".

Sentindo-se doente e instável, com a memória ocasionalmente lhe pregando peças, Pinfold conclui que uma viagem de navio à Índia poderia ser restauradora. Sua poção para dormir esgota-se depois de dois ou três dias, mas ele continua a beber em níveis elevados. Mal o navio zarpa, ele começa a ter alucinações auditivas; a maioria é de vozes, mas às vezes ele ouve música, um cão latindo, o som de uma surra assassina aplicada pelo capitão do navio em sua amante, e o som de uma imensa massa de metal sendo jogada pela amurada. Visualmente, tudo e todos parecem normais — um navio tranquilo com tripulação e passageiros sem nada de especial, passando em paz por Gibraltar, entrando no Mediterrâneo. Mas delírios complexos e às vezes ridículos são engendrados por suas alucinações auditivas; ele pensa, por exemplo, que a Espanha decretou a soberania sobre Gibraltar e se apossará do navio, e que seus perseguidores possuem máquinas de ler e divulgar pensamentos.

Algumas das vozes falam diretamente com ele — sarcásticas, hostis, acusadoras, sugerem frequentemente que ele se suicide —, mas há também uma voz doce (a irmã de seus algozes,

---

[3] Em uma nota preambular de uma edição posterior, Waugh escreveu: "Três anos atrás o sr. Waugh sofreu um breve ataque de alucinações parecidas com o que aqui se descreve. [...] O sr. Waugh não nega que o 'sr. Pinfold' se baseia muito nele mesmo". Podemos, pois, aceitar *As provações* como um "relato de caso" autobiográfico de uma psicose, uma psicose orgânica, ainda que escrita com observação e descrição magistrais — e um clima de trama e suspense — não encontradas em nenhum relato de caso puramente médico.

W. H. Auden disse que Waugh não havia "aprendido nada" com sua provação, mas pelo menos ela lhe permitiu escrever um relato biográfico ricamente cômico, um novo caminho, bem diferente de qualquer coisa que ele escrevera anteriormente.

ele pensa), que diz estar apaixonada por ele e pergunta se ele a ama. Pinfold diz que precisa vê-la, além de ouvi-la, mas ela diz que isso é impossível, que é "contra as Regras". As alucinações de Pinfold são exclusivamente auditivas, e ele não é "autorizado" a ver quem fala, pois isso poderia desfazer a ilusão.

Delírios e psicoses elaborados como esses, assim como certos sonhos, derivam de um processo que ocorre "de cima para baixo" tanto quanto "de baixo para cima". São erupções, semelhantes às vulcânicas, que irrompem de níveis "inferiores" do cérebro — o córtex de associação sensitiva, os circuitos hipocampais e o sistema límbico; mas também são moldados pelas faculdades intelectuais, emocionais e imaginativas do indivíduo, e pelas crenças e pelo estilo da cultura na qual ele está inserido.

Muitos distúrbios médicos e neurológicos, assim como todo tipo de drogas (usadas para fins terapêuticos ou recreativos), podem produzir essas psicoses "orgânicas" temporárias. Um paciente que tenho vividamente na memória é um pós-encefalítico, um homem muito culto e cativante, Seymour L. (discorro brevemente sobre ele e suas alucinações em *Tempo de despertar*). Depois de tomar uma dose bem pequena de levodopa contra seu parkinsonismo, Seymour tornou-se patologicamente excitado e, sobretudo, começou a ouvir vozes. Um dia ele veio falar comigo. Ele falou que eu era um homem bondoso, por isso ele ficara horrorizado ao me ouvir dizer "Seymour, pegue seu chapéu e seu casaco, vá para o telhado do hospital e pule".

Repliquei que nem em sonho eu lhe diria uma coisa dessas, e que ele com certeza estava tendo uma alucinação. "Você me viu?", perguntei.

"Não", ele respondeu. "Apenas ouvi."

"Se ouvir de novo a voz, olhe em volta e me procure", eu disse. "Se não me vir, terá certeza de que é uma alucinação." Seymour refletiu um pouco, depois balançou a cabeça, discordando.

"Não vai dar certo", falou.

No dia seguinte ele tornou a ouvir minha voz dizendo-lhe

para pegar o chapéu e o casaco, ir para o telhado do hospital e pular, só que a voz acrescentou "E não precisa olhar em volta, pois eu estou mesmo aqui". Felizmente ele foi capaz de resistir à ordem de pular, e, quando interrompemos sua levodopa, as vozes também pararam. (Três anos depois, Seymour tentou novamente tratar-se com levodopa, e dessa vez a resposta foi excelente, sem nenhum delírio nem psicose.)

11
NO LIMIAR DO SONO

Em 1992, recebi uma carta de Robert Utter, um australiano que me ouvira falar sobre aura de enxaqueca na televisão. Ele escreveu: "O senhor mencionou que algumas pessoas com enxaqueca veem elaborados padrões [...] e disse que eles poderiam, talvez, ser uma manifestação de alguma função geradora de padrões existente profundamente no cérebro". Isso o fez lembrar-se do que lhe acontecia rotineiramente assim que ia para a cama:

> Em geral ocorre no momento em que pouso a cabeça no travesseiro à noite; meus olhos se fecham e [...] vejo imagens na mente. Não são figuras; mais comumente são padrões ou texturas, por exemplo, formas repetidas, ou sombras de formas, ou um item de uma imagem, como grama numa paisagem, veios de madeira, ondas pequeninas ou gotas de chuva [...] que se transformam de modos extraordinários e em alta velocidade. As formas se replicam, multiplicam, revertem em negativo etc. Cores são adicionadas, pintadas, subtraídas. As texturas fascinam; grama torna-se pelo, que se transforma em folículos de cabelo, que se tornam ondulação, linhas luminosas dançantes e inúmeras outras variações e todos os sutis gradientes entre elas que minhas palavras são demasiado grosseiras para descrever.
>
> Essas imagens e suas mudanças subsequentes aparecem e se desvanecem sem meu controle. É uma experiência fugidia, que às vezes dura uns poucos segundos, às vezes minutos. Não posso predizer quando surgirão. Parecem ocorrer não em meus olhos, mas em alguma dimensão do espaço à minha frente. A força das imagens varia de quase imperceptível a vívida, como uma ima-

> gem em um sonho. Mas, em contraste com os sonhos, elas não têm absolutamente nenhuma implicação emocional. Embora sejam fascinantes, não me sinto tocado por elas. [...] Toda a experiência parece não ter significado.

Ele se perguntava se essas imagens mentais queriam dizer que, na ausência da percepção, a parte visual do cérebro "fica à toa".

O que o sr. Utter descreveu tão vividamente não são sonhos, e sim imagens involuntárias ou quase alucinações que aparecem pouco antes de adormecer — alucinações hipnagógicas, para usar o termo cunhado pelo psicólogo francês Alfred Maury em 1848. Estima-se que elas ocorram na maioria das pessoas, pelo menos ocasionalmente, embora possam ser tão sutis que passam despercebidas.

Enquanto as observações originais de Maury eram todas sobre as próprias imagens mentais, Francis Galton nos deixou um dos primeiros estudos sistemáticos das alucinações hipnagógicas com base em informações de vários sujeitos. Em seu livro *Inquiries into human faculty*, de 1883, ele observou que pouquíssimas pessoas admitem logo de início ter esse tipo de imagens mentais. Só quando ele enviou questionários ressaltando as qualidades comuns e benignas dessas alucinações alguns de seus sujeitos se sentiram livres para falar sobre elas.

Galton surpreendeu-se porque também ele tinha alucinações hipnagógicas, mas foi preciso tempo e paciência para que ele se apercebesse disso. "Se me houvessem perguntado antes que me ocorresse fazer uma tentativa meticulosa, eu teria asseverado que meu campo de visão no escuro era essencialmente um negrume uniforme, sujeito a uma ocasional turvação luminosa arroxeada e outras pequenas variações", ele escreveu. No entanto, assim que começou a observar melhor, ele viu que

> ocorre continuamente uma mudança caleidoscópica de padrões e formas, mas são demasiado fugidias e elaboradas para que eu possa desenhar algo que pelo menos se aproxime da verdade. Estou assombrado com sua variedade. [...] Elas desaparecem da vista e da

memória no instante em que começo a pensar em qualquer coisa, e acho curioso que com tanta frequência elas sejam tão certamente presentes e, no entanto, costumem passar despercebidas.

Entre as numerosas pessoas que responderam ao questionário de Galton estava o reverendo George Henslow ("cujas visões", escreveu Galton, "são muito mais vívidas do que as minhas").[1] Uma das alucinações de Henslow começava com a visão de um arco, depois de uma flecha, em seguida uma saraivada de flechas que se transformavam em estrelas cadentes e depois em flocos de neve. Vinha então uma visão detalhada de uma reitoria, depois de um canteiro de tulipas. Havia imagens que mudavam rapidamente, e essas, Henslow afirmou, continham associações visuais (por exemplo, flechas que se tornam estrelas e depois flocos de neve), porém nenhuma continuidade narrativa. As imagens mentais de Henslow eram extremamente vívidas, mas não tinham a qualidade de um sonho ou de uma história.

Henslow frisou que essas alucinações diferiam muito das imagens mentais voluntárias; estas formavam-se devagar, parte por parte, como uma pintura, e pareciam pertencer à esfera da experiência cotidiana, ao passo que aquelas surgiam espontaneamente, sem ser evocadas, e já totalmente formadas. Suas alucinações hipnagógicas eram "com muita frequência belíssimas e intensamente brilhantes. Vidro lapidado (muito mais elaborado do que conscientemente já vi), ornamentos finamente filigranados de ouro e prata; vasos de flores dourados e prateados etc.; elaborados padrões coloridos de tapetes e matizes cintilantes".

Embora Galton destacasse essa descrição por sua clareza e detalhamento, Henslow foi apenas um dos muitos que descreveram visões essencialmente semelhantes quando estavam em um quarto tranquilo e escuro, prestes a adormecer. Essas visões tinham uma vividez que variava de imagens tênues como as que

---

[1] O reverendo Henslow era filho do botânico John Stevens Henslow, que foi professor de Darwin em Cambridge e usou sua influência para que ele conseguisse ser admitido como naturalista a bordo do *Beagle*.

o próprio Galton via a praticamente uma alucinação, embora esta nunca fosse confundida com a realidade.

Galton não considerava patológica essa propensão às visões hipnagógicas; achava que, embora alguns pudessem tê-las com frequência e vividamente sempre que o sono ia chegando, elas ocorriam para a maioria das pessoas (se não todas) ao menos de vez em quando. Era um fenômeno normal, embora condições especiais — a escuridão, ou olhos fechados, um estado mental passivo, a iminência do sono — fossem necessárias para produzi-lo.

Poucos cientistas além de Galton prestaram muita atenção às visões hipnagógicas até os anos 1950, quando Peter McKellar e colegas iniciaram uma investigação que duraria dez anos sobre as alucinações do limiar do sono, fazendo detalhadas observações de seu conteúdo e prevalência em uma população numerosa (o corpo discente da Universidade de Aberdeen) e comparando-as com outras formas de alucinação, especialmente as induzidas por mescalina. Nos anos 1960, conseguiram complementar suas observações fenomenológicas com estudos de EEG quando seus sujeitos passavam da vigília plena ao estado hipnagógico.

Mais da metade dos sujeitos de McKellar relatou imagens mentais hipnagógicas, e as alucinações auditivas (de vozes, sinos, ou animais, ou outros sons) eram tão comuns quanto as visuais. Muitos dos meus correspondentes também descrevem alucinações auditivas simples: latido de cão, toque de telefone, a enunciação de um nome.

Em seu livro *Upstate*, Edmund Wilson descreveu um tipo de alucinação hipnagógica que ocorre para muitas pessoas:

> Tenho a impressão de ouvir o telefone tocar de manhã pouco antes de estar completamente acordado. De início eu ia atender e descobria que não estava tocando. Agora simplesmente permaneço na cama e, se o som não se repetir, sei que é imaginário e não me levanto.

Antonella B. ouve música quando está prestes a adormecer. Na primeira vez em que isso aconteceu, ela escreveu: "ouvi uma música clássica muito bonita, tocada por uma grande orquestra, muito complexa e desconhecida". Em geral nenhuma imagem acompanha sua música, "apenas belos sons que enchem todo o meu cérebro".

Susan F., bibliotecária, teve muitas alucinações auditivas elaboradas, como ela explicou em carta:

> Há várias décadas, quando estou quase adormecendo, ouço falarem umas frases. São sempre gramaticalmente corretas, em geral em inglês, e ditas por um homem. (Em poucas ocasiões foram ditas por uma mulher, e uma vez numa língua que não entendi. Sei reconhecer as diferenças entre as línguas românicas, chinês, coreano, japonês, russo e polonês, mas não era nenhuma dessas.) Às vezes as frases são ordens, por exemplo, "Traga-me um copo d'água"; mas em outras ocasiões são apenas afirmações ou perguntas. No verão de 1993, anotei diariamente o que ouvia. Eis algumas das frases: "Uma vez ele estava andando à minha frente"; "Isto é seu, talvez"; "Você sabe como é a foto?"; "Mamãe quer biscoito"; "Sinto cheiro do unicórnio"; "Vá buscar um xampu".
>
> O que ouço não tem relação com o que li, vi, vivenciei ou recordei naquele dia, na véspera, na semana ou ano anteriores. Frequentemente, quando meu marido está dirigindo e estamos fazendo uma viagem longa, cochilo no carro. Nesses momentos, as frases vêm muito depressa. Cochilo por um segundo, ouço uma frase um instante antes de despertar, repito a frase para meu marido e volto a cochilar, ouço outra frase um instante antes de despertar, e assim por diante, até que decido acordar de uma vez e me manter acordada.

Em *A pessoa em questão,* Nabokov faz uma eloquente descrição de suas imagens mentais hipnagógicas auditivas e visuais:

> Até onde me recordo [...] sou sujeito a alucinações leves [...] Pouco antes de adormecer, frequentemente me apercebo de uma espécie de conversa unilateral acontecendo em uma seção contígua da minha mente, sem ligação nenhuma com o rumo dos meus pensamentos naquele instante. É uma voz neutra, desinteressada,

> anônima, que pego dizendo palavras sem importância alguma para mim — uma frase em inglês ou em russo, nem sequer dirigida a mim, e tão trivial que não ouso dar exemplos. [...] Esse fenômeno tolo parece ser a contrapartida auditiva de certas visões pré-sono, que também são muito minhas conhecidas. [...] Elas vêm e vão, sem a sonolenta participação do observador, mas são essencialmente diferentes das imagens dos sonhos, pois ele ainda é o senhor de seus sentidos. Muitas delas são grotescas. Sou atormentado por perfis velhacos, por um anão de feições grosseiras e avermelhadas com nariz ou orelhas inchados. Mas às vezes meus fotismos assumem uma qualidade *flou* [turva] muito tranquilizante, e então vejo — projetadas no lado de dentro da pálpebra, digamos assim — figuras cinzentas andando em meio a colmeias, ou pequenos papagaios pretos que desaparecem gradualmente em montes de neve, ou uma lonjura cor de malva derretendo muito além dos mastros em movimento.

Rostos são especialmente comuns em alucinações hipnagógicas, como salientou Andreas Mavromatis em seu enciclopédico *Hipnagogia: The unique state of consciousness between wakefulness and sleep.* Ele menciona um homem que descreveu alucinações desse tipo em 1886; os rostos, ele escreveu,

> parecem brotar da escuridão, como uma névoa, e rapidamente ganham contornos nítidos, assumem uma realidade arredondada, vívida e viva. Só se dissipam para dar lugar a outros, que se sucedem com surpreendente rapidez e em enorme multidão. Antes eram rostos fascinantemente feios. Eram humanos, mas pareciam animais, porém esses animais não tinham semelhantes na criação, e sua aparência era diabólica. [...] Ultimamente os rostos têm sido de uma beleza primorosa. Formas e traços de impecável perfeição agora sucedem uns aos outros em variedade e número infinitos.

Muitas outras descrições ressaltam que é muito comum ver rostos, às vezes em grupos, sendo cada um acentuadamente individual, mas irreconhecível. F. E. Leaning, em seu artigo de 1925 sobre hipnagogia, supôs que essa ênfase em rostos "quase sugere que existe na mente uma propensão especial a 'ver rostos'". A "propensão" de Leaning, sabemos hoje, tem sua base anatômica em uma parte especializada do córtex visual, a área facial fusiforme. Dominic ffytche e colegas mostraram em estudos de ressonância magnética funcional que é precisamente essa área no hemisfério direito que é ativada quando ocorrem alucinações com rostos.

A ativação de uma área homóloga no hemisfério esquerdo pode produzir alucinações lexicais — com letras, números, notação musical, às vezes palavras ou pseudopalavras, ou até frases. Um dos sujeitos de Mavromatis deu esta descrição: "Quando cochilo, ou antes de adormecer, [...] tenho a impressão de estar lendo um livro. Vejo com clareza letras impressas e distingo as palavras, mas raramente elas parecem ter algum significado específico. Os livros que pareço estar lendo nunca são livros meus conhecidos, mas com frequência tratam de algum tema sobre o qual li naquele dia".

(Embora as imagens hipnagógicas de rostos e lugares costumem ser irreconhecíveis, existe uma categoria distinta de hipnagogia que McKellar e Simpson chamam de "perseverante": alucinações ou imagens recorrentes de alguma coisa a que a pessoa foi exposta anteriormente durante o dia. Por exemplo, se alguém dirigiu um carro o dia todo, pode "ver" uma sebe ou uma linha de árvores passando diante dos olhos fechados.)

As imagens mentais hipnagógicas podem ser esmaecidas ou sem cor, porém o mais das vezes têm cores muito vivas e saturadas. Ardis e McKellar, em um artigo de 1956, citaram um caso em que o sujeito descreveu "cores do espectro intensificadas como se banhadas por fortíssima luz solar". Compararam isso, como fizeram outros, à exageração das cores decorrente do uso de mescalina. Em alucinações hipnagógicas, a luminosidade ou os contornos também podem parecer anormalmente distintos, com sombras ou sulcos exagerados — às vezes esses exageros produzem figuras ou cenas caricaturais. Muitos falam em uma claridade "impossível" ou em detalhes "microscópicos" em suas visões hipnagógicas. As imagens podem ter uma granulação mais fina que as da própria percepção, como se o olho da mente tivesse uma acuidade de 20/5 em vez de 20/20 (essa hiperacuidade é uma característica comum a muitos tipos de alucinação visual).

Na hipnagogia pode-se "ver" uma constelação de imagens — uma paisagem no meio, um rosto que irrompe no canto superior esquerdo, um padrão geométrico complexo ao longo da borda —, todas presentes simultaneamente e evoluindo ou se metamorfoseando cada qual ao seu próprio modo, uma espécie de alucinação multifocal. Muitas pessoas descrevem o fenômeno da poliopia alucinatória, a multiplicação de objetos ou figuras (um dos sujeitos de McKellar via uma cacatua cor-de-rosa, e em seguida centenas de cacatuas cor-de-rosa conversando umas com as outras).

Figuras ou objetos podem aproximar-se subitamente na direção da pessoa que tem esse tipo de alucinação, aumentar em tamanho e detalhes e depois recuar. Imagens hipnagógicas, frequentemente comparadas a instantâneos ou slides, lampejam na consciência, permanecem por um ou dois segundos e desaparecem; podem ser substituídas por outras imagens que não parecem ter ligação ou associação umas com as outras.

As visões hipnagógicas podem dar a impressão de ser coisa "de outro mundo" — frase usada por inúmeras pessoas ao descrever suas visões. Edgar Allan Poe salientou que suas imagens hipnagógicas não só eram estranhas, mas também não lembravam coisa alguma que ele já tivesse visto; tinham o "absoluto da novidade".[2]

---

[2] Sentindo que suas alucinações hipnagógicas podiam ampliar e enriquecer a imaginação, Poe forçava-se a acordar subitamente enquanto estava tendo uma alucinação, para poder anotar as coisas extraordinárias que via; ele as inseriu em muitos de seus poemas e contos. O grande tradutor de Poe, Baudelaire, também era fascinado pela qualidade única dessas visões, especialmente se fossem potencializadas pelo ópio ou pelo haxixe. Toda uma geração do começo do século XIX (incluindo Coleridge e Wordsworth, Southey e De Quincey) foi influenciada por essas alucinações. Esse assunto foi analisado por Alethea Hayther em seu livro *Opium and the romantic imagination* e por Eva Brann em sua magistral obra *The world of imagination: Sum and substance.*

A maioria das imagens hipnagógicas não é como as verdadeiras alucinações: elas não são sentidas como reais e não se projetam no espaço exterior. No entanto, possuem muitas das características especiais das alucinações — são involuntárias, incontroláveis, autônomas; podem ter cores e detalhes sobrenaturais e sofrer transformações rápidas e bizarras, diferentes daquelas vistas nas imagens mentais normais.

Alguma coisa nas transformações velozes e espontâneas das imagens hipnagógicas sugere que o cérebro está "à toa", como aventou o meu correspondente sr. Utter. Hoje os cientistas tendem a falar em "default networks" [redes em modo padrão] no cérebro, que geram suas próprias imagens. Talvez possamos arriscar também o termo "brincar", e imaginar o córtex visual brincando com cada permutação, sem objetivo, sem foco, sem uma intenção — uma atividade aleatória, ou talvez uma inatividade, com tantos microdeterminantes que nenhum padrão jamais se repete. Poucos fenômenos dão tanta ideia da criatividade e poder de computação do cérebro quanto a quase infinitamente variada e mutável torrente dos padrões e formas que podem ser vistos nos estados hipnagógicos.

Embora Mavromatis mencione a hipnagogia como "o único estado de consciência entre a vigília e o sono", ele vê afinidades com outros estados de consciência — os dos sonhos, meditação, transe e criatividade — e também com modos alterados de consciência na esquizofrenia, na histeria e em alguns estados induzidos por drogas. A seu ver, apesar de as alucinações hipnagógicas serem sensoriais (portanto, corticais, produzidas pelo córtex visual, pelo córtex auditivo etc.), os processos iniciadores podem ter origem nas partes mais primitivas do cérebro, subcorticais, e essa é outra característica que a hipnagogia pode ter em comum com os sonhos.

Entretanto, hipnagogia e sonhos são coisas bem distintas. Sonhos ocorrem em episódios, não em lampejos; possuem continuidade, coerência, narrativa, tema. Somos participantes ou participantes-observadores em nossos sonhos, ao passo que na hipnagogia somos apenas espectadores. Os sonhos recorrem aos nossos desejos e medos, e com frequência reencenam experiências vividas um ou dois dias antes, ajudando na consolidação da memória. Às vezes parecem sugerir a solução para um problema; têm uma qualidade acentuadamente pessoal, e são determinados principalmente "de cima": são, em grande medida, criações "de cima para baixo" (embora, como explicou Allan Hobson, apoiado em uma profusão de evidências, eles também empreguem processos "de baixo para cima"). Em contraste, as imagens mentais ou alucinações hipnagógicas, com suas qualidades acentuadamente sensoriais — cores, detalhes e contornos intensificados ou exagerados, luminosidade, distorções, multiplicações e ampliações/diminuições — e sua desvinculação da experiência pessoal, são um processo soberanamente "de baixo para cima". (Mas isso é uma simplificação, pois, considerando o tráfego de mão dupla em cada nível do sistema nervoso, a maioria dos processos se dá tanto de cima para baixo como de baixo para cima. Hipnagogia e sonhos são, ambos, estados de consciência extraordinários, tão diferentes entre si quanto da consciência de vigília.

As alucinações hipnopômpicas — aquelas que podem ocorrer quando estamos acordando — costumam diferir profundamente das alucinações hipnagógicas.[3] As alucinações hipnagógicas, vistas de olhos fechados ou na escuridão, ocorrem com discrição, transitoriamente, em seu próprio espaço imaginativo e geralmente não dão a impressão de estar presentes no quarto de dormir. As alucinações hipnopômpicas frequentemente são vistas de olhos abertos, em locais bem iluminados, projetadas no espaço externo e parecem ser absolutamente sólidas e reais. Às vezes divertem ou dão prazer, porém o mais comum é causarem aflição ou mesmo terror, pois parecem conter intencionalidade e estar prestes a atacar a pessoa que acabou de despertar. Essa intencionalidade não existe nas alucinações hipnagógicas, que

---

[3] As alucinações hipnopômpicas são muito menos comuns que as hipnagógicas, e algumas pessoas têm alucinações hipnagógicas ao acordar, ou hipnopômpicas ao adormecer.

são sentidas como espetáculos sem relação alguma com a pessoa que as tem.

As alucinações hipnopômpicas costumam ser apenas ocasionais para a maioria das pessoas, mas para algumas elas ocorrem frequentemente, como é o caso de Donald Fish, um australiano que encontrei em Sidney depois que ele me escreveu sobre suas vívidas alucinações:

> Acordo em sobressalto de um sono tranquilo e talvez de um sonho razoavelmente normal, e diante de mim há uma criatura que nem Hollywood conseguiria criar. As alucinações se dissipam em cerca de dez segundos, e posso me mover enquanto as tenho. De fato, dou um bom pulo e grito. [...] As alucinações estão piorando — agora são umas quatro por noite — e estou ficando com muito medo de ir para a cama. Eis alguns exemplos do que vejo:
>
> Uma enorme figura de anjo pairando sobre mim ao lado de uma figura da morte vestida de preto.
> Um cadáver putrefato deitado ao meu lado.
> Um crocodilo gigante mordendo minha garganta.
> Um bebê morto no chão, coberto de sangue.
> Rostos hediondos rindo de mim.
> Aranhas gigantes — muito frequentes.
> Mão enorme sobre meu rosto. E também uma no chão, de mais de um metro e meio.
> Teias de aranha esvoaçantes.
> Aves e insetos voando para cima do meu rosto.
> Dois rostos olhando para mim debaixo de uma rocha.
> A imagem de mim mesmo, só que mais velho, de terno, ao lado da cama.
> Duas ratazanas comendo uma batata.
> Uma massa de bandeiras coloridas caindo em cima de mim.
> Homens primitivos muito feios deitados no chão, cobertos por tufos de pelos alaranjados.
> Cacos de vidro caindo em cima de mim.
> Dois engradados de lagosta.
> Pontinhos rubros que se tornam milhares, como sangue salpicado.
> Massas de troncos caindo em cima de mim.

Costuma-se dizer que as alucinações hipnagógicas e hipnopômpicas são mais vívidas e lembradas mais facilmente na infância, mas as alucinações do sr. Fish ocorreram-lhe a vida toda a partir de seus oito anos, e hoje ele tem oitenta. É um mistério essa sua grande propensão às alucinações hipnopômpicas. Embora ele tenha sofrido milhares delas, sempre conseguiu levar uma vida plena e trabalhar com grande criatividade. Ele é um designer gráfico e artista visual com uma imaginação brilhante, e algumas vezes se inspira em suas alucinações surreais.

Embora as imagens hipnopômpicas do sr. Fish sejam extremas em sua frequência (e muito perturbadoras para ele), não têm um caráter incomum. Elyn S. escreveu-me sobre suas imagens hipnopômpicas:

> Na mais típica delas, estou sentada na cama, vendo uma pessoa — em geral uma mulher idosa — que me fita a certa distância do pé da cama. (Imagino que algumas pessoas pensam que alucinações assim são fantasmas; eu não.) Outros exemplos são: ver uma aranha de meio metro andando pela parede; ver fogos de artifício; ver diabinhos andando de bicicleta no pé da cama, sem sair do lugar.

Uma forma de alucinação poderosamente persuasiva e não explicitamente sensorial é a sensação da "presença" de alguém ou alguma coisa por perto, uma presença que pode ser sentida como malévola ou benigna. A convicção de que alguém está lá pode às vezes ser irresistível.

Minhas experiências hipnopômpicas geralmente são mais auditivas do que visuais, e assumem várias formas. Às vezes são persistências de sonhos ou pesadelos. Numa ocasião, ouvi um som arranhado no canto do quarto. De início não prestei muita atenção, pensei que fosse apenas um camundongo nas paredes. Mas os arranhões foram ficando cada vez mais altos e começaram a me alarmar. Assustado, joguei um travesseiro naquele canto. Essa ação (ou melhor, a ação imaginada) de atirar o travesseiro despertou-me completamente; abri os olhos e me vi no meu próprio quarto, e não no quarto de hospital do meu sonho.

Mas o som arranhado continuou, alto e absolutamente "real", por vários segundos após o despertar.

Tive alucinações musicais (quando tomava hidrato de cloral para conseguir dormir) que eram continuações de música com a qual eu estava sonhando pouco antes de acordar. Uma delas foi com um quinteto de Mozart. Minha memória e minha imaginação musical normais não são das mais fortes. Sou totalmente incapaz de ouvir cada instrumento de um quinteto, que dirá toda uma orquestra. Por isso, a experiência de ouvir Mozart, ouvir cada instrumento, foi para mim surpreendente (e bela). Em condições mais normais, ocorre-me um estado hipnopômpico de sensibilidade musical intensificada (e não muito crítica); acho belíssima qualquer música que ouço quando estou nesse estado. Isso acontece quase toda manhã quando sou acordado pelo meu rádio-relógio, que é sintonizado em uma estação de música clássica. (Um amigo artista descreveu uma intensificação semelhante de cor e textura quando está deitado e abre os olhos ao despertar.)

Tive recentemente uma alucinação visual espantosa e muito comovente. Não consigo lembrar qual era o sonho que estava tendo, nem mesmo se estava sonhando, mas quando acordei vi meu rosto — ou melhor, o rosto que eu tinha aos quarenta anos, de barba preta, sorriso tímido. O rosto pairava no ar a pouco mais de meio metro, em tamanho natural, cores pastel, tênues e insaturadas; parecia olhar-me com curiosidade e afeição, e depois de uns cinco segundos se dissipou. Isso me deu uma sensação estranha, nostálgica de continuidade com a pessoa mais jovem que fui. Deitado na cama, eu me perguntei se, quando moço, alguma vez tive uma visão do meu presente, um rosto quase octogenário, um "olá" hipnopômpico através de quarenta anos.

Podemos ter experiências incrivelmente fantásticas e surreais em nossos sonhos, mas as aceitamos porque estamos envoltos em nossa consciência onírica, e não existe consciência crítica fora dela (o raro fenômeno do sonho lúcido é uma exceção). Ao acordar, só conseguimos recordar fragmentos, uma ínfima fração dos nossos sonhos, e podemos descartá-los como "apenas um sonho".

As alucinações, em contraste, sobressaltam e tendem a ser lembradas em detalhes. Esse é um dos principais contrastes entre as alucinações relacionadas ao sono e os sonhos. Meu colega dr. D. só teve uma alucinação hipnopômpica na vida, e ela ocorreu há trinta anos. Mas ele a tem vividamente na memória:

> Era uma noite tranquila de verão. Acordei por volta das duas da manhã, como às vezes me acontece no meio da noite, e em pé ao meu lado estava um índio americano de quase dois metros de altura. Era um sujeito enorme, de músculos esculpidos, cabelos e olhos pretos. Percebi, aparentemente ao mesmo tempo, que se ele quisesse me matar não havia nada que eu pudesse fazer, e que ele não podia ser real. No entanto, lá estava ele, como uma estátua, mas vivíssimo. Minha mente trabalhou depressa: como ele poderia ter entrado na casa?... Por que estava imóvel?... Isto não pode ser real. No entanto, a presença dele me dava medo. Ele se tornou diáfano depois de cinco a dez segundos, vaporizou-se delicadamente até se tornar invisível.[4]

Considerando a qualidade bizarra de algumas imagens hipnopômpicas, sua ressonância emocional frequentemente aterradora e talvez a sugestionabilidade intensificada que pode acompanhar tais estados, é muito compreensível que visões hipnopômpicas de anjos e demônios possam engendrar não só fascínio ou horror, mas também a crença em sua realidade física. Poderíamos até nos perguntar em que grau a própria ideia de monstros, espíritos ou fantasmas teria origem em alucinações desse tipo. É fácil imaginar que, combinadas a uma propensão

---

[4] Espinosa, nos anos 1660, descreveu uma alucinação semelhante em carta a seu amigo Peter Balling:

> Acordei um dia após o nascer do sol de um sonho muito desagradável; as imagens que se me haviam apresentado durante o sonho permaneceram diante dos meus olhos tão vívidas como se fossem reais, em especial a imagem de um certo negro brasileiro leproso que eu jamais vira antes. Essa imagem desaparecia quase toda quando, para desviar meus pensamentos, eu punha os olhos em um livro ou em qualquer outra coisa. Mas, assim que tornava a erguer os olhos, sem fixar a atenção em nenhum objeto específico, a mesma imagem do negro reaparecia com a mesma vividez, vezes sem conta, até que sua cabeça finalmente sumiu.

pessoal ou cultural a acreditar em um reino incorpóreo e espiritual, essas alucinações, embora tenham uma base fisiológica real, poderiam reforçar uma crença no sobrenatural.

O termo "hipnopômpico" foi introduzido em 1901 por F. W. H. Myers, poeta e classicista inglês fascinado pelo então incipiente estudo da psicologia. Ele era amigo de William James e membro fundador da Sociedade de Pesquisas Psíquicas, onde procurava conectar a função psicológica anormal e paranormal com a normal. O trabalho de Myers foi muito influente.

Vivendo no século XIX, uma época em que sessões espíritas e médiuns estavam na moda, Myers escreveu profusamente sobre fantasmas, aparições e espíritos. Como muitos de seus contemporâneos, ele acreditava na ideia da vida após a morte, mas tentou situá-la em um contexto científico. Embora achasse que as experiências que tendiam a ser interpretadas como visitações sobrenaturais eram especialmente propensas a ocorrer em estados hipnopômpicos, ele também acreditava na realidade objetiva de um reino espiritual ou sobrenatural, ao qual a mente podia ter breve acesso em vários estados fisiológicos, por exemplo, sonhos, estados hipnopômpicos, transes e certas formas de epilepsia. Ao mesmo tempo, porém, ele pensava que as alucinações hipnopômpicas podiam ser fragmentos de sonhos ou pesadelos que persistiam na vigília — efetivamente, um sonhar acordado.

Entretanto, quando lemos a obra em dois volumes de Myers, *Human personality and its survival after bodly death*, de 1903, e também *Phantasms of the living*, a compilação de relatos de caso que ele e seus colegas (Gurney et al.) publicaram em 1886, ficamos com a impressão de que as experiências "psíquicas" ou "paranormais" descritas são em sua maioria, na verdade, alucinações — alucinações que surgem em estados de luto, isolamento social ou privação sensitiva, e sobretudo em estados de sonolência ou semelhantes ao transe.

Meu colega dr. B., psicoterapeuta, contou-me a seguinte história sobre um menino de dez anos que certa manhã acordou "e viu uma mulher vestida de azul pairando sobre o pé da cama, envolta em uma luz radiante":

> Ela se apresentou como seu "anjo da guarda", falando em tom baixo e gentil. O menino ficou apavorado e acendeu a luz de cabeceira, esperando que a imagem desaparecesse. A mulher, porém, permaneceu suspensa no ar, e ele saiu correndo do quarto e foi acordar os pais.
>
> Seus pais interpretaram a experiência como um sonho e tentaram tranquilizar o filho. Este não se convenceu, e não conseguiu compreender o acontecido. Sua família não era religiosa, e para ele a imagem do anjo era estranha. Ele começou a sentir um medo generalizado e a ter insônia, receando acordar e encontrar de novo a mulher. Seus pais e professores descreveram-no como agitado e perturbado, e ele foi-se afastando cada vez mais do relacionamento com outras crianças e de suas atividades. Os pais chamaram o pediatra, que encaminhou o menino para avaliações psiquiátricas e psicoterapia.
>
> O menino não tinha história anterior de problemas funcionais, distúrbios do sono ou doenças físicas, e parecia bem ajustado. Ele fez um uso eficaz das consultas terapêuticas, com as quais continuou a fim de [...] compreender o que acontecera, até por fim entender o evento como um tipo de alucinação que comumente ocorre logo ao despertar.

O dr. B. acrescentou: "Embora pareça haver uma elevada prevalência de alucinações hipnopômpicas entre pessoas sadias e bem ajustadas, elas são potencialmente traumáticas, e é crucial investigar o *significado* e as implicações desses fenômenos para o indivíduo".

Experiências tão fora do comum constituem um sério desafio à visão de mundo de uma pessoa, ao seu sistema de crenças — como podem ser explicadas? O que significam? Esse jovem paciente é um tocante exemplo de como a própria razão pode ser abalada por essas visões noturnas que insistem em sua própria realidade.

12
NARCOLEPSIA E PESADELOS

Em fins dos anos 1870, Jean-Baptiste-Édouard Gélineau, um neurologista francês de uma família de viticultores, examinou um comerciante de vinho de 38 anos que por dois anos vinha sofrendo ataques de sono súbitos, breves e irresistíveis. Na época em que procurou Gélineau, o homem tinha até duzentos ataques ao dia. Às vezes adormecia no meio de uma refeição, e os talheres escorregavam de seus dedos; podia cair no sono bem no meio de uma sentença ou assim que se sentava no teatro. Emoções intensas, tristes ou felizes, frequentemente precipitavam ataques e também episódios de "astasia" nos quais ocorria uma perda súbita da força e do tônus muscular e ele desabava no chão, mas perfeitamente consciente. Gélineau considerou essa conjunção de narcolepsia (termo que ele cunhou) e astasia (que hoje denominamos cataplexia) uma nova síndrome, de origem neurológica.[1]

Em 1928, Samuel Brock, um médico de Nova York, apresentou uma visão mais ampla da narcolepsia ao descrever um jovem de 22 anos sujeito a sofrer não só ataques súbitos de sono e cataplexia, mas também paralisia, com incapacidade de falar e se mover, em seguida aos ataques de sono. Nesse estado de paralisia do sono (como essa condição viria a ser chamada mais tarde), ele tinha vívidas alucinações, que não sofria em nenhuma

[1] Bill Hayes, em seu livro *Sleep demons*, cita uma referência anterior a sintomas de sonolência forte e irresistível e provável cataplexia — "Ela cai sobre eles em meio à alegria" — de um livro quase desconhecido de 1834, *The philosophy of sleep*, do médico escocês Robert Macnish.

outra ocasião. Embora o caso de Brock fosse descrito em uma análise contemporânea da narcolepsia como "único", logo se evidenciou que a paralisia do sono e as alucinações a ela associadas estavam longe de ser incomuns e deviam ser consideradas componentes essenciais de uma síndrome narcoléptica.

Hoje sabemos que o hipotálamo secreta hormônios da "vigília", as orexinas, que são deficitários nas pessoas com narcolepsia congênita. Danos no hipotálamo causados por trauma craniano, tumor ou doença também podem provocar narcolepsia em fases mais avançadas da vida.

A narcolepsia grave pode ser incapacitante se não for tratada, mas felizmente é rara, e afeta talvez uma a cada 2 mil pessoas. (Formas mais brandas podem ser consideravelmente mais comuns.) Pessoas com narcolepsia tendem a sentir-se constrangidas, isoladas ou incompreendidas (como o paciente de Gélineau, que era visto como bêbado); mas o conhecimento desse mal está se difundindo, graças, em parte, a organizações como a Narcolepsy Network.

Apesar disso, muitos casos de narcolepsia deixam de ser diagnosticados. Jeanette B. escreveu-me dizendo que sua narcolepsia só veio a ser diagnosticada quando ela já era adulta. Na escola elementar, ela disse: "Eu pensava que tinha esquizofrenia, por causa das minhas alucinações hipnagógicas. Até escrevi um ensaio sobre esquizofrenia quando estava na sexta série (mas não mencionei que pensava ser esse o meu problema)". Muito tempo depois, quando passou a participar de um grupo de apoio a portadores de narcolepsia, ela escreveu: "Fiquei surpresa ao descobrir que muitos do grupo não só tinham alucinações, mas além disso alucinações iguais às minhas!".

Quando li recentemente que a sucursal nova-iorquina da Narcolepsy Network faria uma reunião, perguntei se poderia estar presente; queria ouvir seus membros falar sobre suas experiências e conversar com alguns deles. A cataplexia — a perda súbita e total de tônus muscular por emoção ou riso — afetava muitos dos presentes, e foi livremente debatida. (A cataplexia dificilmente pode ser escondida. Falei com um homem, por acaso amigo do comediante Robin Williams, e ele me disse que toda vez que encontrava Robin deitava-se no chão preventivamente, pois do contrário com certeza desabaria com cataplexia induzida por ataque de riso.) Mas as alucinações eram outra questão; muitas pessoas hesitavam em admitir que as tinham, e não houve muita discussão aberta sobre o tema, mesmo naquela sala cheia de narcolépticos. Ainda assim, muitas pessoas me escreveram depois sobre suas alucinações, entre elas Sharon S., que descreveu sua experiência:

> Acordo de bruços com a sensação de que o colchão está respirando. Não posso me mover, e o terror se instala quando "vejo" a pele marmoreada cinzenta com uns raros pelos pretos debaixo de mim. Estou esparramada no dorso de um elefante andando. [...] O absurdo das minhas alucinações me leva a desabar com cataplexia. [...] [Outro exemplo é] quando estou despertando de um cochilo e me "vejo" no canto do quarto [...] estou perto do teto, flutuando lentamente de paraquedas em direção ao chão. Durante a alucinação isso parece absolutamente normal, e tenho uma sensação de grande tranquilidade, serenidade.

Sharon também tem alucinações enquanto dirige:

> [Estava dirigindo] a caminho do trabalho e ficando cada vez mais sonolenta; de repente, a rua à minha frente se ergueu e bateu no meu rosto. Foi muito realista. Joguei a cabeça para trás. Isso certamente me acordou. Essa experiência diferiu das minhas outras alucinações porque meus olhos estavam abertos e eu via o ambiente real, só que com distorção.

Enquanto a maioria de nós tem um ciclo de sono-vigília robusto, no qual o sono ocorre predominantemente à noite, as pessoas com narcolepsia podem ter dezenas de "microssonos" (alguns com duração de apenas alguns segundos) e "estados intermediários" por dia — e qualquer um deles ou todos podem conter sonhos intensamente vívidos, alucinações ou alguma fusão quase indistinguível dessas duas coisas. Um sono súbito semelhante ao narcoléptico sem cataplexia também pode ocorrer em estados tóxicos ou com o uso de várias medicações (especialmente sedativos), e frequentemente há alguma tendência a esse estado com o envelhecimento, quando pessoas idosas cochilam ou cabeceiam em sonos breves com sonhos.

Venho tendo cada vez mais esse tipo de sono. Numa ocasião, estava lendo na cama a autobiografia de Gibbon. Foi em 1988, uma época em que eu andava pensando e lendo muito sobre os surdos e seu uso da língua de sinais. Encontrei uma fascinante descrição de Gibbon sobre um grupo de surdos que ele viu em Londres em 1770, imersos em uma animada conversa por sinais. Pensei imediatamente que isso daria uma esplêndida nota de rodapé para o livro que eu estava escrevendo, mas quando voltei ao livro de Gibbon para reler a descrição ela não estava lá. Eu tivera uma alucinação ou talvez tivesse sonhado com a tal descrição, num lampejo, entre uma sentença e outra do texto.

Stephanie W. teve sua primeira alucinação narcoléptica aos cinco anos, voltando da escola para casa. Ela me escreveu contando que suas alucinações frequentemente ocorrem durante o dia, e ela presume que aconteçam antes ou depois de brevíssimos microssonos:

> No entanto [...] não consigo detectar se um microssono ocorreu, a menos que alguma coisa no ambiente dê um "salto" perceptível para a frente ou mude de algum modo — como aconteceu, por exemplo, quando eu ainda dirigia e descobria que meu carro, inexplicavelmente, saltara à frente na rua durante um microssono. [...] Antes do tratamento da narcolepsia, houve muitos períodos em que sofri alucinações diariamente. [...] Algumas eram totalmente benignas: um "anjo" que aparecia de tempos em tempos sobre uma saída de rodovia específica [...] ou eu ouvia uma pessoa sussurrando meu nome repetidamente, ouvia baterem na porta sem que mais ninguém ouvisse, via e sentia formigas andando nas pernas. [...] Algumas eram aterradoras [como quando] vi pessoas assumirem a aparência de mortos. [...]
>
> Quando criança, era especialmente difícil ter sensações que as pessoas à minha volta não tinham. As tentativas que me lembro de ter feito de falar a adultos ou outras crianças sobre o que estava acontecendo quase sempre despertavam irritação e a suspeita de que eu estava "louca" ou mentindo. [...] Ficou mais fácil na idade

adulta. (No entanto, quando fiz tratamento no serviço de saúde mental, disseram-me que eu tinha "psicose com teste de realidade incomumente forte".)

Receber o diagnóstico certo — narcolepsia — foi profundamente tranquilizador para Stephanie M., e o mesmo efeito tiveram suas reuniões na Narcolepsy Network com outros que sofriam alucinações semelhantes.[2] Com esse diagnóstico e a prescrição de uma medicação eficaz, ela sente que houve uma mudança completa em sua vida.

Lynn O. gostaria que seus médicos tivessem dito mais cedo que suas alucinações eram parte de uma síndrome narcoléptica. Antes do diagnóstico, ela escreveu,

> Os episódios ocorriam com tanta frequência durante toda a minha vida que, em vez de suspeitar de algum distúrbio do sono, eu pensava que estavam acontecendo atividades paranormais comigo. Existem muitas pessoas que integram as experiências desse modo? Se me houvessem esclarecido melhor sobre esse distúrbio, quem sabe, em vez de suspeitar que se tratava de interferência, assombração, desafio espiritual ou talvez doença mental, eu tivesse ainda mais jovem ido procurar ajuda mais construtiva. Estou com 43 anos. E encontrei uma nova paz na vida ao perceber que muitas dessas experiências tiveram relação com esse distúrbio.

Em carta posterior ela observou: "Eu me encontro no inédito estágio de ter de reavaliar muitas das minhas experiências 'paranormais', e descobri que preciso reintegrar uma nova visão de mundo baseada em meu novo diagnóstico. É como se me despedisse da infância, ou melhor, me despedisse de uma visão de mundo mística, quase mágica. Devo dizer que talvez esteja vivenciando algum luto".

---

[2] Uma figura importante do mundo da narcolepsia é Michael Thorpy, um médico cujos numerosos livros sobre narcolepsia e outros distúrbios do sono nasceram de sua longa experiência como diretor de uma clínica de distúrbios do sono no Montefiore Medical Center, no Bronx.

* * *

Muitas pessoas com narcolepsia têm alucinações auditivas ou táteis juntamente com as visuais, além de complexas sensações corporais. Christina K. é propensa à paralisia do sono, e com frequência tem alucinações juntamente com esse distúrbio, como no episódio abaixo:

> Acabara de me deitar e, depois de mudar de posição algumas vezes, fiquei de bruços. Quase de imediato senti meu corpo cada vez mais dormente. Tentei me "arrancar" desse estado, mas já estava profundamente presa na paralisia. Tive então a impressão de que alguém se sentava nas minhas costas, me pressionava mais contra o colchão [...] o peso nas costas foi aumentando, e eu ainda não conseguia me mover. [Então] aquela coisa saiu das minhas costas e se deitou do meu lado. [...] eu a sentia ali deitada, respirando. Fiquei apavorada, pensei que aquilo só podia ser real [...] porque eu estava acordada o tempo todo. Pareceu uma eternidade até eu conseguir virar a cabeça na direção da coisa. Vi então um homem anormalmente alto, de terno preto. Tinha uma palidez esverdeada, doentia, com uma expressão de choque nos olhos. Tentei gritar, mas não conseguia mover os lábios nem emitir nenhum som. Ele continuou a me encarar com os olhos quase saltando das órbitas, e de repente começou a gritar números, como CINCO-ONZE-OITO--UM-TRÊS-DOIS-QUATRO-UM-NOVE-VINTE, depois deu uma gargalhada histérica. [...] Comecei a sentir que recobrava a capacidade de fazer movimentos, e, à medida que eu retornava ao estado normal, a imagem do homem tornava-se cada vez mais enevoada, até que ele desapareceu e eu pude me levantar.

Outra correspondente, J. D., também descreveu alucinações associadas à paralisia do sono, incluindo a sensação de pressão sobre o peito:

> Às vezes eu via coisas como enormes centopeias ou lagartas andando no teto. Numa ocasião, pensei que minha gata estava numa prateleira em meu quarto. Ela pareceu rolar de lado e se transformar num rato. O pior era quando eu tinha alucinações com uma

aranha em meu peito. Não podia me mexer. Tentava gritar. Tenho PAVOR de aranha.

Uma de suas alucinações assemelhou-se a uma experiência extracorpórea:

> Tive uma alucinação na qual meu corpo flutuou para o teto a partir do pé da cama e de repente despencou, atravessou o piso, o andar de baixo e foi parar no porão. Eu podia ver tudo em cada cômodo. Os pisos não pareceram quebrar-se enquanto eu os atravessava. Simplesmente passei por eles.

Pouco se sabia sobre a fisiologia do sono, sonhos ou distúrbios do sono antes de 1953, quando Eugene Aserinsky e Nathaniel Kleitman, da Universidade de Chicago, descobriram o sono REM — uma fase distinta do sono caracterizada por movimentos rápidos dos olhos e alterações típicas no EEG. Eles constataram também que, quando os sujeitos eram acordados durante o sono REM, sempre diziam que estavam sonhando. Pareceu, assim, que sonhar correlacionava-se com o sono REM.[3] No sono REM o corpo se mantém paralisado, exceto pela respiração leve e pelos movimentos dos olhos. A maioria das pessoas entra no estágio REM aproximadamente noventa minutos depois de adormecer, mas as pessoas com narcolepsia (ou com privação de sono) podem entrar em REM logo que adormecem e mergulhar subitamente em um sonho ou na paralisia do sono; também podem despertar na hora "errada", e com isso as visões oníricas e a perda de controle muscular características do sono REM persistem durante a vigília. Embora a pessoa esteja totalmente acordada, pode ser acometida por alucinações que se assemelham a sonhos ou pesadelos e se tornam ainda mais aterradoras pela incapacidade de mover-se ou falar.

---

[3] Essa equação simples teve de ser modificada posteriormente, quando se descobriu que também podiam ocorrer sonhos, embora de um tipo diferente, em sono não REM.

Mas não é preciso ter narcolepsia para sofrer paralisia do sono com alucinações. J. A. Cheyne e colegas da Universidade de Waterloo mostraram que entre um terço e metade da população em geral já teve pelo menos alguns episódios desse tipo, e mesmo um único episódio pode ser inesquecível.

Cheyne et al. estudaram e categorizaram uma enorme variedade de fenômenos relacionados à paralisia do sono, baseados em relatos de trezentos estudantes que participaram de suas pesquisas e de uma população numerosa e diversificada que respondeu a um questionário pela internet. Concluíram que a paralisia do sono isolada (isto é, sem narcolepsia), sendo relativamente comum, "constitui um laboratório natural único para o estudo das experiências alucinoides", mas ressaltaram que tais alucinações não podem ser comparadas a experiências hipnagógicas ou hipnopômpicas comuns. As alucinações que acompanham a paralisia do sono isolada, escreveram, são "substancialmente mais vívidas, elaboradas, multimodais e atemorizantes", portanto mais provavelmente produzem um impacto radical sobre quem as sofre. Essas alucinações podem ser viscerais, auditivas ou táteis, além de visuais, e são acompanhadas pela sensação de sufocamento ou pressão no peito, a sensação de uma presença maligna e um sentimento geral de desamparo e terror opressivo. Essas, obviamente, são as principais qualidades do pesadelo, em seu sentido original.

A palavra que designa pesadelo em inglês, "nightmare", originalmente se referia a uma mulher demoníaca ("mare") que durante a noite ("night") sufocava quem dormia deitando-se sobre seu peito (na Terra Nova ela era chamada de "Old Hag", "velha megera"). Ernest Jones, em sua monografia *On the nightmare*, ressaltou que esses pesadelos diferiam radicalmente dos sonhos comuns em sua invariável sensação de uma presença aterrorizante (às vezes em cima do peito), dificuldade para respirar e a percepção de que se está totalmente paralisado. Hoje o termo *nightmare* é frequentemente usado para descrever qualquer sonho mau ou carregado de ansiedade, mas o verdadeiro *nightmare* contém um pavor totalmente diferente, que Cheyne define como "numinoso ominoso". Ele sugeriu que se escrevesse "night-mare", hifenizado, e essa convenção foi adotada por outros estudiosos do assunto.

Shelley Adles, em seu livro *Sleep paralysis: Night-mares, nocebos, and the mind-body connection*, também destaca a natureza extrema do sentimento de terror e aniquilação que distingue a experiência da paralisia do sono de quaisquer outras. Adler salienta que esses pesadelos, ao contrário dos sonhos, ocorrem quando a pessoa está acordada, porém acordada de um modo parcial ou dissociado; nesse sentido, o termo paralisia "do sono" é enganoso. O terror desse estado é intensificado pela respiração superficial do sono REM e por batimentos cardíacos rápidos ou irregulares, que podem acompanhar a agitação extrema. Esse medo avassalador e seus acompanhamentos fisiológicos podem ser até fatais, especialmente se houver uma tradição cultural que associe a paralisia do sono com a morte. Adler estudou um grupo de refugiados do povo hmong, do Laos, que haviam imigrado para a Califórnia central em fins dos anos 1970 e durante o tumulto do genocídio e realocação nem sempre podiam executar seus ritos religiosos tradicionais. Na cultura hmong, é forte a crença de que esse tipo de pesadelo pode ser fatal; essa expectativa perversa, ou nocebo, aparentemente contribuiu para as súbitas e inexplicadas mortes noturnas de quase duzentos imigrantes hmong (a maioria jovens e sadios) em fins dos anos 1970 e no começo da década seguinte. Depois que estavam mais assimilados e as velhas crenças perderam seu poder, as mortes súbitas cessaram.

Toda cultura inclui em seu folclore figuras sobrenaturais como os íncubos e súcubos, que atacam sexualmente as pessoas adormecidas, ou a "Old Hag", que paralisa suas vítimas e lhes suga todo o sangue. Essas imagens parecem ser universais. Aliás, existe uma semelhança notável entre essas figuras como são imaginadas em culturas muito díspares, embora haja todo tipo de variações locais. As experiências alucinatórias, seja qual for sua causa, geram um mundo de seres e moradas imaginários — céu, inferno, país das fadas. Esses mitos e crenças são criados para esclarecer e tranquilizar, mas ao mesmo tempo atemorizar e alertar. Engendramos narrativas para uma experiência noturna que é comum e real e possui base fisiológica.

Quando desaparece a crença em figuras tradicionais — demônios, bruxas ou megeras —, novas figuras tomam seu lugar: extraterrestres, visitações de "uma vida anterior". As alucinações, mais do que qualquer outra experiência durante a vigília, podem perturbar, desnortear, aterrorizar ou inspirar, levando ao folclore e aos mitos (sublimes, horríveis, criativos e divertidos) que talvez nenhum indivíduo e nenhuma cultura podem dispensar totalmente.

13
A MENTE ASSOMBRADA

Na síndrome de Charles Bonnet, privação sensitiva, parkinsonismo, enxaqueca, epilepsia, intoxicação por drogas e hipnagogia, parece haver no cérebro um mecanismo que gera ou facilita a alucinação — um mecanismo fisiológico primário, relacionado a irritação local, "liberação", distúrbio de neurotransmissores ou seja lá o que for — e que não tem muita relação com as circunstâncias, o caráter, as emoções, as crenças ou o estado mental do indivíduo. As pessoas que sofrem tais alucinações podem (ou não) apreciá-las como experiência sensorial, mas quase todas ressaltam que elas não têm significado nem importância para os eventos e problemas de sua vida.

O contrário ocorre com as alucinações de que trataremos agora, que são, essencialmente, retornos compulsivos a uma experiência passada. Mas aqui, em contraste com os *flashbacks* às vezes comoventes, mas essencialmente triviais, das convulsões do lobo temporal, é o passado significativo — estimado ou terrível — que volta para assombrar a mente: experiências de vida tão carregadas de emoção que produzem uma impressão indelével no cérebro e o compelem à repetição.

As emoções, nesses casos, podem ser de vários tipos: luto ou saudade de um ente querido ou de um lugar do qual a morte, o exílio ou o tempo separaram o indivíduo; terror, horror, angústia ou apreensão depois de acontecimentos profundamente traumáticos que ameaçaram o ego ou a vida. Essas alucinações podem também derivar de um esmagador sentimento de culpa por algum crime ou pecado que, talvez tardiamente, a consciência não consegue tolerar. As alucinações com fantasmas — espíritos de mortos que voltam — são especialmente associadas a morte violenta e culpa.

As histórias de assombração e alucinações têm lugar substancial nos mitos e na literatura de todas as culturas. O pai assassinado de Hamlet aparece-lhe ("Vejo-o com o olho da mente, Horácio") para falar sobre sua morte e exigir vingança. E, quando Macbeth está tramando assassinar o rei Duncan, vê uma adaga em pleno ar, símbolo de sua intenção e incitamento à ação. Mais tarde, depois de mandar matar Banquo, que ameaçou denunciá-lo, ele tem alucinações com o fantasma de Banquo; Lady Macbeth, por sua vez, que suja com o sangue de Duncan seus criados executados, "vê" e "cheira" o sangue do rei, que não lhe sai das mãos.[1]

Qualquer paixão arrebatadora ou ameaça preocupante pode levar a alucinações nas quais estão embutidas uma ideia e uma emoção intensa. Especialmente comuns são alucinações engendradas pela perda e pelo luto, particularmente em seguida à morte de um cônjuge depois de décadas de vida em comum. Per-

---

[1] Muitos contos de H. G. Wells também envolvem alucinações provocadas pela culpa. Em "A mariposa", um zoólogo que se sente responsável pela morte de seu arquirrival é assombrado até enlouquecer por uma mariposa gigante que ninguém mais vê, uma mariposa de um gênero desconhecido da ciência; mas em seus momentos de lucidez ele graceja dizendo que ela é o fantasma de seu rival falecido.

Dickens, ele próprio perseguido por assombrações, escreveu cinco livros com esse tema, dos quais o mais conhecido é *Um conto de Natal*.

E em *Grandes esperanças* Dickens compôs um dramático relato da visão de Pip depois de seu primeiro e apavorante encontro com a sra. Havisham:

> Julguei estranho o que vi então, e julguei-o ainda mais estranho por muito tempo depois. Voltei os olhos — um pouco ofuscados por estarem virados para a fria luz do dia — em direção a uma grande viga de madeira num recanto baixo do prédio perto de mim, à minha direita, e vi um vulto pendurado ali pelo pescoço. Um vulto todo de branco amarelado, com apenas um dos pés calçados; e pendurado de tal modo que me permitia ver que os babados desbotados do vestido pareciam papel esfarelento, e que o rosto era o da sra. Havisham, a mover-se como se ela estivesse tentando chamar-me. Apavorado por me ver diante daquele vulto, e apavorado por estar certo de que ele não estivera ali um momento antes, de início fugi correndo, e depois corri em direção ao vulto. E fiquei ainda mais apavorado quando verifiquei que não havia vulto algum ali. [Tradução de Paulo Henriques Britto]

der pai ou mãe, marido ou esposa ou um filho é perder uma parte de si mesmo, e o luto causa na vida do indivíduo um súbito vazio, que precisa ser preenchido seja como for. Isso traz um problema cognitivo e perceptual, além de emocional, e um doloroso desejo de que a realidade fosse diferente.

Nunca tive alucinações depois da morte de meus pais ou dos meus três irmãos, embora sonhasse frequentemente com eles. Mas, dessas perdas, a primeira e mais dolorosa foi a morte súbita de minha mãe, em 1972. Isso me trouxe persistentes ilusões ao longo de vários meses, quando eu confundia pessoas na rua com ela. Acho que sempre existia alguma semelhança na aparência e no porte por trás dessas ilusões, e desconfio que uma parte de mim estava hiperalerta, inconscientemente procurando minha mãe perdida.

Às vezes as alucinações por luto assumem a forma de uma voz. Marion C., psicanalista, escreveu-me contando que "ouviu" a voz (e, numa ocasião subsequente, a risada) de seu falecido marido:

> Uma noite, voltei do trabalho e entrei, como sempre, em nossa casa, grande e vazia. Normalmente àquela hora Paul estaria diante de seu tabuleiro eletrônico de xadrez, entretido com o jogo do *New York Times*. Sua mesa não podia ser vista do vestíbulo, mas ele me saudou do seu jeito habitual: "Oi! Já chegou! Tudo bem?". [...] Sua voz era clara, forte e real; exatamente como quando ele estava bem. Eu a "ouvi". Era como se ele estivesse mesmo em sua mesa de xadrez, mais uma vez me saudando. A outra parte, como já disse, foi que eu não podia vê-lo do vestíbulo, e, no entanto, vi. Eu o "vi", e "vi" a expressão em seu rosto, "vi" como ele movia as peças, "vi" quando me saudou. Essa parte era como aquilo que vemos nos sonhos, como se eu estivesse olhando um quadro ou um filme de um acontecimento. Mas a fala era viva e real.

Silas Weir Mitchell, trabalhando com soldados que haviam perdido membros na Guerra Civil Americana, foi o primeiro a entender a natureza neurológica dos membros fantasma. Antes, eles haviam sido considerados, se tanto, uma espécie de alucinação por perda. Por uma curiosa ironia, o próprio Mitchell sofreu uma alucinação por perda após a morte súbita de um amigo muito chegado, como descreveu Jerome Schneck em um artigo de 1989:

> Um repórter trouxe certa manhã a notícia inesperada, e Mitchell, muito abalado, foi ao andar de cima contar a sua mulher. Depois, ao descer a escada, aconteceu-lhe uma coisa estranha: ele pôde ver o rosto de Brooks, bem exagerado, sorridente e muito distinto, porém como se fosse feito de uma gaze fina e orvalhada. Quando baixou o olhar, a visão despareceu, mas por dez dias ele pôde vê-la um pouco acima de sua cabeça, à esquerda.

As alucinações por perda, profundamente vinculadas a necessidades emocionais e sentimentos, tendem a ser inesquecíveis, como me escreveu a escultora e gravurista Elinor S.:

> Quando eu tinha catorze anos, meus pais, meu irmão e eu estávamos passando o verão na casa dos meus avós, como vínhamos fazendo por vários anos. Meu avô tinha morrido no inverno anterior.
>
> Estávamos na cozinha, minha avó na pia, minha mãe ajudando, e eu ainda terminando o jantar sentada à mesa, de frente para a porta do quintal. Meu avô entrou, e fiquei tão contente por vê-lo que me levantei para ir ao seu encontro. "Vovô!", eu disse, e fui em sua direção, mas de repente ele não estava mais ali. Minha avó ficou visivelmente perturbada, e achei que talvez estivesse zangada comigo, por causa de sua expressão. Garanti à minha mãe que tinha visto claramente o meu avô, e ela disse que eu o vira porque fora meu desejo. Eu não estivera pensando nele conscientemente, e até hoje não entendo como é que pude vê-lo com tanta clareza.
>
> Estou agora com 76 anos, e ainda me recordo desse incidente. Nunca mais me aconteceu nada parecido.

Elizabeth J. escreveu-me relatando uma alucinação que seu filho pequeno teve porque estava consternado:

> Meu marido morreu trinta anos atrás, depois de uma longa doença. Meu filho tinha na época nove anos; ele e o pai costumavam correr juntos. Poucos meses depois da morte do meu marido, meu

> filho veio me dizer que às vezes via o pai passar correndo defronte à nossa casa, com seu calção de corrida amarelo (que ele sempre usava nessas ocasiões). Estávamos então em tratamento psicológico por luto, e, quando descrevi o que acontecera com meu filho, o psicólogo atribuiu as alucinações a uma resposta neurológica ao luto. Foi tranquilizador para nós, e guardo até hoje o calção de corrida amarelo.

Um clínico geral no País de Gales, W. D. Rees, entrevistou quase trezentas pessoas que haviam perdido recentemente um ente querido, e constatou que metade delas tivera ilusões ou alucinações com o cônjuge morto. Podiam ser fenômenos visuais, auditivos, ou ambos — algumas daquelas pessoas tiveram até conversas com o parceiro em suas alucinações. A probabilidade de sofrer alucinações desse tipo aumentava com a duração do casamento, e elas podiam persistir por meses ou até anos. Rees considera essas alucinações normais e até úteis na elaboração do luto.

Para Susan M., o luto estimulou uma experiência multissensorial particularmente vívida poucas horas depois da morte de sua mãe: "Ouvi o rangido das rodas de seu andador no corredor. Ela entrou no quarto pouco depois e sentou-se na cama ao meu lado. Eu podia sentir seu corpo pressionando o colchão. Falei com ela, disse que pensava que ela tivesse morrido. Não me recordo exatamente do que ela respondeu — alguma coisa sobre mandar me examinar. Só sei que pude senti-la ali, que era assustador, mas também um consolo".

Ray P. escreveu-me depois que seu pai morreu, aos 85 anos, em seguida a uma cirurgia cardíaca. Embora Ray corresse com ele para o hospital, seu pai já entrara em coma. Uma hora após a morte, Ray sussurrou: "Pai, é Ray. Tomarei conta da mamãe. Não se preocupe, vai ficar tudo bem". Poucas noites depois, escreveu Ray, ele foi acordado por uma aparição:

> Despertei no meio da noite. Não me sentia tonto nem desorientado, meus pensamentos e minha visão estavam claros. Vi alguém sentado na ponta da cama. Era meu pai, com sua calça cáqui e sua cami-

> sa polo castanha. Eu estava suficientemente lúcido para me perguntar, inicialmente, se aquilo podia ser um sonho, mas com certeza estava acordado. Ele era opaco, não tinha nada de etéreo, e a poluição luminosa da noite de Baltimore na janela atrás dele não o atravessava. Ele ficou ali sentado por um momento, depois disse — será que falou ou transmitiu o pensamento? — "Está tudo bem".
>
> Eu me virei e pus os pés no chão. Quando tornei a olhar, ele havia desaparecido. Levantei-me, fui ao banheiro, tomei água e voltei para a cama. Meu pai nunca retornou. Não sei se foi uma alucinação ou outra coisa, mas como, por enquanto, eu não acredito no paranormal, deve ter sido.[2]

Algumas alucinações por luto podem assumir uma forma menos benigna. Christopher Baethge, psiquiatra, escreveu sobre duas mães que perderam filhas pequenas em situações particularmente traumáticas. Ambas sofreram alucinações multissensoriais com suas meninas mortas: viram, ouviram, cheiraram e foram tocadas pelas filhas. E ambas foram impelidas a explicações delirantes, sobrenaturais para suas alucinações: uma acreditava que "era sua filha tentando fazer contato com ela de outro mundo, um mundo no qual a menina continua a existir"; a outra ouviu a filha dizer "Mamãe, não tenha medo, eu voltarei".[3]

---

[2] Perder o cônjuge é, evidentemente, um dos acontecimentos mais estressantes da vida, mas o luto pode ocorrer em muitas outras situações, como a perda do emprego ou de um animal de estimação. Uma amiga minha ficou terrivelmente desolada quando morreu seu gato de vinte anos, e por meses ela "viu" o gato e seus movimentos característicos nas dobras da cortina.

Outra amiga, Malonnie K., descreveu um tipo diferente de alucinação felina, que ocorreu depois da morte de sua amada gata de dezessete anos:

> Para minha grande surpresa, no dia seguinte, quando eu me aprontava para o trabalho, ela apareceu na porta do banheiro, sorriu e miou o seu costumeiro "bom-dia". Fiquei pasma. Fui contar ao meu marido e, quando voltei, obviamente, ela não estava mais lá. Isso me preocupou, pois eu nunca tivera alucinações e pensava estar "acima" desse tipo de coisa. No entanto, aceitei essa experiência como um resultado, talvez, dos laços fenomenalmente íntimos que criamos e mantivemos por quase duas décadas. Devo dizer que sou grata por ela ter vindo me ver uma última vez.

[3] Perda, anseio e saudade de mundos perdidos também são potentes indutores de alucinações. Franco Magnani, o "artista da memória" que descrevi em *Um antropólogo em Marte*, foi exilado de Pontito, o vilarejo onde cresceu, e, embora não tenha voltado

* * *

Pouco tempo atrás, tropecei numa caixa de livros em meu escritório, caí de borco e fraturei um quadril. Pareceu acontecer em câmera lenta. Pensei *tenho tempo de sobra para estender o braço e amortecer a queda,* mas de repente eu estava no chão, e ao tocar o solo senti um rangido no quadril. Com vividez quase alucinatória, nas semanas seguintes revivi meu tombo; reprisei-o na mente e no corpo. Por dois meses evitei o escritório, o lugar onde eu caíra, pois ele me provocava a quase alucinação de cair e o rangido de fraturar um osso. Esse é um exemplo, trivial talvez, de uma reação a um trauma, uma leve síndrome de estresse traumático. Está quase resolvida agora, mas desconfio que permanecerá à espreita como uma memória traumática que pelo resto da minha vida poderá ser reativada em certas circunstâncias.

Trauma muito mais profundo e um consequente transtorno do estresse pós-traumático (TEPT) podem afetar qualquer pessoa que tenha sofrido um acidente violento, um cataclismo natural, guerra, estupro, maus-tratos, tortura ou abandono — qualquer experiência que produza um temor aterrador pela própria segurança ou pela de outros.

Todas essas situações podem produzir reações imediatas, mas para algumas pessoas também podem ocorrer, anos depois, síndromes pós-traumáticas de um tipo maligno e muitas vezes persistente. Nessas síndromes estão presentes caracteristicamente, além da ansiedade, reações de sobressalto intensificadas, depressão e distúrbios autonômicos, uma forte tendência a ruminar obsessivamente os horrores sofridos — e, não raro, súbitos *flashbacks* nos quais o trauma original pode ser revivido em sua totalidade, em todas as modalidades sensoriais e com todas as emoções sentidas naquele momento.[4] Embora muitos desses

para lá por décadas, foi assombrado por contínuos sonhos e alucinações com Pontito — uma Pontito idealizada, imemorial, como fora antes da invasão nazista, em 1943. Ele dedicou a vida a materializar suas alucinações em centenas de pinturas nostálgicas, belas e inacreditavelmente acuradas.

[4] Embora *flashback* seja um termo visual, cinemático, alucinações auditivas também podem ser muito dramáticas. Veteranos de guerra com TEPT podem ter alucinações

flashbacks sejam espontâneos, há uma forte tendência a serem evocados por objetos, sons ou odores associados ao trauma original.

O termo *flashback* talvez não faça justiça aos estados profundos e às vezes perigosos de delusão que podem acompanhar alucinações pós-traumáticas. Nesses estados, o senso do presente pode ser totalmente perdido ou mal interpretado com base na alucinação e no delírio. Por exemplo, o veterano de guerra traumatizado pode, durante um *flashback,* pensar que as pessoas em um supermercado são soldados inimigos e, se estiver armado, disparar contra elas. Esse estado de consciência extremo é raro, mas potencialmente letal.

Uma mulher escreveu-me contando que foi molestada aos três anos de idade e fisicamente agredida aos dezenove, e agora "para ambos os acontecimentos certos cheiros produzem intensos *flashbacks*". Ela prosseguiu:

> Tive meu primeiro *flashback* do ataque que sofri na infância quando um homem se sentou ao meu lado no ônibus. Assim que senti o cheiro de seu suor e odor corporal, eu não estava mais naquele ônibus. Estava na garagem do meu vizinho e me lembrei de tudo. O motorista teve de pedir que eu saísse do ônibus quando chegamos ao nosso destino. Perdi totalmente a noção de tempo e lugar.

Reações de estresse particularmente severas e duradouras podem ocorrer após estupro ou agressão sexual. Em um caso descrito por Terry Heins e colegas, por exemplo, uma mulher de 55 anos que na infância fora forçada a assistir a relações sexuais de seus pais e depois a ter relações sexuais com o pai aos oito anos sofria repetidos *flashbacks* do trauma quando adulta, além de "ouvir vozes" — uma síndrome de estresse pós-traumático que foi diagnosticada erroneamente como esquizofrenia e a levou à internação psiquiátrica.

---

com vozes de companheiros mortos, soldados inimigos ou civis. Holmes e Tinnin, em um estudo, constataram que ouvir vozes intrusivas, acusando explícita ou implicitamente, afetava mais de 65% dos veteranos com TEPT de combate.

Pessoas com transtorno de estresse pós-traumático (TEPT) também são propensas a sonhos ou pesadelos recorrentes que com frequência incorporam repetições literais ou disfarçadas das experiências traumáticas. Paul Chodoff, psiquiatra que escreveu em 1963 sobre os efeitos do trauma em sobreviventes de campos de concentração, considerava esse tipo de sonho a marca registrada da síndrome, e salientou que em um número surpreendente de casos eles continuavam a ocorrer uma década e meia depois da guerra.[5] O mesmo se pode dizer dos *flashbacks*.

Chodoff observou que a ruminação obsessiva de experiências vividas no campo de concentração podia diminuir com o passar do tempo para algumas pessoas, mas outras

> davam a estranha sensação de que nada verdadeiramente significativo acontecera em sua vida desde sua libertação, pois relatavam suas experiências com uma vívida proximidade e uma riqueza de detalhes que quase faziam as paredes do meu consultório desaparecer, substituídas pelos desoladores cenários de Auschwitz ou Buchenwald.

Ruth Jaffe, em um artigo de 1968, descreveu uma sobrevivente de campo de concentração que tinha frequentes ataques nos quais revivia sua experiência nos portões de Auschwitz, onde vira sua irmã ser levada em um grupo destinado à morte; ela nada pudera fazer para salvá-la, embora houvesse tentado sacrificar-se em seu lugar. Nesses ataques, ela via pessoas entrando pelos portões do campo e a voz da irmã dizendo "Katy, onde você está? Por que me deixou?". Outros sobreviventes são assombrados por *flashbacks* olfativos, e sentem subitamente o cheiro dos fornos a gás — um cheiro que, mais do que qualquer outra coisa, lhes traz de volta o horror dos campos. Analogamente, o cheiro de borracha queimada perdurou no entorno do World

---

[5] Esses efeitos podem às vezes ser intensificados por medicação. Em 1970, tive uma paciente com parkinsonismo pós-encefalítico que era sobrevivente de campo de concentração. Para ela, o tratamento com levodopa causou uma intolerável exacerbação de seus pesadelos e *flashbacks* traumáticos, e tivemos de interromper o tratamento com a droga.

Trade Center por meses após o ataque terrorista de 11 de setembro — e, depois de o cheiro real desaparecer, continuou a perseguir alguns sobreviventes, em forma de alucinação.

Existe uma vasta literatura sobre reações agudas e retardadas de estresse depois de desastres naturais como tsunamis e terremotos. (Elas ocorrem também em crianças muito pequenas, embora estas talvez sejam mais propensas a reencenar do que a ter alucinações ou reviver o desastre.) Mas o TEPT parece ter prevalência e severidade ainda maiores depois de violência ou desastre causados pelo homem; os desastres naturais, "atos de Deus", parecem, não sei por que, mais fáceis de aceitar. Esse é o caso também das reações de estresse agudas; vejo-as frequentemente em pacientes meus no hospital, que podem mostrar coragem e calma extraordinárias ao enfrentar doenças terríveis, mas se enfurecem se uma enfermeira se atrasar para lhes trazer o urinol ou a medicação. A amoralidade da natureza é aceita, quer venha na forma de um alagamento pela chuva de monção, de um elefante no cio ou de uma doença; mas estar desamparado e à mercê da vontade dos outros não é aceito, pois o comportamento humano sempre contém uma carga moral (ou pelo menos assim se pensa).

Na esteira da Primeira Guerra Mundial, alguns médicos supuseram que devia existir um distúrbio orgânico no cérebro responsável pelo que, na época, se chamava de neuroses de guerra; elas pareciam diferir em vários aspectos das neuroses "normais".[6] O termo "shell shock" [traumatismo causado pelo ruído de explosão de granadas] foi cunhado com base na ideia de que o cérebro daqueles soldados havia sido mecanicamente desarranjado pelos repetidos abalos das granadas altamente explosivas introduzidas nessa guerra. Até então não existia o

---

[6] Nas neuroses "normais" comumente levadas aos psicoterapeutas, em geral o material patogênico enterrado provém de uma fase muito anterior da vida. Esses pacientes também são assombrados, mas pelos pais, como diz o título do livro de Leonard Shengold, *Haunted by parents*.

reconhecimento formal dos efeitos retardados do severo trauma para os soldados, submetidos por dias a explosões de granada e gás de mostarda, em trincheiras lamacentas abarrotadas com cadáveres putrefatos de seus companheiros.[7]

Um estudo recente de Bennet Omalu e outros mostrou que concussões repetidas (inclusive concussões "leves" que não causam perda de consciência) podem resultar em encefalopatia traumática crônica, com danos de memória e cognitivos; isso pode exacerbar tendências a depressão, *flashbacks*, alucinação e psicose. Essa encefalopatia traumática crônica, juntamente com o trauma psicológico de guerra e ferimento, foi associada à crescente incidência de suicídios entre os veteranos de guerra.

O fato de haver determinantes biológicos, além dos psicológicos, do TEPT não teria surpreendido Freud — e o tratamento dessas condições pode requerer medicação além de psicoterapia. Em suas piores formas, porém, o TEPT pode ser um distúrbio quase intratável.

O conceito de dissociação parece crucial para entendermos não apenas condições como a histeria ou o transtorno de múltiplas personalidades, mas também as síndromes pós-traumáticas. Pode ocorrer um distanciamento ou dissociação instantânea na presença de uma situação que ameaça a vida, por exemplo, quando um motorista prestes a bater o carro vê seu veículo à distância, quase como um espectador num teatro, com a sensação de estar assistindo e não participando. Mas as dissociações do TEPT são de um tipo mais radical, pois as insuportáveis visões, sons, cheiros e emoções da experiência hedionda conservam-se trancadas na mente em uma câmara subterrânea separada.

A imaginação é qualitativamente diferente da alucinação. As

---

[7] Freud ficou profundamente intrigado e perturbado com a pertinácia dessas síndromes pós-traumáticas após a Primeira Guerra Mundial. Elas o forçaram até a questionar sua teoria do princípio do prazer e, pelo menos nesse caso, a ver um princípio muito mais sinistro em ação, o da compulsão-repetição, embora este parecesse uma inadaptabilidade, a própria antítese do processo de cura.

visões dos artistas e cientistas, as fantasias e os devaneios que todos nós temos, localizam-se no espaço imaginativo da nossa mente, o nosso teatro privado. Normalmente não aparecem no espaço externo, como os objetos da percepção. Alguma coisa tem de acontecer na mente/cérebro para que a imaginação ultrapasse suas fronteiras e seja substituída pela alucinação. É preciso que ocorra alguma dissociação ou desconexão, alguma pane nos mecanismos que normalmente nos permitem reconhecer nossos pensamentos e imaginações e assumir a responsabilidade por eles, vê-los como nossos e não como vindos de fora.

Entretanto, não se sabe se essa dissociação pode explicar tudo, pois podem estar envolvidos tipos bem distintos de memória. Chris Brewin e colegas argumentaram que existe uma diferença fundamental entre as memórias extraordinárias de *flashback* do TEPT e as recordações comuns da nossa memória autobiográfica. Brewin et al. apresentaram muitas evidências psicológicas dessa diferença. Eles veem uma distinção radical entre as memórias autobiográficas, que são verbalmente acessíveis, e as memórias de *flashback*, que não são acessíveis verbalmente nem voluntariamente, mas podem irromper de modo automático se houver qualquer referência ao evento traumático ou a alguma coisa que se associe a ele (uma visão, um cheiro, um som). As memórias autobiográficas não são isoladas; inserem-se no contexto de toda uma vida, ganham um contexto e uma perspectiva amplos e profundos, e podem ser reexaminadas em relação a diferentes contextos e perspectivas. Isso não ocorre com as memórias traumáticas. Os sobreviventes de trauma podem ser incapazes de alcançar o distanciamento da retrospecção ou recordação; para eles, os eventos traumáticos, em todo o seu horror, em toda a sua vividez e concretude sensitivo-motoras, estão sequestrados. Esses eventos parecem estar preservados em uma forma de memória diferente, isolada e não integrada.

Diante desse isolamento das memórias traumáticas, o objetivo da psicoterapia deve ser liberar os eventos traumáticos para que eles saiam à luz da consciência e se reintegrem à memória autobiográfica. Essa pode ser uma tarefa extremamente difícil, e às vezes quase impossível.

A ideia de que diferentes tipos de memória estão envolvidos é fortemente corroborada pelo caso de sobreviventes de situações traumáticas que não têm TEPT e conseguem levar uma vida plena e sem tormentos. Uma dessas pessoas é Ben Helfgott, um amigo meu que viveu em um campo de concentração entre os doze e os dezesseis anos de idade. Helfgott sempre foi capaz de falar livremente sobre todas as suas experiências durante aqueles anos, sobre a execução de seus pais e familiares e os muitos horrores do campo. Pode recordar tudo isso em sua memória consciente, autobiográfica, e os eventos são parte integrante de sua vida. Suas experiências não ficaram trancadas como memórias traumáticas, mas ele também conhece o outro lado, que viu em centenas de pessoas. "Quem 'esquece' sofre mais tarde", ele diz. Helfgott é um dos colaboradores do extraordinário livro *The boys*, de Martin Gilbert, a história de centenas de meninos e meninas que, como Helfgott, sobreviveram anos em campos de concentração, mas, não se sabe como, saíram de lá relativamente sem sequelas e nunca sofreram alucinações nem TEPT.

Uma atmosfera profundamente supersticiosa e delusória também pode favorecer alucinações geradas por estados emocionais extremos, e essas alucinações podem afetar comunidades inteiras. Em suas Conferências Lowell de 1896 (coligidas sob o título *William James on exceptional mental states*), James incluiu conferências sobre "possessão demoníaca" e bruxaria. Temos descrições pormenorizadas de alucinações características desses dois estados — alucinações que, em alguns casos, assumiram proporções epidêmicas e foram atribuídas às artes do demônio ou seus lacaios, mas que hoje podemos interpretar como efeitos de sugestão ou até de tortura em sociedades nas quais a religião descambou para o fanatismo. Em seu livro *Os demônios de Loudun*, Aldous Huxley descreveu os delírios de possessão demoníaca que assolaram o vilarejo francês de Loudun em 1634, começando por uma madre superiora e todas as freiras em um convento de ursulinas. O que teve início como obsessões religiosas da irmã Jeanne magnificou-se até um estado de alucinação e histeria, em parte graças aos próprios exorcistas, pois eles acabaram confirmando o medo que toda a comunidade tinha de demônios. Alguns dos exorcistas também foram afetados. O padre Surin, que ficara trancado com a irmã Jeanne por centenas de horas, foi ele próprio acometido por alucinações religiosas aterradoras. A loucura consumiu todo o povoado, à semelhança dos infames julgamentos das bruxas de Salem tempos depois.[8]

As condições e pressões em Loudun ou Salem podem ter sido extraordinárias, mas a caça às bruxas e a confissão forçada não desapareceram do mundo: apenas assumiram outras formas.

O estresse severo acompanhado por conflitos internos pode induzir prontamente uma divisão da consciência em algumas pessoas, com vários sintomas sensitivos e motores, inclusive alucinações. (O nome antigo para essa condição era histeria; hoje a chamamos distúrbio de conversão.) Esse parece ter sido o

---

[8] Muitos dos testemunhos e acusações no julgamento das bruxas de Salem descrevem ataques de megeras, demônios, bruxas ou gatos (estes eram vistos como parentes das bruxas). Os gatos subiam nas pessoas adormecidas, pressionavam-lhes o peito, sufocavam-nas, e elas não tinham condições de mover-se nem de resistir. Essas são experiências que hoje podemos interpretar como efeitos da paralisia do sono e dos pesadelos, mas que na época foram vistas como sobrenaturais. Esse tema é analisado por Owen Davies em seu artigo de 2003 "The nightmare experience, sleep paralysis, and witchcraft accusations".

Outras condições também são supostos elementos causadores de alucinações e histeria na Inglaterra do século XVII. Uma hipótese que Laurie Winn Carlson propõe em seu livro *A fever in Salem* é que a loucura foi uma manifestação de um transtorno pós-encefalítico.

Outros aventam que a causa teria sido um envenenamento por esporão de centeio. O esporão, ou ergot, um fungo que contém compostos alcaloides tóxicos semelhantes ao LSD, pode infestar o centeio e outros cereais e, se houver ingestão de pão ou farinha contaminada, o resultado pode ser o ergotismo. Isso aconteceu frequentemente na Idade Média, e uma das consequências é uma gangrena terrível (que inspirou um dos nomes populares da doença, fogo de Santo Antônio). O ergotismo também pode causar convulsões e alucinações muito semelhantes às do LSD.

Em 1951, um vilarejo francês inteiro sucumbiu ao envenenamento por ergot, como descreveu John Grant Fuller em seu livro *The day of St. Anthony's fire*. As pessoas mais gravemente afetadas sofreram insônia extrema, tiveram alucinações e falaram dia e noite até morrer de exaustão.

caso de Anna O., a notável paciente descrita por Freud e Breuer em *Estudos sobre a histeria*. Anna não tinha como extravasar suas energias intelectuais ou sexuais, e era muito propensa a devaneios — que ela chamava de seu "teatro particular" — mesmo antes que a doença final e a morte de seu pai a impelissem a uma divisão ou dissociação da personalidade, uma alternância entre dois estados de consciência. Foi em seu estado de "transe" (que Breuer e Freud chamaram de estado "auto-hipnótico") que ela sofreu alucinações vívidas e quase sempre assustadoras. Mais comumente, ela via cobras, seus próprios cabelos eram cobras ou o rosto de seu pai transformava-se na cabeça da morte. Ela não reteve memória ou consciência dessas alucinações enquanto não tornou a entrar em transe hipnótico, mas dessa vez induzido por Breuer:

> Ela tinha alucinação no meio de uma conversa, saía correndo, começava a subir numa árvore etc. Se alguém a apanhasse, ela retomava depressa sua frase interrompida, sem nenhuma noção do que ocorrera no intervalo. Todas essas alucinações, porém, afloraram e foram relatadas em sua hipnose.

A personalidade de "transe" de Anna predominou cada vez mais conforme sua doença progrediu, e ela passava longos períodos esquecida ou cega para o momento presente, dominada pela alucinação de que estava no passado. A essa altura, ela estava vivendo, em grande medida, em um mundo alucinatório, quase delirante, como as freiras de Loudun ou as "bruxas" de Salem.

No entanto, ao contrário das bruxas, das freiras ou dos atormentados sobreviventes de campos de concentração e batalhas, Anna O. teve uma recuperação quase completa de seus sintomas e passou a levar uma vida plena e produtiva.

O fato de Anna ser incapaz de recordar suas alucinações quando estava "normal", mas conseguir lembrar-se de todas elas quando era hipnotizada mostra a semelhança entre seu estado hipnótico e seus transes espontâneos.

A propósito, a sugestão hipnótica pode ser usada para induzir alucinações.[9] Obviamente, existe uma enorme diferença entre o prolongado estado patológico que denominamos histeria e os breves estados de transe que podem ser induzidos por um hipnotizador (ou pela própria pessoa). William James, em suas conferências sobre estados mentais excepcionais, discorreu sobre os transes dos médiuns que canalizam vozes e imagens dos mortos e sobre os videntes que têm visões do futuro em bolas de cristal. James não queria saber se as vozes e visões nesses contextos eram verídicas ou não; interessava-se pelos estados mentais que as podiam produzir. A observação atenta (ele assistiu a muitas sessões espíritas) convenceu-o de que os médiuns e os videntes de bola de cristal não eram habitualmente charlatães ou mentirosos conscientes no sentido comum, e também não eram confabuladores ou fantasistas. James concluiu que estavam em estados de consciência alterados conducentes a alucinações — alucinações cujo contexto era moldado pelas perguntas que lhes eram feitas. Esses estados mentais excepcionais, supôs James, eram atingidos pela auto-hipnose (sem dúvida facilitados pelo ambiente mal iluminado e ambíguo) e pelas ávidas expectativas de seus clientes.

Práticas como meditação, exercícios espirituais e percussão ou dança extática também podem facilitar estados de transe extático semelhantes aos da hipnose, com vívidas alucinações e profundas mudanças fisiológicas (por exemplo, uma rigidez que permite ao corpo todo permanecer duro como tábua enquanto é sustentado apenas pela cabeça e pelos pés). Técnicas meditativas ou contemplativas (frequentemente ajudadas por música, pintura ou arquitetura sacras) são usadas em muitas tradições religiosas, às vezes para induzir visões alucinatórias. Estudos de

[9] Isso foi demonstrado experimentalmente por Brady e Levitt em um estudo de 1966 no qual eles sugeriram a sujeitos hipnotizados que "vissem" (em alucinação) um estímulo visual em movimento (um tambor giratório com listras verticais). Os olhos dos sujeitos, quando seguiram esse comando, apresentaram os mesmos movimentos automáticos de acompanhamento ("nistagmo optocinético") que ocorrem quando realmente olhamos para um tambor giratório desse tipo — em contraste, tais movimentos não ocorrem (e são impossíveis de fingir) quando alguém meramente imagina um alvo visual assim.

Andrew Newberg e outros mostraram que a prática da meditação por longo tempo produz alteração significativa no fluxo de sangue em partes do cérebro relacionadas a atenção, emoção e algumas funções autônomas.

O estado mental excepcional mais frequente, mais buscado e (em muitas culturas e comunidades) mais "normal" é o da consciência espiritualmente sintonizada, no qual o sobrenatural, o divino, é vivenciado como material e real. Em seu admirável livro *When God talks back*, a etnóloga T. M. Luhrmann faz um eloquente exame desse fenômeno.

O trabalho anterior de Luhrmann, sobre pessoas que praticam magia na Grã-Bretanha atual, requereu que ela entrasse totalmente no mundo desses indivíduos. "Fiz o que os antropólogos fazem", ela escreve.

> Participei do mundo deles; juntei-me a seus grupos. Li seus livros e romances. Pratiquei suas técnicas e executei seus rituais. Descobri que, em grande medida, os rituais dependem de técnicas de imaginação. Você fecha os olhos e visualiza a história contada pelo líder do grupo.

Ela constatou, fascinada, que, depois de aproximadamente um ano dessa prática, suas próprias imagens mentais tornaram-se mais claras, mais detalhadas e mais sólidas, e seus estados de concentração tornaram-se "mais profundos e mais nitidamente diferentes em relação ao dia a dia". Certa noite, ela se absorveu na leitura de um livro sobre a Bretanha dos tempos do rei Arthur, e "abriu o caminho", como ela escreveu, "para a história, permitindo que ela se apoderasse dos meus sentimentos e preenchesse minha mente". Na manhã seguinte, acordou com uma visão espantosa:

> Vi seis druidas em pé diante da janela, acima da movimentada rua londrina lá embaixo. Eu os *vi*, e eles acenaram para mim. Fitei-os por um momento, estarrecida, e então pulei da cama, mas eles desa-

> pareceram. Teriam estado lá em carne e osso? Achei que não. Mas minha memória dessa experiência é bem clara. [...] Lembro-me de tê-los visto de modo tão claro, distinto e externo a mim quanto vejo o caderno onde registro o momento. Lembro-me tão claramente porque foi muito singular. Nada parecido jamais me acontecera.

Posteriormente, Luhrmann fez um estudo sobre a religião evangélica. A própria essência da divindade, de Deus, é imaterial. Deus não pode ser visto, sentido ou ouvido do modo comum. Como então, ela se perguntou, dada a inexistência de evidências, Deus se torna uma presença real, íntima, na vida de tantos evangélicos e outras pessoas que têm fé religiosa? Muitos evangélicos sentem que foram literalmente tocados por Deus, ou que ouviram sua voz; outros afirmam ter sentido sua presença de modo físico, ou saber que ele estava lá, ao lado deles. A ênfase no cristianismo evangélico, escreve Luhrmann, é na oração e em outros exercícios espirituais como habilidades que devem ser aprendidas e praticadas. Essas habilidades podem vir mais facilmente para pessoas que são propensas a se deixar absorver completamente por suas experiências, sejam elas reais ou imaginárias — a capacidade, escreve Luhrmann, "de se concentrar mentalmente no objeto [...] ao modo do leitor de romances, do ouvinte de música ou do montanhista amador que é arrebatado pela imaginação ou apreciação". Essa capacidade de absorção, supõe Luhrmann, pode ser aprimorada com a prática, e isso é parte do que acontece na oração. As técnicas da oração frequentemente se concentram na atenção a detalhes sensitivos:

> [Os congregados] praticam ver, ouvir, cheirar e tocar mentalmente. Dão a essas experiências imaginadas a vividez sensorial associada às memórias de eventos reais. O que eles conseguem imaginar torna-se mais real para eles.

Assim, um belo dia, a mente salta da imaginação para a alucinação, e o congregado *ouve* Deus, *vê* Deus.

Essas vozes e visões pelas quais ele anseia têm a realidade da percepção. Uma das participantes do estudo de Luhrmann,

Sarah, fez a seguinte descrição: "As imagens que vejo [na oração] são muito reais e lúcidas. Diferentes de um devaneio. Às vezes são quase como uma apresentação em PowerPoint". Com o passar do tempo, escreve Luhrmann, as imagens de Sarah "tornaram-se mais ricas e mais complicadas. Pareciam ter contornos mais nítidos. Continuaram a ganhar complexidade e a tornar-se mais distintas". As imagens mentais passam a ser tão claras e reais quanto o mundo externo.

Sarah teve muitas experiências desse tipo; alguns congregantes podem ter uma só — contudo, mesmo uma única experiência de Deus, imbuída da avassaladora força da percepção real, pode ser suficiente para sustentar toda uma vida de fé.

Em um nível ainda mais modesto, todos nós somos suscetíveis ao poder da sugestão, especialmente se ela for combinada à excitação emocional e a estímulos ambíguos. A ideia de que uma casa é "mal-assombrada", embora ridicularizada pela mente racional, pode, ainda assim, induzir um estado mental vigilante e até alucinações, como relatou Leslie D. em uma carta para mim:

> Há quase quatro anos, comecei a trabalhar em uma empresa instalada em uma das mais antigas residências de Hanover, Pensilvânia. No meu primeiro dia, disseram-me que um fantasma morava na casa, o fantasma do sr. Gobrecht, que ali vivera muitos anos antes e fora professor de música. [...] Suponho que ele morreu naquela casa. Seria quase impossível descrever adequadamente quanto eu NÃO acredito no sobrenatural! Mesmo assim, dali a uns dias comecei a sentir que uma mão puxava a perna da minha calça enquanto eu estava sentada trabalhando, e de vez em quando sentia uma mão em meu ombro. Apenas uma semana atrás, estávamos conversando sobre o fantasma, e eu senti (*muito intensamente*) dedos movendo-se pelas minhas costas, logo atrás do ombro; foi uma sensação suficientemente distinta para me fazer pular. Poder da sugestão, talvez?

Muitas crianças têm amigos imaginários. Em alguns casos, isso pode ser uma espécie de devaneio ou narrativa interior contínua, sistematizada, invenção de uma criança imaginativa e talvez solitária; em alguns casos, pode haver elementos de alucinação: uma alucinação que é benigna e agradável, como Hailey W. descreveu:

> Como cresci sem irmãos nem irmãs, criei alguns amigos imaginários com quem brincava frequentemente, mais ou menos dos três aos seis anos. Destes, os mais memoráveis foram as gêmeas idênticas Kacey e Klacey. Eram da minha idade e do meu tamanho, e costumávamos fazer as coisas juntas, como brincar no balanço do quintal e tomar chá de mentira. Kacey e Klacey tinham uma irmãzinha chamada Milky. Tenho delas uma forte imagem mental, e na época elas me pareciam muito reais. Meus pais achavam graça, mas se perguntavam se era natural que os meus amigos imaginários fossem tão detalhados e numerosos. Eles se recordam de que eu tinha longas conversas à mesa "com ninguém", e quando indagavam eu sempre respondia que estava falando com Kacey e Klacey. Quando brincava (com brinquedos ou jogos), eu frequentemente dizia que estava brincando com Kacey e Klacey ou com Milky. Também costumava falar a respeito delas; lembro que por algum tempo fiquei obcecada por um cão-guia, e implorei à minha mãe que me deixasse ter um. Espantada, minha mãe perguntou onde eu fora buscar tal ideia; respondi que a mãe de Kacey e Klacey era cega e eu queria um cão-guia igual ao dela. Agora que sou adulta, continuo a me surpreender quando alguém me diz que nunca teve amigos imaginários quando criança, pois eles foram uma parte importante — e agradável — da minha infância.

No entanto, "imaginação" não será, quem sabe, o termo adequado para esses casos, pois os amigos imaginários podem parecer intensamente reais, ao contrário de outros produtos da imaginação ou fantasia. Talvez não seja de estranhar a dificuldade para aplicar nossas categorias adultas de "realidade" e "imaginação" aos pensamentos e brincadeiras das crianças, pois, se Piaget estiver certo, até por volta dos sete anos de idade as crianças não são capazes de distinguir sempre e confiantemente a fantasia da realidade, o mundo interior do exterior. Em geral é nessa idade, ou pouco depois, que os amigos imaginários tendem a desaparecer.

Além disso, as crianças podem aceitar melhor suas alucinações, pois ainda não aprenderam que (em nossa cultura) alucinações são consideradas "anormais". Tom W. escreveu-me contando sobre as alucinações "propositais" de sua infância, visões hipnagógicas que, dos quatro aos sete anos, ele conjurava para se entreter:

> Eu costumava me distrair na hora de dormir tendo alucinações. Ia para a cama e fitava o teto na penumbra. [...] Olhava para um ponto fixo, mantinha os olhos bem imóveis; com isso, o teto se neutralizava e aos poucos se transformava em "pixels" fervilhantes, os quais se tornavam padrões: ondas, reticulados e estampas miúdas repetitivas. Eu me lembro de vários deles — [e] da excepcional clareza visual que tinham. Assim que a visão se formava, eu podia olhar em volta, como quem vê um filme.
>
> Eu tinha outro modo de fazer isso. Havia uma foto de família na parede ao pé da minha cama, uma clássica foto posada, com os meus avós, primos, tia e tio, meus pais, meu irmão e eu. Atrás de nós havia uma enorme sebe. À noite, eu fitava o retrato. Muito rapidamente, coisas estranhíssimas e divertidas começavam a acontecer: maçãs cresciam na sebe, meus primos começavam a conversar e a correr uns atrás dos outros em volta do grupo. A cabeça da minha avó "se descolava" e grudava em suas canelas, que por sua vez se punham a dançar. Por mais sinistro que possa parecer agora, na época eu achava muito engraçado.

Na outra ponta da vida, um tipo especial de alucinação pode ocorrer na hora da morte ou com a expectativa de morrer. Em meu trabalho nos lares e clínicas para idosos, sempre me assombro e me comovo com a frequência com que pacientes que são lúcidos, mentalmente sãos e plenamente conscientes podem ter alucinações ao pressentir a morte.

Quando Rosalie, a idosa cega que mencionei no capítulo sobre a síndrome de Charles Bonnet, adoeceu e pensou que estivesse para morrer, teve visões de sua mãe e ouviu sua voz dando--lhe as boas-vindas no céu. Essas alucinações tiveram um caráter muito diferente das suas alucinações costumeiras causadas pela SCB: eram multissensoriais, pessoais, dirigidas a ela, imbuídas de afabilidade e ternura. Em contraste, suas alucinações da SCB não tinham relação perceptível com ela nem despertavam emoção. Conheci outros pacientes (sem SCB nem outra condição especial que pudesse facilitar as alucinações) que tiveram alucinações semelhantes na hora da morte, às vezes a primeira e última alucinação de sua vida.

14
DOPPELGÄNGERS: ALUCINAÇÃO CONSIGO MESMO

A paralisia do sono pode associar-se à sensação de flutuar ou levitar, e mesmo às alucinações de sair do próprio corpo e voar, como salientaram alguns dos meus correspondentes. Essas experiências, tão diferentes das terríveis sensações dos pesadelos, podem ser acompanhadas por sentimentos de calma e felicidade (alguns dos sujeitos de Cheyne usaram o termo "beatitude"). Jeanette B., que a vida toda teve narcolepsia e paralisia do sono ("crises", como ela diz), descreveu-me a sensação:

> Foi depois da faculdade que as crises se tornaram ao mesmo tempo um fardo e uma bênção. Uma noite, como eu não conseguia me arrancar da paralisia, relaxei, e então senti que emergia lentamente do meu corpo! Eu havia ultrapassado a fase do terror e agora sentia uma beatitude, uma paz maravilhosa, enquanto saía do meu corpo e flutuava. No momento em que tive essa experiência, foi muito difícil acreditar que fosse uma alucinação. Todos os meus sentidos pareciam incomumente aguçados: o rádio tocando em outro cômodo, grilos cantando do outro lado da janela. Sem entrar em detalhes, essa alucinação foi mais agradável do que qualquer coisa que já vivenciei. [...]
>
> Acho que quase me viciei nas experiências extracorpóreas, tanto assim que, quando meu neurologista me prescreveu medicação para ajudar na paralisia noturna e nas alucinações, eu recusei, pois não quis abrir mão das experiências extracorpóreas. Não revelei a ele o motivo.
>
> Por um bom tempo, tentei provocar aquela alucinação agradável. Descobri que ela costumava vir depois de muito estresse ou privação de sono, por isso eu dormia pouco a fim de ter a experiên-

cia de flutuar entre as estrelas, a uma altura que me permitia observar a curvatura da Terra.

Mas a beatitude também pode coincidir com o terror. Peter S., um amigo meu, descobriu isso quando sofreu um único episódio de paralisia do sono com alucinação. Ele teve a impressão de que abandonara seu corpo; olhou para trás, fitou-o brevemente e subiu depressa ao céu. Sentiu liberdade e alegria intensas, livre das limitações de seu corpo humano, e teve a sensação de que poderia vaguear à vontade pelo universo. Mas também sentiu medo, que se transformou em terror, de ficar perdido para sempre no infinito, incapaz de retornar ao seu corpo na Terra.

Experiências extracorpóreas (EEC) podem ocorrer quando regiões específicas do cérebro são estimuladas durante uma convulsão ou enxaqueca, e também com estimulação elétrica do córtex.[1] Podem ocorrer como efeito de drogas ou em transes autoinduzidos. Também pode ocorrer EEC quando o cérebro não recebe sangue suficiente, uma situação que pode estar presente em casos de parada cardíaca ou arritmia, grande perda de sangue ou choque.

Minha amiga Sarah B. teve uma EEC na sala de parto, logo após dar à luz. Seu bebê nasceu sadio, mas ela perdeu muito sangue, e o obstetra disse que precisaria comprimir o útero para estancar a hemorragia. Sarah escreveu:

> Senti meu útero ser espremido e disse a mim mesma para não me mexer nem gritar. [...] De repente, eu estava flutuando com a nuca encostada no teto. Olhava para baixo, para um corpo que não era o meu. O corpo estava a alguma distância de mim. [...] Vi o médico amassando aquela mulher, ouvi-o gemer com o esforço. Pensei, "essa mulher não tem consideração. Está dando muito traba-

---

[1] O termo "experiência extracorpórea" foi introduzido nos anos 1960 por Celia Green, psicóloga de Oxford. Embora há séculos existam histórias sobre experiências extracorpóreas, Green foi a primeira a examinar sistematicamente um grande número de relatos em primeira mão, feitos por mais de quatrocentas pessoas que ela localizou através de um apelo público divulgado em jornais e na BBC. Em seu livro de 1968, *Out-of-body experiences*, ela os analisou minuciosamente.

lho ao dr. J.". [...] Portanto, eu estava completamente orientada com respeito a tempo, dia, lugar, pessoa e evento. Só não tinha noção de que era eu o centro do drama.

Depois de algum tempo, o dr. J. tirou as mãos do corpo, afastou-se e disse que o sangramento tinha parado. Assim que ele disse isso, senti que deslizava de volta ao meu corpo, como um braço que desliza ao entrar na manga de um casaco. Eu já não estava mais olhando à distância para o médico lá embaixo; ele agora estava acima de mim, e perto. Seu avental cirúrgico verde estava coberto de sangue.

A pressão arterial de Sarah ficou criticamente baixa, e provavelmente foi isso, a insuficiência de oxigênio em seu cérebro, que precipitou a EEC. A ansiedade pode ter sido um fator adicional, pois quando ela foi tranquilizada a crise passou, apesar de sua pressão ainda estar muito baixa. É curioso que não tenha reconhecido seu corpo, embora sejam comuns relatos de que o corpo parece "desocupado" ou "vazio" quando a pessoa desincorporada olha do alto para sua ex-morada.

Outra amiga, Hazel R., química, contou-me sobre uma experiência que teve muitos anos atrás, também quando estava em trabalho de parto. Ministraram-lhe heroína para a dor (naquele tempo essa prática era comum na Inglaterra), e sob o efeito da heroína ela se sentiu flutuar até encostar no teto, no canto da sala de parto. Via seu corpo lá embaixo e não sentia dor alguma — tinha a impressão de que a dor permanecera no corpo que estava na cama. Também tinha a sensação de grande acuidade visual e intelectual: sentia-se capaz de resolver qualquer problema (pena que nenhum problema apareceu, ela gracejou). Quando passou o efeito da heroína, ela voltou para seu corpo e para suas violentas contrações e dores. O obstetra lhe disse que ela poderia tomar mais uma dose, e ela perguntou se isso poderia fazer mal ao bebê. Ele lhe assegurou que não; ela então concordou com a segunda dose, e mais uma vez desfrutou do afastamento de seu corpo e das dores de parto, além de sentir aquela celestial clareza mental.[2] Embora isso tenha ocorrido há mais de cinquenta anos, Hazel ainda lembra cada detalhe.

Para quem nunca vivenciou essa sensação de se afastar do corpo, é difícil imaginá-la. Nunca tive uma EEC, mas numa ocasião participei de um experimento notavelmente simples que me mostrou como o sentimento de si pode facilmente separar-se do corpo e "reincorporar" em um robô. O robô era uma enorme figura metálica com câmeras de vídeo que faziam as vezes de "olhos", e garras parecidas com as de lagosta no lugar das "mãos"; ele se destinava a treinar astronautas a operar máquinas semelhantes no espaço. Usei óculos ligados às câmeras de vídeo, portanto efetivamente passei a ver o mundo através dos olhos do robô, e inseri as mãos em luvas com sensores que registravam meus movimentos e os transmitiam às garras do robô. Assim que fui conectado ao robô e olhei através dos olhos dele, tive a estranha experiência de ver, a poucos metros à minha esquerda, uma figurinha esquisita (será que parecia pequena porque eu, encarnado no robô, agora era tão grande?), sentada numa cadeira, de óculos e luvas, uma figura desocupada que, percebi surpreso, só podia ser *eu*.

Tony Cicoria, cirurgião, foi atingido por um raio alguns anos atrás e teve parada cardíaca. (Em *Alucinações musicais* conto toda essa complexa historia.) Ele relatou:

> Lembro de um clarão [...] pegou-me no rosto. Minha lembrança seguinte é de estar voando para trás [...] [depois] eu estava voando para a frente. Vi meu corpo no chão. "Caramba, estou morto", pensei. Vi pessoas convergindo para o corpo. Vi uma mulher [...] debruçar-se sobre o meu corpo e fazer a reanimação cardiorrespiratória.

---

[2] Vários sujeitos do estudo de Celia Green relataram sensações semelhantes. "Minha mente ficou mais clara e mais ativa do que antes", um escreveu; outro falou em "saber e entender tudo". Green escreveu que essas pessoas se sentiam capazes "de obter a resposta para qualquer pergunta que decidissem formular".

A EEC de Cicoria tornou-se mais complexa. "Fui envolvido por uma luz branco-azulada [...] uma sensação intensa de bem-estar e paz"; ele sentiu que estava sendo atraído para o céu (sua EEC envolveu uma "experiência de quase morte", o que não ocorre na maioria dos casos de EEC); e então — talvez isso tenha acontecido não mais do que trinta ou quarenta segundos depois de o raio atingi-lo — "BAM! Eu voltei", ele disse.

A expressão "experiência de quase morte" (EQM) foi introduzida por Raymond Moody em seu livro de 1975 *A vida depois da vida*. Moody, selecionando informações de muitos entrevistados, delineou um conjunto notavelmente uniforme e estereotipado de experiências comuns a muitas EQM. A maioria daquelas pessoas sentiu que estava sendo arrastada para um túnel escuro, depois impelida em direção a um brilho (que alguns entrevistados chamaram de "um ser de luz"); e finalmente sentiu um limite ou barreira à frente — grande parte interpretou isso como a fronteira entre a vida e a morte. Alguns tiveram a sensação de ver passar rapidamente os acontecimentos de sua vida; outros viram amigos e parentes. Em uma típica EQM, tudo isso estava imbuído de uma sensação tão intensa de paz e alegria que "ser forçado a voltar" (para o próprio corpo, para a vida) podia causar tremendo pesar. Tais experiências foram sentidas como reais — "mais reais do que a realidade", muitos comentaram. Um bom número dos entrevistados por Moody preferiu dar uma interpretação sobrenatural a essas experiências extraordinárias, mas outros com o tempo passaram a considerá-las alucinações, ainda que de um tipo extraordinariamente complexo. Vários estudiosos procuraram uma explicação natural com base na atividade e no fluxo sanguíneo cerebral, pois as EQM ocorrem associadas especialmente a paradas cardíacas, e também podem estar presentes em desmaios, quando a pressão arterial despenca, o rosto ganha um tom acinzentado e falta sangue à cabeça e ao cérebro.

Kevin Nelson e colegas da Universidade de Kentucky apresentaram evidências sugerindo que, com o comprometimento do fluxo sanguíneo no cérebro, ocorre uma dissociação da consciência; assim, embora acordada, a pessoa fica paralisada e sujeita a alucinações parecidas com sonhos características do sono REM ("intrusões REM") — portanto, em um estado semelhante ao da paralisia do sono (as EQM também são mais comuns em pessoas propensas à paralisia do sono). A isso se adicionam várias características especiais: o "túnel escuro" correlaciona-se, supõe Nelson, ao comprometimento do fluxo sanguíneo nas retinas (sabe-se que isso produz a constrição dos campos visuais, ou "visão em túnel", e pode ocorrer com pilotos sujeitos ao estresse de alta gravidade). A "luz brilhante", segundo Nelson, correlaciona-se a um fluxo de excitação neuronal que se desloca de uma parte do tronco cerebral (a ponte) para estações subcorticais de retransmissão visual e, em seguida, para o córtex occipital. Acrescida a todas essas mudanças neurofisiológicas pode estar a sensação de terror e assombro ligada ao conhecimento de que se está passando por uma crise mortal — algumas das pessoas entrevistadas ouviram quando foram declaradas mortas — e o desejo de que a morte, se iminente e inevitável, seja tranquila e, talvez, uma passagem para uma outra vida.

Olaf Blanke e Peter Brugger estudaram esses fenômenos em vários pacientes com epilepsia severa. Como os pacientes de Wilder Penfield nos anos 1950, pessoas com convulsões intratáveis que não respondem a medicação podem precisar de cirurgia para remover o foco epiléptico causador. A cirurgia requer exames pormenorizados e um mapeamento para encontrar o foco das convulsões e evitar dano a áreas vitais. O paciente tem de estar acordado durante esse procedimento, para poder informar o que está sentindo. Blanke conseguiu demonstrar que estimular certas áreas do giro angular direito do cérebro invariavelmente causava EEC em uma dessas pacientes, além da sensação de leveza e levitação e mudanças na imagem corporal; a paciente via suas pernas "encurtar" e mover-se em direção ao seu rosto. Blanke et al. supuseram que o giro angular pode ser um nodo crucial em um circuito que faz a mediação entre a imagem corporal e as sensações vestibulares, e que "a experiência de dissociação entre o eu e o corpo resulta da falha em integrar as informações provenientes do corpo com as informações vestibulares".

Em outras ocasiões, o indivíduo não sente que se desincorpora, mas vê, a partir do seu ponto de vista normal, um duplo de si mesmo, e esse outro eu muitas vezes imita (ou partilha) as posturas e movimentos do indivíduo. Essas alucinações autoscópicas são puramente visuais e costumam ser mais ou menos breves — podem ocorrer, por exemplo, durante os poucos minutos de uma aura de enxaqueca ou epilepsia. Em sua instigante história da enxaqueca, "Migraine: From Capadocia to Queen Square", Macdonald Critchley descreve uma situação como essa, ocorrida com o grande naturalista Carolus Linnaeus, ou Carlos Lineu:

> Lineu via frequentemente o "seu outro eu" passeando no jardim paralelamente a ele, e o fantasma imitava seus movimentos, por exemplo, parava para examinar uma planta ou colher uma flor. Às vezes o *alter ego* ocupava a cadeira de Lineu em sua mesa na biblioteca. Numa ocasião, durante uma demonstração a seus alunos, ele quis ir buscar um espécime em sua sala. Abriu a porta rapidamente, com a intenção de entrar, mas saiu logo, dizendo "Ah, eu já estou lá".

Charles Lullin, avô de Charles Bonnet, teve regularmente uma alucinação semelhante com um duplo, durante cerca de três meses, como descreve Dowe Draasima:

> Certa manhã, ele estava à janela fumando tranquilamente o seu cachimbo e viu, à esquerda, um homem reclinado na esquadria. Exceto pelo fato de ser um palmo mais alto, o homem era igual a ele; também estava fumando cachimbo, usava o mesmo gorro e o mesmo roupão. Na manhã seguinte, lá estava o homem de novo, e gradualmente ele se tornou uma aparição familiar.

O duplo autoscópico é como a imagem da pessoa no espelho: a direita é transposta para a esquerda, e vice-versa, e as posições e ações são simétricas e com os lados invertidos. O duplo é um fenômeno puramente visual, sem identidade ou intencionalidade próprias. Não tem desejos, não toma iniciativas, é passivo e neutro.[3]

Jean Lhermitte, analisando o tema da autoscopia em 1951, escreveu: "O fenômeno do duplo pode ser produzido por muitas outras doenças do cérebro além da epilepsia. Ele ocorre na paralisia geral (neurossífilis), na encefalite, na encefalose ou esquizofrenia, em lesões focais no cérebro, em transtornos pós-traumáticos [...] A aparição do duplo deve levar-nos a suspeitar fortemente de alguma doença".

Hoje se supõe que um número significativo, talvez um terço, de todos os casos de autoscopia possa estar associado a esquizofrenia, e até casos de origem manifestamente física ou orgânica podem ser sensíveis a sugestão. T. R. Denning e German Berrios descreveram um homem de 35 anos cujas aparições se relacionavam a convulsões do lobo temporal decorrentes de um trauma craniano. O homem disse que uma vez viu suas gravatas penduradas como um cabide cheio de cobras, mas, quando lhe perguntaram se ele já tivera alguma alucinação ou experiência autoscópica inequívoca, ele respondeu que não. Uma semana depois, ele veio a outra consulta meio agitado, pois agora tinha tido uma experiência autoscópica:

---

[3] August Strindberg, em seu romance autobiográfico *Inferno*, mencionou um estranho dublê de corpo, um "outro" que espelhava cada movimento seu:

> Esse homem desconhecido nunca dizia nada; parecia ocupado em escrever alguma coisa atrás da repartição de madeira que nos separava. Mesmo assim, era estranho que ele arrastasse sua cadeira para trás toda vez que eu arrastava a minha. Ele repetia cada movimento meu, e isso me fazia crer que ele queria me irritar com aquele arremedo. [...] Quando eu ia para a cama, o homem na sala ao lado da minha escrivaninha também ia para a cama. [...] Eu podia ouvi-lo ali deitado, estendido paralelamente a mim. Ouvia quando ele virava páginas de um livro, apagava a lâmpada, respirava profundamente, virava para o lado e adormecia.

O "homem desconhecido" de Strindberg é idêntico a Strindberg em um sentido: é uma projeção dele, pelo menos em seus movimentos, ações e imagem corporal. Contudo, ao mesmo tempo ele é outro, um Outro que ocasionalmente "irrita" Strindberg, mas talvez, em outros momentos, procura ser companheiro. Ele é, no sentido literal do termo, o "Outro" de Strindberg, o seu "alter ego".

> Ele estava sentado em um café e subitamente se apercebeu de uma imagem de si mesmo, a uns quinze ou vinte metros, olhando para dentro através da janela do café. A imagem era escura e se parecia com ele aos dezenove anos (a idade em que ele sofrera o acidente). Ela não falou, e durou provavelmente menos de um minuto. Ele ficou pasmo e agitado, como se houvesse sido atacado fisicamente, e sentiu que tinha de se levantar e ir embora. É difícil não supor que o momento desse episódio tenha sido influenciado pelas perguntas que o psiquiatra lhe fizera na semana anterior.

A maioria dos casos de autoscopia é razoavelmente breve, mas existem registros de autoscopia de longa duração. Zamboni et al. fazem uma descrição minuciosa deste segundo caso em um artigo de 2005. Sua paciente, B. F., era uma jovem que sofreu eclampsia na gravidez e teve um quadro comatoso por dois dias. Quando ela começou a se recuperar, evidenciou-se que estava corticalmente cega e tinha paralisia parcial em ambos os lados, além de não ter a percepção de seu lado esquerdo e do lado esquerdo do espaço: um abandono unilateral. Quando se recuperou um pouco, seus campos visuais pareciam completos e ela era capaz de discriminar as cores, mas apresentava agnosia profunda, não conseguindo reconhecer objetos e até formas. Nessa fase, escreveram Zamboni et al., a paciente começou a ver sua própria imagem como que refletida em um espelho, a cerca de um metro à sua frente. A imagem era transparente, como se estivesse em "uma lâmina de vidro", e um tanto borrada. Era em tamanho natural e consistia em cabeça e ombros, mas, se a paciente olhasse para baixo, podia ver as pernas da imagem também. Estava sempre vestida exatamente como a paciente. Desaparecia quando a paciente fechava os olhos e reaparecia assim que ela tornava a abri-los (no entanto, quando aquilo deixou de ser novidade, a paciente podia "esquecer" a imagem por horas a fio). Ela não sentia nada de especial pela imagem, nem lhe atribuía pensamentos, sentimentos ou intencionalidade.

Quando a agnosia de B. F. desapareceu, a imagem espelhada também sumiu gradualmente, e seis meses depois da lesão cerebral original ela não ocorria mais. Zamboni et al. supuseram que a incomum persistência dessa imagem invertida pudesse estar associada à severa perda visual da paciente, juntamente com distúrbios de integração multissensorial (visual, tátil, proprioceptiva etc.) em níveis superiores, talvez na junção parieto-temporal.

Uma forma ainda mais estranha e mais complexa de alucinação consigo mesmo ocorre na "heautoscopia", uma forma extremamente rara de autoscopia na qual existe interação entre a pessoa e seu duplo; a interação é ocasionalmente amigável, porém o mais frequente é ser hostil. Além disso, o paciente pode sentir-se profundamente em dúvida quanto a quem é o "original" e quem é o "duplo", pois a consciência e a noção do eu tendem a mudar de um para o outro. A pessoa pode ver o mundo primeiro com seus próprios olhos, depois através dos olhos do duplo, e isso pode levar à ideia de que o duplo é a pessoa real. O duplo não é construído como algo que espelha passivamente a postura e as ações do paciente, como no caso da autoscopia; o duplo heautoscópico pode, dentro de limites, fazer o que bem entender (ou ficar quieto e não fazer absolutamente nada).

A autoscopia "comum" — como a que ocorreu para Lineu e Lullin — parece relativamente benigna; a alucinação é puramente visual, um espelhamento que só aparece de vez em quando, não tem pretensões de autonomia nem intencionalidade e não procura interagir. Mas o duplo heautoscópico, que zomba da identidade do paciente ou a rouba, pode causar medo e horror, provocar atos impulsivos e desesperados. Em um artigo de 1994, Brugger e colegas descreveram um episódio desse tipo ocorrido com um rapaz que sofria de epilepsia do lobo temporal:

> O episódio heautoscópico ocorreu pouco antes da internação. O paciente interrompeu sua medicação de fenitoína, tomou vários copos de cerveja, permaneceu na cama todo o dia seguinte, e à noite foi encontrado murmurando, confuso, debaixo de um arbusto quase completamente destruído logo abaixo da janela de seu quarto no terceiro andar. [...] O paciente fez o seguinte relato so-

> bre o episódio: na respectiva manhã, ele se levantou sentindo tontura. Virou-se e viu a si mesmo ainda deitado na cama. Zangou-se, disse ele, com "aquele cara que eu sabia que era eu mesmo e não queria se levantar, correndo o risco de se atrasar para o trabalho". Ele tentou acordar o corpo na cama, primeiro gritando, depois sacudindo-o e por fim pulando repetidamente sobre o seu *alter ego* na cama. O corpo deitado não reagiu. Só então o paciente começou a se sentir intrigado com sua dupla existência, e foi ficando cada vez mais assustado por não mais ser capaz de saber qual dos dois ele era na realidade. Várias vezes a sua noção do próprio corpo transferiu-se daquele que estava em pé para o que ainda jazia na cama; quando estava no modo deitado, ele se sentia plenamente acordado, mas paralisado e com medo da figura que se debruçava sobre ele e o espancava. Sua única intenção era voltar a ser uma só pessoa, e, olhando da janela (de onde ainda podia ver seu corpo deitado na cama), ele decidiu de repente pular lá para fora "para pôr fim àquela sensação intolerável de estar dividido em dois". Ao mesmo tempo, ele esperava que "essa ação desesperada atemorizasse o sujeito na cama e assim o instigasse a se fundir novamente comigo". Sua lembrança seguinte é de acordar com dor no hospital.

O termo "heautoscopia" foi introduzido em 1935, e nem todos o consideram de muita utilidade. T. R. Dening e German Berrios, por exemplo, escreveram: "Não vemos vantagem nesse termo; é pedante, quase impronunciável e não comumente usado na prática comum". Esses autores não veem uma dicotomia, e sim um continuum ou espectro de fenômenos autoscópicos, no qual a sensação de que a pessoa está se relacionando com sua imagem autoscópica pode variar de mínima a intensa, de indiferente a exaltada, e o senso de sua "realidade" pode igualmente ser variável e irregular. Em um artigo de 1955, Kenneth Dewhurst e John Pearson descreveram um mestre-escola que, no início de uma hemorragia subaracnoide, viu um "duplo" autoscópico durante quatro dias:

> Parecia bastante sólido, como se fosse visto num espelho, e vestido exatamente como ele. Acompanhava-o por toda parte; durante

as refeições, postava-se atrás de sua cadeira, e só reaparecia quando ele terminava de comer. À noite se despia e se deitava na mesa ou no sofá no quarto ao lado em seu apartamento. O duplo nunca lhe dizia nada nem fazia sinais, apenas repetia suas ações: tinha sempre uma expressão triste. Era óbvio para o paciente que se tratava de uma alucinação, mas ainda assim ela se tornara uma parte dele mesmo o suficiente para que o paciente puxasse uma cadeira para seu duplo na primeira vez que procurou o médico.

Em 1844, um século antes de o termo ser cunhado, o médico A. L. Wigan descreveu um caso extremo de heautoscopia com consequências trágicas:

> Conheci um homem muito inteligente e cordial que tinha a capacidade de pôr *a si mesmo* diante dos próprios olhos, e costumava rir-se à larga de *seu duplo*, o qual parecia sempre rir também. Esse foi por muito tempo um motivo de diversão e piada, mas o resultado final acabou sendo lamentável. O homem aos poucos se convenceu de que era assombrado pelo seu [outro] *eu*. Esse outro eu discutia com ele obstinadamente e, para sua grande exasperação, às vezes o refutava, o que, tendo ele grande orgulho de suas habilidades lógicas, o humilhava sobremaneira. Ele era excêntrico, porém nunca foi mantido em confinamento nem sujeito à menor restrição. Por fim, farto daquele aborrecimento, ele resolveu não entrar em mais um ano de sua existência. Pagou todas as suas dívidas, embrulhou em papéis separados as quantidades para as despesas semanais. Esperou, de revólver em punho, a noite de 31 de dezembro, e ao soar da meia-noite deu um tiro na boca.

O tema do duplo, o *doppelgänger,* um ser que é parte eu, parte Outro, é irresistível para a mente literária, que geralmente o retrata como um presságio de morte ou calamidade. Às vezes, como em "William Wilson", de Edgar Allan Poe, o duplo é a projeção visível e tangível de uma consciência culpada que se torna cada vez mais intolerável, até que, por fim, a vítima ataca violentamente seu duplo e descobre que apunhalou a si mesma. Às vezes o duplo é invisível e intangível, como no conto "O

Horla", de Guy de Maupassant, mas esse duplo ainda assim evidencia sua existência (por exemplo, bebe a água que o narrador põe na moringa à noite).

Na época em que escreveu esse conto, Maupassant via frequentemente um duplo de si mesmo, uma imagem autoscópica. Com um amigo, ele comentou: "Quase toda vez que volto para casa, vejo o meu duplo. Abro a porta e me vejo sentado na poltrona. Sei que é uma alucinação no momento em que o vejo. Mas não é extraordinário? Não daria medo em quem não tem cabeça fria?".

Maupassant tinha neurossífilis nesse período; quando a doença progrediu, ele se tornou incapaz de se reconhecer no espelho e, segundo relatos, cumprimentava seu reflexo, fazia-lhe mesura e tentava apertar-lhe a mão.

O Horla invisível que o perseguia, embora talvez tenha sido inspirado por essas experiências autoscópicas, é de uma natureza bem diferente; pertence, como William Wilson e o duplo de Golyadkin na novela de Dostoiévski, ao gênero gótico, essencialmente literário, do *doppelgänger*, um gênero que teve seu auge de fins do século XVIII à virada do século XX.

Na vida real, apesar dos casos extremos descritos por Brugger e outros, os duplos heautoscópicos podem ser menos malignos; podem ser até simpáticos ou figuras morais construtivas. Um dos pacientes de Orrin Devinsky tinha heautoscopia associada a convulsões do lobo temporal, e descreveu o seguinte episódio: "Foi como um sonho, mas eu estava acordado. De repente, eu me vi a uns cinco metros à minha frente. Meu duplo estava aparando a grama, que era o que eu deveria estar fazendo". Esse paciente teve subsequentemente mais de uma dezena de episódios semelhantes pouco antes de sofrer convulsões, e muitos outros aparentemente sem relação com atividades convulsivas. Em um artigo de 1989, Devisnky et al. escreveram:

> Seu duplo é sempre uma figura completa e transparente, ligeiramente menor do que o tamanho natural. Com frequência usa roupas diferentes das do paciente e não partilha os pensamentos e emoções deste. O duplo costuma executar a atividade que o pa-

ciente julga que deveria estar fazendo, e o paciente diz "esse aí é a minha consciência culpada".

Ter um corpo parece ser a coisa mais certa do mundo, o único fato irrefutável. Uma pessoa concebe-se ocupando seu corpo, que pertence a ela e somente a ela. Vê o mundo com seus olhos, anda com suas pernas, cumprimenta com um aperto de mão dado pela sua mão. Tem também a sensação de que sua consciência está na cabeça. Há tempos se supunha que a imagem ou esquema do corpo fosse uma parte fixa e estável da consciência de si, talvez em parte inata, e em grande medida sustentada e afirmada pelo contínuo *feedback* proprioceptivo sobre a posição e os movimentos dos membros dado por receptores em articulações e músculos.

Por isso, o espanto foi geral quando Matthew Botvinick e Jonathan Cohen mostraram, em 1998, que uma mão de borracha, nas circunstâncias certas, podia ser confundida com a mão real de uma pessoa. Se a mão real de um sujeito estiver oculta sob uma mesa enquanto a mão de borracha está visível diante dele, e ambas forem tocadas em sincronia, o sujeito terá a convincente ilusão, mesmo sabendo a verdade, de que a mão de borracha é dele — e de que a sensação de ser tocado está localizada nesse objeto inanimado parecido com o real. Como descobri quando olhei através dos "olhos" de um robô, o conhecimento em tal situação não serve para dissipar a ilusão. O cérebro faz o possível para correlacionar todos os sentidos, mas aqui as informações visuais suplantam as táteis.

Henrik Ehrsson, na Suécia, desenvolveu uma grande variedade de ilusões desse tipo usando equipamentos muito simples: óculos com câmera de vídeo, manequins e braços de borracha. Interrompendo a unidade usual entre tato, visão e propriocepção, ele induziu estranhas experiências em algumas pessoas; convenceu-as de que seu corpo havia encolhido ou se tornado enorme, e até de que elas tinham trocado de corpo com alguém. Comprovei isso pessoalmente quando visitei seu laboratório em Estocolmo e participei em vários de seus experimentos. Em um deles, fui convencido de que possuía um terceiro braço; em outro, senti-me incorporado em um boneco de meio metro de altura, e, quando olhei através dos olhos "dele" por meio dos óculos com câmera de vídeo, os objetos normais da sala me pareceram imensos.

É evidente, com base em todo esse trabalho, que muitas vezes a representação do corpo pelo cérebro pode ser lograda simplesmente embaralhando-se as informações enviadas pelos diversos sentidos. Se a visão e o tato dizem uma coisa, por mais absurda que seja, nem toda uma vida de propriocepção e imagem corporal estável pode resistir sempre. (Os indivíduos podem ser mais ou menos suscetíveis a tais ilusões, e poderíamos imaginar que os dançarinos ou atletas, que possuem uma noção excepcionalmente vívida de onde seu corpo se encontra no espaço, devem ser mais difíceis de enganar nesse campo.)

As ilusões corporais que Ehrsson estuda são muito mais do que truques de entretenimento; elas indicam os modos como o nosso ego corporal, o sentimento do eu, é formado a partir da coordenação dos sentidos — não só o tato e a visão, mas também a propriocepção e, talvez, também a sensação vestibular. Ehrsson e outros favorecem a ideia de que existem neurônios "multissensitivos", talvez em vários lugares do cérebro, que servem para coordenar as complexas (e geralmente coerentes) informações sensitivas que chegam ao cérebro. Mas, se houver interferência nessas informações — da natureza ou de um experimento —, nossas certezas aparentemente inabaláveis a respeito do corpo e do eu podem desaparecer em um instante.

15
FANTASMAS, SOMBRAS E O "OUTRO" ALUCINATÓRIO

Embora alucinações visuais e sonoras — "visões" e "vozes" — sejam mencionadas na Bíblia, na *Ilíada* e na *Odisseia*, em todas as grandes epopeias do mundo, nenhuma dessas obras sequer alude à existência de membros fantasma, a sensação alucinatória de que ainda se possui um membro apesar de ele ter sido amputado. Não havia nem ao menos um nome para isso antes de Silas Weir Mitchell cunhar um termo nos anos 1870. Entretanto, membros fantasma são coisa comum. Mais de 100 mil pessoas por ano sofrem amputação nos Estados Unidos, e para a grande maioria delas ocorre o membro fantasma depois da amputação. A experiência do membro fantasma deve ser tão antiga quanto a amputação, que por sua vez não é coisa recente. Milhares de anos atrás já se faziam amputações: o Rig Veda conta a história da rainha guerreira Vishpla, que foi para a batalha usando uma prótese de ferro depois de perder uma perna.

No século XVI, Ambroise Paré, um cirurgião militar francês chamado para amputar dezenas de membros feridos, escreveu: "Muito depois de feita a amputação, os pacientes afirmam ainda sentir dor na parte amputada [...] parece quase inacreditável a quem não passou por isso".

Descartes, em *Meditações sobre filosofia primeira*, observou que, assim como o sentido da visão nem sempre é confiável, também podem ocorrer "erros de julgamento" nos "sentidos internos". "Algumas pessoas que tiveram um braço ou uma perna amputados já me disseram", ele escreveu, "que ocasionalmente ainda parecem sentir dor naquela parte do corpo perdida, e tal circunstância levou-me a pensar que não posso sequer ter certeza absoluta de que algum dos meus membros foi afetado quando o sinto doer."

Entretanto, de modo geral, como revelou o neurologista George Riddoch (em 1941), uma curiosa atmosfera de silêncio e segredo parece envolver esse assunto. "É raro alguém fazer espontaneamente uma descrição de membro fantasma", ele escreveu. "Medo do incomum, da descrença ou até da acusação de insanidade podem estar por trás dessa reticência."

O próprio Weir Mitchell hesitou durante anos antes de escrever profissionalmente sobre o tema; introduziu-o primeiro na ficção (ele era escritor além de médico), em "O caso de George Dedlow", publicado anonimamente na revista *Atlantic Monthly* em 1866. Como neurologista trabalhando em um hospital militar na Filadélfia durante a Guerra de Secessão americana (o lugar era conhecido informalmente como "Hospital dos Cotos"), Mitchell atendeu dezenas de amputados e, movido por curiosidade e compaixão, encorajou-os a descrever suas experiências. Ele demorou anos para digerir completamente o que tinha visto e ouvido daqueles pacientes, mas em 1872, em seu clássico *Injuries of the nerves*, ele pôde fornecer uma descrição e análise minuciosas dos membros fantasma — a primeira desse gênero na literatura médica.[1]

---

[1] Provavelmente muito antes de existirem descrições médicas já havia o conhecimento popular do fenômeno.

Vinte anos antes de Weir Mitchell cunhar o termo membros fantasma, Herman Melville incluiu uma cena fascinante em *Moby-Dick*, na qual o carpinteiro do navio tira as medidas do capitão Ahab para fazer-lhe uma perna de osso de baleia. Ahab diz ao carpinteiro:

> Escuta, carpinteiro, aposto que te consideras um hábil artesão, hein? Pois então será um bom testemunho do teu trabalho se, quando eu subir nessa perna que fazes, eu ainda continuar a sentir outra perna no mesmo lugar em que ela estiver; estou falando, carpinteiro, da perna que perdi, a de carne e osso. Não serias capaz de expulsar essa ancestral?
>
> [O carpinteiro replica] Em verdade, senhor, começo agora a ter algum entendimento. Sim, já ouvi coisas curiosas a esse respeito, senhor; como um homem que perde o mastro nunca perde por inteiro a sensação de sua antiga verga, e ela às vezes ainda lhe traz pruridos. Posso humildemente perguntar se isso é mesmo verdade, senhor?
>
> É verdade, homem [diz Ahab]. Escuta, põe a tua perna viva aqui no lugar onde um dia

Mitchell dedicou o último capítulo de seu livro aos membros fantasma; eis como ele introduziu o assunto:

> Uma história da fisiologia dos cotos não estaria completa sem uma análise das ilusões sensoriais a que estão sujeitas as pessoas em relação aos membros que perderam. Essas alucinações são tão vívidas, tão estranhas e tão pouco estudadas pelos autores que bem merecem uma investigação, e algumas me parecem especialmente valiosas, considerando a luz que lançam sobre o assunto da sensação muscular há tempos debatida.
>
> Quase todo homem que perde um membro carrega consigo um fantasma constante ou inconstante do membro perdido, um fantasma sensorial daquele pedaço de si.

Depois que Mitchell chamou atenção para o assunto, outros neurologistas e psicólogos interessaram-se pelo estudo dos membros fantasma. Um deles foi William James, que enviou um questionário a oitocentos amputados (conseguiu encontrá-los com a ajuda de fabricantes de próteses); destes, quase duzentos responderam ao questionário, e alguns ele pôde entrevistar pessoalmente.[2]

Enquanto as observações de Mitchell, baseadas em amputados da Guerra de Secessão, referiam-se a membros fantasma recém-adquiridos em batalha, James pôde estudar uma população muito mais variada (um septuagenário tivera a perna amputada na altura da coxa sessenta anos antes); por isso, ele teve melhores condições para descrever as mudanças em membros

---

esteve a minha; agora, pois, há somente uma perna distinta aos olhos, mas duas à alma. Onde tu sentes a vida formigar, ali, exatamente ali, até o último pelo, também eu sinto.

[2] William James ressaltou a importância dos relatos em primeira pessoa em seu artigo de 1887 "The consciousness of lost limbs":

> Em uma investigação delicada como esta, não se ganha muito distribuindo circulares. Um único paciente com o tipo certo de lesão e uma mente científica, se cuidadosamente interrogado, mais provavelmente aprofundará nosso conhecimento do que mil circulares respondidas como o paciente médio as responde, ainda que as respostas sejam minuciosamente confrontadas pelo investigador.

fantasma ao longo de anos ou décadas. Ele as esmiuçou em seu artigo de 1887 "The consciousness of lost limbs".

James interessava-se especialmente pelo modo como fantasmas inicialmente vívidos e móveis tendiam, em muitos casos, a encurtar ou desaparecer com o tempo. Isso o surpreendia mais do que a presença dos fantasmas, a qual, para ele, era algo esperado porque havia uma continuidade de atividade nas áreas cerebrais que representavam a sensação e o movimento no membro amputado. "A mente popular se pergunta como é possível ainda sentir pés que foram perdidos", escreveu James. "A mim o que espanta são aqueles que não sentem os pés que perderam." Os fantasmas de mãos, ele observou, em contraste com os de pernas ou braços, raramente desaparecem. (Hoje sabemos que isso ocorre porque os dedos e mãos têm uma representação particularmente substancial no cérebro.) Entretanto, ele observou que o braço intermediário podia desaparecer, e o fantasma da mão preservado parecia então nascer do ombro.[3]

Surpreendeu-o também que um fantasma inicialmente móvel pudesse tornar-se imóvel ou até paralisado, de modo que "nenhum poder da vontade é capaz de fazê-lo mudar [de posição]". (Em raros casos, ele disse, "até mesmo a tentativa de ordenar que ele mude torna-se impossível".) James viu que esses casos suscitavam questões fundamentais sobre a neurofisiologia da "vontade" e do "esforço", mas não pôde respondê-las. Um século decorreria antes que V. S. Ramachandran encontrasse a resposta, esclarecendo nos anos 1990 a natureza da paralisia "aprendida" em membros fantasma.

Membros fantasma são alucinações porque são percepções de algo que não existe no mundo externo; no entanto, não pode-

---

[3] A explicação para isso só veio um século mais tarde, quando se tornou possível visualizar, por meio de ressonância magnética funcional, as mudanças macroscópicas no mapeamento cerebral do corpo que podiam ocorrer depois da amputação. Michael Merzenich e colegas da Universidade da Califórnia, em San Francisco, trabalhando com macacos e humanos, mostraram como essas mudanças podem ser rápidas e radicais.

mos equipará-los às alucinações visuais e auditivas. A perda da visão ou audição pode acarretar alucinações correspondentes em 10% a 20% dos pacientes afetados, mas os membros fantasma ocorrem para praticamente toda pessoa que tem um membro amputado. E, enquanto podem decorrer anos até o surgimento de alucinações por cegueira ou surdez, os membros fantasma aparecem imediatamente ou em poucos dias depois de uma amputação — e são sentidos como uma parte indissociável do corpo do paciente, ao contrário de quaisquer outros tipos de alucinação. Finalmente, enquanto alucinações visuais como as da síndrome de Charles Bonnet são variadas e inventivas, um membro fantasma assemelha-se muito no tamanho e na forma ao membro físico que foi amputado. Se um pé real tinha joanete, o pé fantasma pode ter também; um braço fantasma pode usar relógio de pulso se o braço real usava. Nesse sentido, o fantasma é mais como uma memória do que como uma invenção.

A quase universalidade dos membros fantasma após amputações, o imediatismo de seu surgimento e sua identidade com seu respectivo membro corporal sugerem que, em certo sentido, eles já estavam ali e são revelados, digamos assim, pelo ato da amputação. As alucinações visuais complexas derivam seu material das experiências visuais de toda uma vida — é preciso ter visto pessoas, rostos, animais e paisagens para ter alucinações com essas coisas; é preciso ter ouvido música para ter alucinações musicais. Mas sentir um membro como uma parte sensitiva e motora de nós mesmos parece ser algo inato, integrante, geneticamente determinado — e essa suposição é corroborada pelo fato de que pessoas nascidas sem membros podem ter vívidos fantasmas no lugar deles.[4]

---

[4] Apesar de muitos afirmarem categoricamente que não podem ocorrer fantasmas "congênitos", existem vários relatos (como salientou Scatena em um levantamento crítico do tema) indicando que eles ocorrem para algumas pessoas com aplasia, ou seja, membros congenitamente deficientes ou ausentes. Klaus Poeck descreveu em 1964 uma menina de onze anos nascida sem antebraços e mãos que era capaz de "mover" suas mãos fantasma. Poeck escreveu: "Nos primeiros anos da vida escolar, ela aprendeu a resolver problemas aritméticos simples contando nos dedos. [...] Nessas ocasiões, punha suas mãos fantasma sobre a mesa e contava, um a um, os dedos estendidos".

A diferença mais fundamental entre os membros fantasma e outras alucinações é que eles podem ser movidos voluntariamente, ao passo que as alucinações visuais e auditivas ocorrem de modo autônomo, fora do controle da pessoa. Weir Mitchell também ressaltou essa distinção:

> [A maioria dos amputados] é capaz de comandar um movimento, e parece executá-lo com mais ou menos eficácia. [...] É notável a certeza com que esses pacientes descrevem [seus movimentos fantasma] e sua confiança quanto ao lugar assumido pelas partes movidas [...] o efeito tende a estimular contrações no coto [...] Em alguns casos, os músculos que atuam sobre a mão são totalmente ausentes, e ainda assim existe uma consciência plenamente clara e definida do movimento dos dedos e de sua mudança de posição, como em casos [em que os músculos da mão estão parcialmente preservados].

Outras alucinações são apenas sensações ou percepções, ainda que de um tipo muito especial, ao passo que um membro fantasma é capaz de *ação* fantasma. Se lhe for dada uma prótese adequada, o membro fantasma entrará na prótese ("como a mão numa luva", dizem muitos pacientes) — entrará nela e a animará, e o membro artificial poderá ser usado como um membro real. Isso, aliás, tem mesmo de acontecer para que seja possível usar eficazmente uma prótese. O membro artificial torna-se parte do corpo da pessoa, de sua imagem corporal, assim como uma bengala na mão de um cego transforma-se em uma extensão dele. Poderíamos dizer que uma perna artificial, por exemplo, "veste" o fantasma, permite-lhe ser eficaz, dá-lhe uma existência sensorial e motora objetiva, de tal modo que ela muitas vezes

---

Não se sabe por que algumas pessoas que nascem sem membros têm fantasmas e outras não. O que está claro, como observaram em um estudo Funk, Shiffrar e Brugger, é que as pessoas que têm fantasmas parecem possuir no cérebro "sistemas de observação de ação" semelhantes aos das pessoas com membros normais, e isso lhes permite apreender padrões de ação observando os outros e internalizando esses padrões como fantasmas móveis. Quem nasce sem membros e não tem fantasmas, supõem Funk et al., talvez tenha problemas de percepção de movimento, especialmente para avaliar os movimentos dos membros de outras pessoas.

"sente" as pequenas irregularidades no chão e responde a elas quase tão bem quanto a perna original.[5] (O grande alpinista Geoffrey Winthropp Young, que perdeu uma perna na Primeira Guerra Mundial, conseguiu escalar o Matterhorn usando um membro protético que ele mesmo projetou.)[6]

Poderíamos ir além e dizer que um fantasma é uma parte da imagem corporal que se perdeu ou se dissociou de seu lar corpóreo natural (o corpo); assim, por ser algo externo, pode ser intrusivo ou enganoso (daí o perigo de pisar além do meio-fio com uma perna fantasma). O fantasma perdido (se é que podemos falar figurativamente) anseia por um novo lar, e o encontrará em uma prótese adequada. Muitos pacientes me disseram que podiam ser perturbados por seu membro fantasma durante a noite, mas sentiam alívio pela manhã, pois o fantasma desaparece no momento em que eles põem a prótese — ou melhor, desaparece *dentro* da prótese, fundindo-se tão perfeitamente com ela que fantasma e prótese se tornam uma coisa só.

O conhecimento que o paciente tem do que ele está fazendo com seu fantasma — mesmo sem uma prótese — pode ser refinadíssimo. Quando era uma jovem estudante, a renomada pianista Erna Otten foi aluna do grande Paul Wittgenstein, que perdeu o braço direito na Primeira Guerra Mundial, mas continuou a tocar com a mão esquerda (e encomendou a alguns compositores músicas para serem tocadas com a mão esquerda). Ele continuou a lecionar, em certo sentido, com as duas mãos. Em uma

---

[5] Quando Henry Head introduziu o termo "imagem corporal" (mais ou menos cinquenta anos depois de Weir Mitchell ter introduzido o termo "membro fantasma"), ele não se referia a uma imagem puramente sensorial ou a um mapa no cérebro; tinha em mente uma imagem ou modelo de instrumentalidade e ação, e é isso que precisa ser incorporado em um membro artificial.

Os filósofos gostam de falar em "incorporação" e "instrumentalidade incorporada", e não há um lugar mais simples para estudar isso do que a natureza dos membros fantasma e sua incorporação em membros artificiais — prótese e fantasma andam juntos como corpo e alma. Eu me pergunto se algumas das ideias filosóficas de Ludwig Wittgenstein não teriam sido sugeridas pelo braço fantasma de seu irmão; por exemplo, sua última obra, *Da certeza*, começa com a certeza do corpo, do corpo como uma instrumentalidade incorporada.

[6] Wade Davis descreve essa façanha em seu livro *Into the silence: The great war, Mallory and the conquest of Everest.*

carta à *New York Review of Books*, em resposta a um artigo meu, Otten escreveu:

> Tive muitas oportunidades de ver quanto seu coto direito se envolvia sempre que estudávamos o dedilhado de uma nova composição. Ele me disse muitas vezes que eu devia confiar em sua escolha do dedilhado porque ele sentia todos os dedos da mão direita. Às vezes eu tinha de me sentar bem quieta enquanto ele fechava os olhos e seu coto se movia constantemente com grande agitação. Isso foi muitos anos depois de ele ter perdido o braço.

Infelizmente, nem todos os fantasmas são tão bem formados, indolores e móveis quanto o de Wittgenstein. Muitos tendem a encolher ou "diminuir telescopicamente" com o tempo — um braço fantasma pode ser reduzido a uma mão que parece brotar do ombro. Essa tendência a encolher é minimizada quando o fantasma é embutido em uma prótese e ela é usada o mais possível. Um fantasma também pode tornar-se paralisado ou contorcido em posições dolorosas, com seus "músculos" em espasmo. Por exemplo, o almirante Lorde Nelson, depois de perder o braço direito em uma batalha, passou a ter um membro fantasma com a mão permanentemente cerrada e os dedos enterrados dolorosamente na palma.[7]

Esses distúrbios da imagem corporal há muito tempo parecem inexplicáveis e intratáveis. Contudo, nas últimas décadas tornou-se claro que a imagem corporal não é fixa como antes se pensava; ela é notavelmente plástica, e pode ocorrer uma vasta reorganização ou remapeamento com os membros fantasma.

Quando ocorre uma interrupção da função nervosa por lesão ou doença na medula espinhal ou em nervos periféricos e

---

[7] Apesar disso, Nelson considerava o seu fantasma "uma prova direta da existência da alma". A sobrevivência de um braço espiritual depois de o corporal ter sido aniquilado, ele pensava, era o epítome da sobrevivência da alma após a morte do corpo.

Para o capitão Ahab, no entanto, isso causava horror além de espanto: "E se ainda sinto a ferroada da minha perna esmagada, estando ela agora há tanto tempo dissolvida, não poderás tu, carpinteiro, sentir eternamente as ferozes dores do inferno, e sem um corpo? Hah!".

há uma consequente interrupção ou redução na entrada normal de informações sensitivas no cérebro, isso pode causar um sério transtorno da imagem corporal, com estranhas imagens fantasma que se sobrepõem às partes do corpo reais, porém insensíveis. Foi o que aconteceu com uma colega minha, Jeannette W., que fraturou o pescoço em um acidente de carro e se tornou quadriplégica, com ausência total de sensações abaixo do nível da fratura. Em certo sentido, ela foi "amputada" do pescoço para baixo, e praticamente não sentia seu corpo abaixo desse local. Ainda assim, ela possuía um corpo fantasma, que era instável e sujeito a distorções e deformações. Ela era capaz de reverter as distorções e deformações por algum tempo, se *visse* que seu corpo ainda possuía a forma e a configuração normais; por isso, mandou instalar espelhos em seu consultório e nos corredores do hospital para poder olhar-se e (em suas palavras) tomar ali uns "goles visuais" quando passava em sua cadeira de rodas.

Quando as sensações normais são bloqueadas, transtornos da imagem corporal podem ocorrer muito rapidamente. A maioria de nós já teve estranhas experiências com fantasmas ao tomar anestesia no dentista: temos a sensação de que a língua ou a bochecha está grotescamente inchada, deformada ou fora de lugar. Olhar no espelho não ajuda a dissipar a ilusão, que desaparece apenas quando a sensação normal retorna. Uma paciente minha que teve um grande tumor cerebral removido precisou sacrificar as raízes dos nervos sensitivos de um lado do rosto. Durante anos depois disso, ela teve a persistente sensação de que todo o lado direito de seu rosto estava "escorregando", "escavado" ou "perdido", de que sua bochecha e sua língua desse lado estavam tremendamente inchadas e grotescas. Mais tarde ela precisou ter uma perna amputada, e logo depois da cirurgia ela se apercebeu de uma perna fantasma. Agora, ela diz, "sei o que está errado com meu rosto. É exatamente a mesma sensação: tenho um rosto fantasma".

Também pode haver membros extras — fantasmas supranumerários — quando certas áreas do corpo são desnervadas. Um notável exemplo disso foi descrito por Richard Mayeux e Frank Benson. Seu paciente era um jovem com esclerose múltipla que passou a apresentar um adormecimento do lado direito e em seguida a ter, como escreveram esses autores,

> a ilusão tátil de que havia um segundo braço direito atravessado sobre a parte inferior do peito e superior do abdômen. O braço extra parecia estar ligado à parede do tórax. [...] Havia apenas uma vaga sensação do antebraço ilusório duplicado, do pulso e da palma, mas uma vívida impressão dos dedos repousando sobre a parede abdominal [...] Essa ilusão persistia por períodos de cinco a trinta minutos e era acompanhada por uma sensação de "aperto" da mão ilusória. [...] A sensação do membro fantasma sempre coincidia com sensações de rigidez, adormecimento e queimação do braço direito real.

A mão crispada de Nelson exemplifica uma evolução desagradável que pode ocorrer com os membros fantasma — fantasmas que inicialmente são soltos, móveis e obedientes à vontade podem mais tarde tornar-se paralisados, contorcidos e, com frequência, muito dolorosos. Antes dos anos 1990, não tínhamos como explicar plausivelmente por que membros fantasma podiam tornar-se congelados desse modo, nem sabíamos como descongelá-los. Mas em 1993 V. S. Ramachandran sugeriu um cenário fisiológico que poderia explicar a perda progressiva dos movimentos voluntários, tão comum em membros fantasma. A vívida impressão de que se pode mover livremente um membro fantasma, ele escreveu, depende de o cérebro ser capaz de monitorar seus comandos motores ao fantasma. Mas, com a contínua ausência da confirmação visual ou proprioceptiva do movimento, o cérebro pode, efetivamente, "abandonar" o membro. Portanto, pensou Ramachandran, se a paralisia é "aprendida", quem sabe possa ser desaprendida.

Seria possível, simulando o *feedback* visual e proprioceptivo, enganar o cérebro e fazê-lo acreditar que o fantasma está novamente móvel e capaz de movimento voluntário? Ramachandran inventou um dispositivo brilhantemente simples: uma caixa oblonga de madeira com os lados direito e esquerdo divididos por um espelho; olhando-se de um lado da caixa para o outro, a pessoa tinha a ilusão de estar vendo ambas as mãos, quando na realidade estava vendo apenas uma mão e sua imagem refletida no espelho. Ramachandran testou esse dispositivo em um jovem que tivera o braço esquerdo parcialmente amputado — sua agora rígida mão fantasma, Ramachandran escreveu, "projetava-se do coto como um antebraço de resina de um manequim. E o pior é que também era sujeita a dolorosas cãibras que os médicos não eram capazes de aliviar".

Depois de explicar o que tinha em mente, Ramachandran pediu ao rapaz que "inserisse" seu braço fantasma à esquerda do espelho. Ramachandran descreveu o resultado em seu livro *The tell-tale brain*:

> Ele pôs seu fantasma paralisado do lado esquerdo do espelho, olhou pelo lado direito da caixa e posicionou sua mão direita de modo que a imagem dela fosse congruente com a posição do fantasma. Isso lhe deu imediatamente a espantosa impressão visual de que o fantasma fora ressuscitado. Pedi-lhe então que fizesse movimentos simétricos espelhados com ambos os braços e mãos enquanto continuava a olhar no espelho. Ele exclamou "Parece que ela foi ligada de novo!". Agora ele não só tinha a vívida impressão de que o fantasma estava obedecendo aos seus comandos, mas, para seu espanto, começou a sentir alívio de seus terríveis espasmos no membro fantasma pela primeira vez em anos. Era como se o *feedback* visual pelo espelho tivesse permitido ao seu cérebro "desaprender" a paralisia aprendida.

Esse procedimento extremamente simples (concebido só depois de uma análise cuidadosa e de toda uma teoria originalíssima sobre os muitos fatores que interagem para a produção dos fantasmas e suas vicissitudes) pode ser modificado com facilidade para lidar com pernas fantasma e várias outras condições que envolvem distorção da imagem corporal.

O *aparecimento* da mão em movimento, a ilusão de óptica, foi suficiente para gerar a *sensação* de que a mão se movia. Descrevi o inverso disso em *O olhar da mente*, quando um grande ponto cego que eu tinha em meu campo visual permitia-me "amputar" visualmente uma mão. Mas se, ao fazer isso, eu abrisse e fechasse a mão ou movesse os meus dedos agora invisíveis, uma espécie de extensão protoplásmica rosada brotava do meu "coto" visual e se transformava em um fantasma (visual) da mão.

Jonathan Cole e colegas fizeram observações semelhantes ao testar um sistema de realidade virtual para reduzir a dor em membros fantasma. Em seus experimentos com amputados de pernas e braços, eles conectavam o coto amputado a um dispositivo de captura de movimento, o qual determinava os movimentos de um braço ou perna virtual em uma tela de computador. A maioria dos sujeitos desse experimento aprendeu a correlacionar seus movimentos com os do avatar na tela e adquiriu a sensação de que podia agir ou de que o membro era seu; com isso, essas pessoas foram capazes de mover o membro virtual na tela com surpreendente delicadeza (por exemplo, estendiam a mão e pegavam uma maçã virtual na superfície de uma mesa virtual). Esse aprendizado ocorreu com notável rapidez, em cerca de meia hora. Essa sensação de capacidade de agir e intencionalidade foi acompanhada, em muitos casos, de redução da dor no membro fantasma e até de percepção virtual. Um homem, por exemplo, conseguiu "sentir" a maçã virtual quando a pegou. Cole e colegas escreveram: "A percepção foi não apenas do movimento do membro, mas também do tato, uma percepção virtual-visual cruzada".

Em 1864, Weir Mitchell e dois colegas publicaram uma circular especial do Surgeon General's Office intitulada *Reflex paralysis*. Na paralisia reflexa, o membro afetado está intacto, mas não pode ser movido; ele parece ausente ou "estranho", não pertencente ao corpo. Em certo sentido, é o oposto do membro fantasma: um membro externo sem imagem interna que lhe dê presença e vida.

Tive uma experiência assim em 1974, durante o acidente na montanha no qual sofri ruptura do tendão do quadríceps da perna esquerda. Embora o tendão fosse restaurado cirurgicamente, houve dano na junção neuromuscular, e além disso a perna ficou escondida da visão e do tato, imobilizada num gesso longo e opaco. Nessas circunstâncias era impossível enviar comandos ao músculo lesado e não havia um *feedback* sensitivo ou visual; a perna desapareceu da minha imagem corporal, deixando em seu lugar (assim me pareceu) uma coisa inanimada que não era minha. Essa situação prosseguiu por treze dias. (Refletindo agora sobre essa experiência, eu me pergunto se uma das caixas de Ramachandran não poderia ter me ajudado a recuperar mais cedo o movimento e o senso de realidade da perna. Talvez também ajudasse se o gesso fosse transparente e eu pudesse pelo menos ver a perna.)

Tão estranho foi esse caso que escrevi um livro sobre ele, *Com uma perna só*. Sugeri, meio na brincadeira, que os leitores poderiam imaginar mais facilmente experiências desse tipo se lessem o livro quando estivessem sob o efeito de anestesia espinhal, pois o anestésico bloqueia a atividade na medula espinhal, e a metade inferior do corpo torna-se não apenas paralisada e insensível, mas, subjetivamente, também inexistente. Temos a sensação de que o corpo termina no meio e de que o que jaz abaixo — quadris e um par de pernas — não nos pertence; poderia ser um mero modelo de cera em um museu de anatomia. É bizarro vivenciar essa ausência de propriedade, essa alienação. Para mim ela foi quase intolerável durante os treze dias em que minha perna esquerda me pareceu alheia. Eu me perguntava, pessimista, se haveria alguma recuperação e, caso não houvesse, se não seria melhor eu mandar extirpar de uma vez aquela perna inútil.

Pode existir, embora seja raríssima, uma ausência congênita da imagem corporal de um membro que, em todos os outros aspectos, é normal; isso é sugerido, pelo menos, pelos numerosos casos relatados de "transtorno de identidade da integridade corporal", segundo terminologia de Peter Brugger. Essas pessoas sentem, a partir da infância, que um de seus membros, ou talvez parte de um membro, não lhes pertence, que é um estorvo estranho, e esse sentimento pode engendrar um desejo muito forte de que o membro "supérfluo" seja amputado.

Antes de 1990, todo o campo dos membros fantasma e

outros transtornos da imagem corporal só podia ser estudado fenomenologicamente, com base em relatos e no comportamento dos indivíduos afetados. Essas condições eram frequentemente atribuídas a histeria ou excesso de imaginação, mas o desenvolvimento das complexas técnicas de imageamento cerebral mudou essa situação, mostrando as mudanças fisiológicas no cérebro (especialmente em partes dos lobos parietais) que estão por trás dessas estranhas experiências. Esses avanços, juntamente com engenhosos experimentos como o da caixa espelhada de Ramachandran, permitiram-nos ter uma ideia mais clara da base neural da corporalização, da capacidade de agir, do eu, e trazer ideias puramente clínicas e às vezes puramente filosóficas para a esfera da neurociência.

As "sombras" e "duplos" — distorções alucinatórias do corpo e da imagem corporal — levam-nos a um reino ainda mais estranho. Se um membro ou parte do corpo é "desativado" por um dano em um nervo ou na medula espinhal, a parte desativada pode parecer sem vida, inorgânica, alheia. Mas, se houver dano no lobo parietal direito, pode ocorrer uma forma muito mais profunda de alienação. A parte do corpo desativada — se a sua existência chegar a ser reconhecida — dará a impressão de ser de outra pessoa, um misterioso "outro". Muitos anos atrás, quando era estudante de medicina, atendi um paciente que fora internado na ala de neurocirurgia para remoção de um tumor no lobo parietal. Uma noite, enquanto aguardava a cirurgia, ele caiu da cama de um jeito estranho. As enfermeiras disseram que era quase como se ele tivesse se jogado do leito. Quando lhe perguntei o que acontecera, ele disse que estava dormindo e de repente acordara e descobrira uma perna — uma perna morta, fria, peluda — em sua cama. Ele não sabia como uma perna de outra pessoa fora parar na cama dele, a menos — e uma ideia lhe ocorreu subitamente — que as enfermeiras tivessem trazido uma perna do laboratório de anatomia e posto ali na cama para fazer graça. Assustado e enojado, ele usou a perna direita sadia para chutar aquela coisa estranha para fora da cama e, obviamente, caiu junto com ela; agora estava horrorizado porque "ela" estava grudada nele. "Mas é a *sua* perna", falei, e argumentei que o tamanho, a forma, os contornos e a cor eram precisamente os mesmos nas duas pernas. Ele, porém, não se deixou convencer. Tinha absoluta certeza de que a perna era de outra pessoa.[8]

Ao longo dos anos, atendi outros pacientes que, em consequência de acidente vascular no hemisfério direito, perderam totalmente a sensação e o uso do lado esquerdo. Muitos não têm noção de que alguma coisa está errada, mas alguns estão convencidos de que seu lado esquerdo pertence a outra pessoa ("meu irmão gêmeo", "o homem ao lado", ou até "É *sua,* doutor, que brincadeira é essa?"). Talvez "meu irmão gêmeo" seja um modo hieroglífico de indicar que, embora aquela metade do corpo pareça alheia, ela também é muito parecida, quase idêntica à pessoa... que ela *é* a pessoa, estranhamente disfarçada. É preciso enfatizar que esses pacientes podem ser muito inteligentes e lúcidos e saber se expressar muito bem, e que é somente quando se referem às suas estrambóticas distorções da imagem corporal que eles dizem coisas surreais mas irrefutáveis.

Todos nós alguma vez já tivemos a impressão de que *existe alguém*, à esquerda ou à direita, ou talvez logo atrás de nós. Não é apenas uma vaga impressão; é uma sensação distinta. Podemos nos virar para surpreender a figura sorrateira, mas não ver ninguém. No entanto, é impossível descartar essa sensação, mesmo se repetidas experiências nos houverem ensinado que esse tipo de presença sentida é uma alucinação ou ilusão.

A sensação é mais comum quando estamos sozinhos no escuro, talvez em um ambiente desconhecido, hiperalertas. Ela é bem familiar para os montanhistas e exploradores polares, onde a vastidão e o perigo do terreno, o isolamento e a exaustão (e, nas montanhas, também o oxigênio reduzido) contribuem para essa impressão. A presença sentida, o companheiro invisível, o "ter-

---

[8] Essa história, "O homem que caiu da cama", é contada com mais detalhes em *O homem que confundiu sua mulher com um chapéu.*

ceiro homem", a pessoa-sombra — usam-se os mais variados termos — tem total percepção sobre nós, e intenções definidas, sejam benignas ou malignas. A sombra que nos segue tem alguma coisa em mente. E é essa sensação de intencionalidade ou capacidade de agir que nos traz calafrios ou produz um sentimento doce, tranquilo de estar protegido, de não estar só.

A impressão de que há "alguém aqui" é mais comum nos estados hipervigilantes induzidos por algumas formas de ansiedade, por várias drogas e pela esquizofrenia, mas também pode ocorrer em doenças neurológicas. Por exemplo, o professor R. e Ed W., ambos com doença de Parkinson avançada, têm a persistente impressão de uma presença — alguma coisa ou alguém que eles nunca veem; essa presença está sempre do mesmo lado. Pode ocorrer uma impressão transitória de haver "alguém aqui" em crises de enxaqueca ou em convulsões epilépticas — mas uma impressão muito persistente de uma presença, sempre do mesmo lado, sugere uma lesão cerebral. (Isso também ocorre com experiências como o *déjà vu*, que todos nós temos de vez em quando, mas que, se forem muito frequentes, indicam um distúrbio convulsivo ou uma lesão cerebral.)

Em 2006, Olaf Blanke e colegas (Shahar Arzy et al.) relataram que, em uma jovem que estava sendo avaliada para tratamento cirúrgico de epilepsia, eles puderam induzir previsivelmente uma "pessoa-sombra" por estimulação elétrica da junção temporoparietal. Quando a moça estava deitada, uma leve estimulação dessa área dava-lhe a impressão de que havia alguém atrás dela; uma estimulação mais forte permitia-lhe definir que esse "alguém" era jovem mas de sexo indeterminado e estava deitado em posição idêntica à dela. Repetindo-se as estimulações com ela em posição sentada, abraçando os joelhos, ela sentia que havia um homem atrás de si, sentado na mesma posição e envolvendo-a com braços intangíveis. Quando lhe davam um cartão para ler em um teste de aprendizado de linguagem, o "homem" sentado movia-se para o lado direito dela, e ela sentia que ele tinha intenções agressivas ("Ele quer pegar o cartão. [...] Não quer que eu leia."). Portanto, havia ali o elemento do "eu"

— a imitação ou partilha das posturas dela pela pessoa-sombra — e também o elemento do "outro".[9]

Já em 1930, como observaram Blanke e colegas em um artigo de 2006, Engerth e Hoff revelaram que podia haver alguma ligação entre transtornos da imagem corporal e "presenças" alucinatórias. Engerth e Hoff descreveram um idoso que se tornara hemianópico depois de um derrame. Ele via "coisas prateadas" na metade cega de seu campo visual, depois automóveis que vinham em sua direção pela esquerda, e então pessoas: "inúmeras" pessoas, todas de aparência idêntica e andar desajeitado, cambaleantes, com o braço direito estendido — precisamente como esse paciente quando tentava andar e evitava colidir com as pessoas à sua esquerda.

Mas ele também tinha alienação do lado esquerdo, e sentia que esse lado do seu corpo estava "cheio de alguma coisa estranha".

"Finalmente", escreveram Engerth e Hoff, "a multidão de alucinações desapareceu e deu lugar ao que o paciente chamou de 'companheiro constante'. Aonde quer que o paciente fosse, via alguém andando a seu lado, à esquerda. [...] No momento em que esse companheiro apareceu, a sensação de alienação do lado esquerdo do corpo sumiu. [...] Não erraríamos", eles concluíram, "se víssemos nesse 'companheiro' a metade esquerda do corpo que se tornou independente."

Não está claro se esse "companheiro constante" deve ser classificado como uma "presença sentida" ou um "duplo" autoscópico, pois ele tem qualidades de ambos. E talvez ocorra uma fusão de algumas das categorias aparentemente distintas de alucinação. Blanke e colegas, quando escreveram em 2003 sobre transtornos da imagem corporal, ou "somatognósicos", observaram que eles podem assumir várias formas: ilusões de uma parte

---

[9] Várias pessoas escreveram-me e relataram histórias semelhantes sobre sentir uma presença pouco antes de adormecer ou de acordar. Linda P. contou sobre uma ocorrência assim quando ela estava quase adormecendo: "Senti como se me abraçassem pelo lado direito, parecia que alguém tinha passado os braços à minha volta e estava afagando meu cabelo. Era uma sensação deliciosa; lembrei-me então de que estava sozinha, e [a sensação desapareceu]".

do corpo faltante, uma parte do corpo transformada (aumentada ou diminuída), uma parte do corpo deslocada ou desvinculada, um membro fantasma, um membro supranumerário, uma imagem autoscópica do próprio corpo ou a "impressão de uma presença". Todos esses transtornos, salienta Blanke, com suas alucinações de visão, tato e propriocepção, são associados a dano no lobo parietal ou temporal.

J. Allan Cheyne também estudou a impressão de presenças, tanto na forma relativamente branda que pode ocorrer quando alguém está consciente quanto na forma aterradora que frequentemente se associa à paralisia do sono. Ele aventa que essa impressão de uma "presença" — uma sensação humana (e talvez animal) universal — pode ter origem biológica na "ativação de um 'senso do outro' funcional distinto e evolucionário [...] entranhado no lobo temporal especializado na detecção de sinais para agir, sobretudo os sinais potencialmente associados à ameaça ou segurança".

A impressão de uma presença não só tem seu lugar na literatura neurológica, mas também constitui um capítulo de *As variedades da experiência religiosa*, de William James. Ele descreve vários casos nos quais a sensação inicialmente horrível de uma "presença" intrusa e ameaçadora torna-se prazerosa e até extática; um desses casos aconteceu com um amigo, que lhe contou:

> Foi por volta de setembro de 1884 que me aconteceu pela primeira vez [...] de repente eu SENTI alguém entrar no quarto e parar perto da minha cama. Permaneceu apenas um ou dois minutos. Não o reconheci por nenhum sentido comum, e no entanto ele me provocou uma "sensação" horrivelmente desagradável. Aquilo mexeu mais com as raízes do meu ser do que qualquer percepção comum. [...] Alguma coisa estava presente ali comigo, e eu sabia da sua presença com muito mais certeza do que jamais soube da presença de qualquer ser vivo de carne e osso. Apercebi-me de sua partida tanto quanto de sua chegada: uma passagem quase instantânea pela porta, e a "sensação horrível" desapareceu. [...]
>
> [Numa ocasião subsequente], houve não apenas a mera cons-

> ciência de que havia alguma coisa ali, mas, mesclada à felicidade central daquilo, uma assombrosa noção de algum bem inefável. Não era nada vago, não era como o efeito emocional de um poema ou cena, de uma flor ou música, mas a certeza da presença próxima de uma espécie de pessoa poderosa.

"Obviamente", acrescentou James, "uma experiência como essa não está ligada à esfera religiosa [e] meu amigo não interpreta estas últimas experiências de uma perspectiva teísta, como algum indício da presença de Deus."

No entanto, é fácil ver por que outras pessoas, talvez com inclinações diferentes, poderiam interpretar em termos místicos, quando não religiosos, "a certeza da presença próxima de uma espécie de pessoa poderosa" e "uma assombrosa noção de algum bem inefável". Outros casos descritos por James nesse capítulo confirmam essa ideia, e levaram-no a observar que, para "muitas pessoas (não sabemos quantas), os objetos de sua crença não têm a forma de meras concepções que o intelecto aceita como verdadeiras, e sim a de realidades quase sensíveis apreendidas diretamente".

Assim, a impressão primal, animal do "outro", que talvez tenha evoluído para permitir a detecção de ameaças, pode assumir uma função elevada, transcendente até, em seres humanos, como uma base biológica para a paixão e convicção religiosa, na qual o "outro", a "presença", torna-se a pessoa de Deus.

AGRADECIMENTOS

Sou imensamente grato, em primeiro lugar, às centenas de pacientes e correspondentes que me descreveram suas alucinações ao longo de muitas décadas, e especialmente aos que me permitiram citar suas palavras e contar suas histórias neste livro.

Tenho uma dívida colossal com meu amigo e colega Orrin Devinsky, que estimulou minhas ideias com seus numerosos artigos, publicados e no prelo, e me encaminhou muitos dos seus pacientes. Grande prazer e proveito deram-me as conversas com Jan Dirk Blom, e também a leitura de seu admiravelmente abrangente *Dictionary of hallucinations* e de *Hallucinations: Research and practice.* Agradeço profundamente a amizade e as recomendações de meus colegas Sue Barry, Bill Borden, William Burke, Kevin Cahill, Jonathan Cole, Dowe Draaisma, Henrik Ehrsson, Dominic ffytche, Steven Frucht, Mark Green, James Lance, Richard Mayeux, Alvaro Pascual-Leone, Stanley Prusiner, V. S. Ramachandran e Leonard Shengold. E sou grato a Gale Delaney, Andreas Mavromatis, Lylas Mogk, Jeff Odel e Robert Teunisse por partilharem comigo suas experiências (e alguns pacientes).

Devo agradecer também a Molly Birnbaum, Daniel Breslaw, Leslie Burkhardt, Elizabeth Chase, Allen Furbeck, Kai Furbeck, Ben Helfgott, Richard Howard, Hazel Rossotti, Peter Selgin, Amy Tan, Bonnie Thompson, Kappa Waugh e Edward Weinberger. Eveline Honig, Audrey Kindred, Sharon Smith e outros da Narcolepsy Network que fizeram a gentileza de me apresentar a muitas pessoas com narcolepsia e paralisia do sono. Bill Hayes, um amigo e escritor que admiro imensamente, leu cada capítulo com seus olhos de autor e me deu muitas sugestões valiosas.

Pelo apoio e incentivo, agradeço a David e Susie Sainsbury, a Dan Frank, que fez uma paciente revisão de esboço após esboço deste livro (assim como de muitos outros anteriores), a Hailey Wojcik, inestimável assistente de pesquisa, digitadora e companheira de natação, e a Kate Edgar, minha amiga, preparadora de texto e colaboradora há trinta anos, a quem dedico este livro.

BIBLIOGRAFIA

ABELL, Truman. "Remarkable case of illusive vision". *Boston Medical and Surgical Journal,* v. 33, n. 21, pp. 409-13, 1845.

ADAIR, Virginia Hamilton. *Ants on the melon: A collection of poems.* Nova York: Random House, 1996.

ADAMIS, Dimitrios; TRELOAR, Adrian; MARTIN, Finbarr C.; MACDONALD, Alastair J. D. "A brief review of the history of delirium as a mental disorder". *History of Psychiatry*, v. 18, n. 4, pp. 459-69, 2007.

ADLER, Shelley R. *Sleep paralysis: Night-mares, nocebos, and the mind-body connection.* Piscataway, NJ: Rutgers University Press, 2011.

AIRY, Hubert. "On a distinct form of transient hemiopsia. Communicated by the Astronomer Royal". *Philosophical Transactions of the Royal Society of London*, v. 160, pp. 247-64, 1870.

ALAJOUANINE, T. "Dostoiewski's epilepsy". *Brain*, v. 86, n. 2, pp. 209-18, 1963.

ARDIS, J. Amor; MCKELLAR, Peter. "Hypnagogic imagery and mescaline". *British Journal of Psychiatry*, v. 102, pp. 22-29, 1956.

ARZY, Shahar et al. "Neural basis of embodiment: Distinct contributions of temporoparietal junction and extrastriate body area". *Journal of Neuroscience*, v. 26, n. 31, pp. 8074-81, 2006.

ASHEIM, Hansen B.; BRODTKORB, Eylert. "Partial epilepsy with 'ecstatic' seizures". *Epilepsy & Behavior*, v. 4, n. 6, pp. 667-73, 2003.

BAETHGE, Cristopher. "Grief hallucinations: True or pseudo? Serious or not? An inquiry into psychopathological and clinical features of a common phenomenon". *Psychopathology*, v. 35, pp. 296-302, 2002.

BARTLETT, Frederic C. *Remembering: A study in experimental and social psychology.* Cambridge: Cambridge University Press, 1932.

BAUDELAIRE, Charles. *Artificial paradises.* Nova York: Citadel, 1860/1995.

BERRIOS, German E. "Delirium and confusion in the nineteenth century: A conceptual history". *British Journal of Psychiatry*, v. 139, pp. 439-49, 1981.

BEXTON, William H.; HERON, Woodburn; SCOTT, T. H. "Effects of decreased variation in the sensory environment". *Canadian Journal of Psychology,* v. 8, n. 2, pp. 70-6, 1954.

BIRNBAUM, Molly. *Season to taste: How I lost my sense of smell and found my way.* Nova York: Ecco / Harper Collins, 2011.

BLANKE, Olaf et al. "Hearing of a presence". *Neurocase*, v. 9, n. 4, pp. 329-39, 2003.

BLANKE, Olaf et al. "Induction of an illusory shadow person". *Nature,* v. 443, p. 287, 2006.

BLEULER, Eugen. *Dementia praecox: or, The group of schizophrenias.* Oxford: International Universities Press, 1911/1950.

BLODGET, Bonnie. *Remembering smell: A memoir of losing — and discovering — the primal sense.* Nova York: Houghton Mifflin Harcourt, 2010.

BLOM, Jan Dirk. *A dictionary of hallucinations.* Nova York: Springer, 2010.

BLOM, Jan Dirk; SOMMER, Iris E. C. (orgs.). *Hallucinations: Research and practice.* Nova York: Springer, 2012.

BONNET, Charles. *Essai analytique sur les facultés de l'âme.* Copenhagen: Freres Cl. & Ant. Philibert, 1760.

BOROOJERDI, Babak et al. "Enhanced excitability of the human visual cortex induced by short-term light deprivation". *Cerebral Cortex*, v. 10, pp. 529--34, 2000.

BOTVINICK, Matthew; COHEN, Jonathan. "Rubber hands 'feel' touch that eyes see". *Nature,* v. 391, p. 756, 1998.

BRADY, John Paul; LEVITT, Eugene E. "Hipnotically induced visual hallucinations". *Psychosomatic Medicine*, v. 28, n. 4, pp. 351-63, 1966.

BRANN, Eva. *The world of the imagination: Sum and substance.* Lanham, MD: Rowman & Littlefield, 1993.

BREWIN, Cris; HELLAWELL, Steph J. "A comparison of *flashbacks* and ordinary autobiographical memories of trauma: Content and language". *Behavior Research and Therapy,* v. 42, n. 1, pp. 1-12.

BRIERRE DE BOISMONT, A. *Hallucinations; or, The rational history of apparitions, visions, dreams, ecstasy, magnetism and somnambulism.* Primeira edição em inglês, 1853. Filadélfia: Lindsay and Blakiston, 1845.

BROCK, Samuel. "Idiopathic narcolepsy, cataplexia and catalepsy associated with an unusual hallucination: A case report". *Journal of Nervous and Mental Disease*, v. 68, n. 6, pp. 583-90, 1928.

BRUGGER, Peter. "Phantom limb, phantom body, phantom self. A phenomenology of 'body hallucinations'". In: BLOM, Jan Dirk; SOMMER, Iris E. C. (orgs.). *Hallucinations: Research and practice.* Nova York: Springer, 2012.

BRUGGER, Peter et al. "Heauthoscopy, epilepsy, and suicide". *Journal of Neurology, Neurosurgery and Psychiatry,* v. 57, pp. 838-39, 1994.

BURKE, William. "The neural basis of Charles Bonnet hallucinations: A hypothesis". *Journal of Neurology, Neurosurgery and Psychiatry*, v. 73, pp. 535-41, 2002.

CARLSON, Laurie Winn. *A fever in Salem: A new interpretation of the New England Witch Trials*. Chicago: Ivan R. Dee, 1999.

CHEYNE, J. Allan. "The ominous numinous: Sensed presence and 'other' hallucinations". *Journal of Consciousness Studies*, v. 8, n. 5-7, pp. 133-50, 2001.

______. "Sleep paralysis and the structure of waking-nightmare hallucinations". *Dreaming*, v. 13, n. 3, pp. 163-79, 2003.

CHEYNE, J. Allan; RUEFFER, Steve D.; NEWBY-CLARK, Ian R. "Hypnagogic and hypnopompic hallucinations during sleep paralysis: Neurological and cultural construction of the night-mare". *Consciousness and Cognition*, v. 8, n. 3, pp. 319-37, 1999.

CHODOFF, Paul. "Late effects of the concentration camp syndrome". *Archives of General Psychiatry*, v. 8, n. 4, pp. 323-33, 1963.

COGAN, David G. "Visual hallucinations as release phenomena". *Albrecht von Graefes Archiv für klinische und experimentelle Ophthalmologie*, v. 188, n. 2, pp. 139-50, 1973.

COLE, Jonathan; SACKS, Oliver; WATERMAN, Ian. "On the immunity principle: A view from a robot". *Trends in Cognitive Sciences*, v. 4, n. 5, p. 167.

COLE, Jonathan et al. "Exploratory findings with virtual reality from phantom limb pain; from stump motion to agency and analgesia". *Disability and Rehabilitation*, v. 31, n. 10, pp. 846-54, 2009.

COLE, Monroe. "When the left brain is not right the right brain may be left: Report of personal experience of occipital hemianopsia". *Journal of Neurology, Neurosurgery and Psychiatry*, v. 67, pp. 169-73, 1999.

CRITCHLEY, Macdonald. "Neurological aspect of visual and auditory hallucinations". *British Medical Journal*, v. 2 (4107), pp. 634-39, 1939.

______. "Types of visual perseveration: 'Paliopsia' ad 'illusory visual spread'". *Brain*, v. 74, pp. 267-98, 1951.

______. "Migraine: From Capadocia to Queen Square". In: SMITH, Robert (org.). *Background to migraine*. Londres: William Heinemann, 1967.

DALY, David. "Uncinate fits". *Neurology*, v. 8, pp. 250-60, 1958.

DAVIES, Owen. "The nightmare experience, sleep paralysis, and witchcraft accusations". *Folklore*, v. 114, n. 2, pp. 181-203, 2003.

DAVIS, Wade. *Into the silence: The Great War, Mallory, and the conquest of Everest*. Nova York: Knopf, 2011.

DE MORSIER, G. "Le syndrome de Charles Bonnet: Hallucinations visuelles des vieillards sans déficience mentale". *Annales Médico-Psychologiques*, v. 125, pp. 677-701, 1967.

DENING, T. R.; BERRIOS, German E. "Autoscopic phenomena". *British Journal of Psychiatry*, v. 165, pp. 808-17, 1994.

DE QUINCEY, Thomas. *Confessions of an English opium-eater*. Londres: Taylor and Hessey, 1822.

DESCARTES, René. *Meditations on first philosophy*. Nova York: Prentice Hall, 1641/1960.

DEVINSKY, Orrin. "Norman Geschwind: Influence on his career and comments on his course on the neurology of behavior". *Epilepsy & Behavior*, v. 15, n. 4, pp. 413-16, 2009.

DEVINSKY, Orrin et al. "Autoscopic phenomena with seizures". *Archives of Neurology*, v. 46, n. 10, pp. 1080-88, 1989.

DEVINSKY, Orrin; LAI, George. "Spirituality and religion in epilepsy". *Epilepsy and Behavior,* v. 12, n. 4, pp. 636-43, 2008.

DEVINSKY, O. et al. "Hiperfamiliarity for faces". *Neurology*, v. 74, n. 12, pp. 970--74, 2010.

DEWHURST, Kenneth; BEARD, A. W. "Sudden religious conversions in temporal lobe epilepsy". *British Journal of Psychiatry*, v. 117, pp. 497-507, 1970.

DEWHURST, Kenneth; PEARSON, John. "Visual hallucinations of the self in organic disease". *Journal of Neurology, Neurosurgey, and Psychiatry*, v. 18, pp. 53-57, 1955.

DICKENS, Charles. *Great expectations*. Londres: Chapman and Hall, 1861.

DOSTOEVSKY, Fyodor M. *The idiot*. Nova York: Everyman's Library, 1869/202.

______. *The Double* and *The Gambler*. Nova York: Everyman's Library, 1846/2005.

DRAAISMA, Douwe. *Disturbances of the mind*. Nova York: Cambridge University Press, 2009.

EBIN, David (org.). *The drug experience: First-person accounts of addicts, writers, scientists and others*. Nova York: Orion, 1961.

EFRON, Robert. "The effect of olfactory stimuli in arresting uncinate fits". *Brain*, v. 79, n. 2, pp. 267-81, 1956.

EHRSSON, H. Henrik. "The experimental induction of out-of-body experiences". *Science*, v. 317, n. 5841, pp. 1048, 2007.

EHRSSON, H. Henrik; SPENCE, Charles; PASSINGHAM, Richard E. "That's my hand! Activity in the premotor cortex reflects feeling of ownership of a limb". *Science*, v. 305, n. 5685, pp. 875-77, 2004.

EHRSSON, Henrik H.; HOLMES, Nicholas P.; PASSINGHAM, Richard E. "Touching a rubber hand: Feeling of body ownership is associated with activity in multisensory brain areas". *Journal of Neuroscience*, v. 25, n. 45, pp. 10564-73, 2005.

ELLIS, Havelock. "Mescal: A new artificial paradise". *Contemporary Review*, v. 73, pp. 130-41, 1898 (reimpresso em Smithsonian Institution Annual Report 1898, pp. 537-48).

ESCHER, Sandra; ROMME, Marius. "The hearing voices movement". In: BLOM, Jan Dirk; SOMMER, Iris E. C. (orgs.) *Hallucinations: Research and practice*. Nova York: Springer, 2012.

FÉNELON, Gilles et al. "Hallucinations in Parkinson's disease: Prevalence, phenomenology and risk factors". *Brain*, v. 123, n. 4, pp. 733-45, 2000.

FFYTCHE, Dominic H. "Visual hallucinatory syndromes: Past, present, and future". *Dialogues in Clinical Neuroscience*, v. 9, p. 173-89, 2007.

______. "The hodology of hallucinations". *Cortex*, v. 44, pp. 1067-83, 2008.

FFYTCHE, D. H. et al. "The anatomy of conscious vision: An FMRI study of visual hallucinations". *Nature Neuroscience*, v. I, n. 8, pp. 738-42, 1998.

FOOTE-SMITH, Elizabeth; BAYNE, Lydia. "Joan of Arc". *Epilepsia*, v. 32, n. 6, pp. 810-15, 1991.

FREUD, Sigmund. *On aphasia: A critical study.* Oxford: International Universities Press, 1891/1953.

______. *The psychopatology of everyday life.* Nova York: Norton, 1901/1990.

FREUD, Sigmund; BREUER, Joseph. *Studies on hysteria.* Nova York: Penguin, 1895/1991.

FRIEDMAN, Diane Broadbent. *A matter of life and death: The brain revealed by the mind of Michael Powell.* Bloomington, IN: AuthorHouse, 2008.

FULLER, G. N.; GUILOFF, R. J. "Migranous olfactory hallucinations". *Journal of Neurology, Neurosurgey and Psychiatry,* v. 50, pp. 1688-90, 1987.

FULLER, John Grant. *The day of St. Anthony's Fire.* Nova York: Macmillan, 1968.

FUNK, Marion; SHIFFRAR, Maggie; BRUGGER, Peter. "Hand movement observation by individuals born without hands: Phantom limb experience constrains visual limb perception". *Experimental Brain Research*, v. 164, n. 3, pp. 341-6.

GALTON, Francis. *Inquiries into human faculty.* Londres: Macmillan, 1883.

GASTAUT, Henri; ZIFKIN, Benjamin G. "Ictal visual hallucinations of numerals". *Neurology*, v. 34, n. 7, pp. 950-53, 1984.

GÉLINEAU, J. B. E. "De la narcolepsie". *Gazzette des hôpitaux*, v. 54, pp. 635--37, 1880.

GESCHWIND, Norman. "Dostoievsky's epilepsy". In: BLUMMER, Dietrich (org.). *Psychiatric aspects of epilepsy.* Washington, D.C.: American Psychiatric Press, 1984. pp. 325-33.

______. "Personality changes in temporal lobe epilepsy". *Epilepsy & Behavior*, v. 15, pp. 425-33, 2009.

GILBERT, Martin. *The boys: The story of 732 young concentration camp survivors.* Nova York: Holt, 1997.

GOWERS, W. R. *Epilepsy and other chronic convulsive diseases: Their causes, symptoms and treatment.* Londres: Churchill, 1881.

______. *The border-land of epilepsy.* Londres: Churchill, 1907.

GREEN, Celia. *Out-of-body experiences.* Oxford: Institute of Psychophysical Research, 1968.

GURNEY, Edmund; MYERS, F. W. H.; PODMORE, Frank. *Phantasms of the living.* Londres: Trubner & Co., 1886.

HAYES, Bill. *Sleep demons: An insomniac's memoir.* Nova York: Washington Square, 2001.

HAYTER, Alethea. *Opium and the romantic imagination: Addiction and creativity in De Quincey, Coleridge, Baudelaire and others.* Nova York: HarperCollins, 1998.

HEINS, Terry; GRAY, A.; TENNANT, M. "Persisting hallucinations following childhood sexual abuse". *Australian and New Zealand Journal of Psychiatry,* v. 24, pp. 561-65, 1990.

HOBSON, Allan. *Dreaming as delirium: How the brain goes out of its mind.* Cambridge, MA: MIT Press, 1999.

HOLMES, Douglas S.; TINNIN, Louis W. "The problem of auditory hallucinations in combat PTSD". *Traumatology,* v. 1, n. 2, pp. 1-7, 1995.

HUGHES, Robert. *Goya.* Tradução de Tuca Magalhães. São Paulo: Companhia das Letras, 2007.

HUSTVEDT, Siri. "Lifting, lights, and little people". In: *Migraines: Perspectives on a headache* (blog). *New York Times,* 17 de fevereiro de 2008. < http://migraine.blogs.nytimes.com/2008/02/17/lifting-lights-and-little-people/>

HUXLEY, Aldous. *The devils of Loudon.* Londres: Chatto & Windus, 1952.

______. *"The doors of perception"* e *"Heaven and hell".* Nova York: Harper & Row, 1954.

JACKSON, John Hughlings. *Neurological fragments.* Londres: Oxford Medical, 1925.

______. *Selected writings.* TAYLOR, James; HOLMES, Gordon; WALSHE F. M. R. (orgs.). Londres: Hodder and Stoughton, 1932. v. 2.

JACKSON, John Hughlings; COLMAN, W. S. "Case of epilepsy with tasting movements and 'dreamy state' — very small patch of softening in the left uncinate gyrus". *Brain,* v. 21, n. 4, pp. 580-90, 1898.

JAFFE, Ruth. "Dissociative phenomena in former concentration camp inmates". *International Journal of Psycho-Analysis,* v. 49, pp. 310-12, 1968.

JAMES, William. "The consciousness of lost limbs". *Proceedings of the American Society for Psychical Research,* v. 1, n. 3, pp. 249-58, 1887.

______. *The principles of psychology.* Londres: Macmillan, 1890.

______. *William James on exceptional mental states: The 1896 Lowell Lectures.* Eugene Taylor (org.). Amherst: University of Massachusetts Press, 1896/1984.

______. *The varieties of religious experience: A study in human nature.* Londres: Longmans, Green, 1902.

JAYNES, Julian. *The origin of consciousness in the breakdown of the bicameral mind.* Nova York: Houghton Mifflin, 1976.

JONES, Ernest. *On the nightmare.* Nova York: Grove Press, 1951.

KAPLAN, Fred. *Henry James: The imagination of genius.* Baltimore: Johns Hopkins University Press, 1992.

KEYNES, John Maynard. *Two memoirs: "Dr. Melchior, a defeated enemy" and "My early beliefs".* Londres: Rupert Hart-Davis, 1949.

KLÜVER, Heinrich. *Mescal: The "divine" plant and its psychological effects.* Londres: Kegan Paul, Trench, Trübner, 1928.

______. "Mechanisms of hallucinations". In: MCNEMAR, Q.; MERRILL, M. A. (orgs.) *Studies in personality.* Nova York: McGraw-Hill, 1942.

KRAEPELIN, Emil. *Lectures on clinical psychiatry.* Nova York: William Wood, 1904.

LA BARRE, Weston. "Anthropological perspectives on hallucination and hallucinogens". In: SIEGEL, R. K.; WEST, L. J. (orgs.). *Hallucinations: Behavior, experience, and theory.* Nova York, John Wiley & Sons, 1975. pp. 9-52.

LANCE, James. "Simple formed hallucinations confined to the area of a specific visual field defect". *Brain,* v. 99, n. 4, pp. 719-34, 1976.

LANDIS, Basile N.; BURKHARD, Pierre R. "Phantosmias and Parkinson disease". *Archives of Neurology*, v. 65, n. 9, pp. 1237-39, 2008.

LEANING, F. E. "An introductory study of hypnagogic phenomena". *Proceedings of the Society for Psychical Research,* v. 35, pp. 289-409, 1925.

LEUDAR, Ivan; THOMAS, Philip. *Voices of reason, voices of madness: Studies of verbal hallucinations.* Londres: Routledge, 2000.

LEWIN, Louis. *Phantastica: Narcotic and stimulating drugs.* Londres: Routledge & Kegan Paul, 1886/1964.

LHERMITTE, Jean. "Syndrome de la calotte du pédoncule cerebral: Les troubles psycho-sensoriels dans les lésions du mésocéphale". *Revue Neurologique*, Paris, v. 38, pp. 1359-65, 1922.

______. "Visual hallucinations of the self". *British Medical Journal,* v. 1 (4704), pp. 431-34, 1951.

LIEDERMAN, Herbert; MENDELSON, Jack H.; WEXLER, Donald; SOLOMON, Philip. "Sensory deprivation: clinical aspects". *Archives of Internal Medicine*, v. 101, pp. 389-396, 1958.

LIPPMAN, Caro W. "Certain hallucinations peculiar to migraine". *Journal of Nervous and Mental Disease,* v. 116, n. 4, pp. 346-51, 1952.

LIVEING, Edward. *On megrim, sick-headache, and some allied disorders: A contribution to the pathology of nerve-storms.* Londres: J. & A. Churchill, 1873.

LUHRMANN, T. M. *When God talks back: Understanding the American evangelical relationship with God.* Nova York: Knopf, 2012.

MACNISH, Robert. *The philosophy of sleep.* Nova York: D. Appleton, 1834.

MAUPASSANT, Guy de. *Short stories of the tragedy and comedy of life.* Akron, OH: St. Dunstan Society, 1903.

MAURY, Louis Ferdinand Alfred. "Des hallucinations hypnagogiques, ou des erreurs des sens dans l'état intermediaire entre la veille et le sommeil". *Annales medico-psychologiques du système nerveux*, v. 11, pp. 26-40, 1848.

MAVROMATIS, Andreas. *Hypnagogia: Tue unique state of consciousness between wakefulness and sleep.* Londres: Routledge, 1991.

MAYEUX, Richard; BENSON, Frank D. "Phantom limb and multiple sclerosis". *Neurology*, v. 29, pp. 724-26.

MCGINN, Colin. *Mindsight: Image, dream, meaning.* Cambridge, MA: Harvard University Press, 2006.

MCKELLAR, Peter; SIMPSON, Lorna. "Between wakefulness and sleep: Hypnagogic imagery". *British Journal of Psychology*, v. 45, n. 4, pp. 266-76.

MELVILLE, Herman. *Moby-Dick; or, The whale.* Nova York: Harper and Brothers, 1851.

MERABET, Lofti B. et al. "Visual hallucinations during prolonged blindfolding in sighted subjects". *Journal of Neuro-Ophthalmology*, v. 24, n. 2, pp. 109--13, 2004.

MERZENICH, Michael. "Long-term change of mind". *Science*, v. 282, n. 5391, pp. 1062-63, 1998.

MITCHELL, Silas Weir. "The case of George Dedlow". *Atlantic Monthly,* 1866.

______. *Injuries of nerves and their consequences.* Nova York: Dover, 1872/1965.

______. "Remarks on the effects of *Anhelonium lewinii* (the mescal button)". *British Medical Journal*, v. 2 (1875), pp. 1624-29, 1896.

MITCHELL, Silas Weir; KEEN, William Williams; MOREHOUSE, George Read. *Reflex paralysis.* Washington, D.C.: Surgeon General's Office, 1864.

MOGK, Lylas G.; MOGK, Marja. *Macular degeneration: The complete guide to saving and maximizing your sight.* Nova York: Ballantine Books, 2003.

MOGK, Lylas G. et al. "Charles Bonnet syndrome in adults with visual impairments from age-related macular degeneration". In: STUEN, Cynthia et al. (orgs.). *Vision rehabilitation (assessment, intervention and outcomes),* pp. 117-19. Downingtown, PA: Swets and Zeitlinger, 2000.

MOODY, Raymond. *Life after life: The investigation of a phenomenon — Survival of bodily death.* Atlanta: Mockingbird Books, 1975.

MOREAU, Jacques Joseph. *Hashish and mental illness.* Nova York: Raven Press, 1845/1973.

MYERS, F. W. H. *Human personality and its survival of bodily death.* Londres: Longmans, Greens, 1903.

NABOKOV, Vladimir. *Speak, memory: An autobiography revisited.* Nova York: McGraw-Hill, 1966.

NASRALLAH, Henry A. "The unintegrated right cerebral hemispheric consciousness as alien intruder: A possible mechanism for Schneiderian delusions in schizophrenia". *Comprehensive Psychiatry,* v. 26, n. 3, pp. 273-82, 1985.

NELSON, Kevin. *The spiritual doorway in the brain: A neurologist's search for the God experience.* Nova York: Dutton, 2011.

NEWBERG, Andrew B. et al. "Cerebral blood flow differences between long--term meditators and non-meditators". *Consciousness and cognition*, v. 19, n. 4, pp. 899-95, 2010.

OMALU, Bennet et al. "Chronic traumatic encephalopathy in an Iraqi war veteran with posttraumatic stress disorder who committed suicide". *Neurosurgical Focus*, v. 31, n. 5: E3, 2011.

OTTEN, Erna. "Phantom limbs" [carta ao editor e resposta de Oliver Sacks]. *New York Review of Books*, v. 39, n. 3, pp. 45-46, 1992.

PARKINSON, James. *An essay on the shaking palsy.* Londres: Whittingham and Bowland, 1817.

PENFIELD, Wilder; PEROT, Phanor. "The brain's record of auditory and visual experience". *Brain*, v. 86, n. 4, pp. 596-696, 1963.

PETERS, J. C. *A treatise on headache.* Nova York: William Radde, 1853.

PODOLL, Klaus; ROBINSON, Derek. *Migraine art: The migraine experience from within.* Berkeley, CA: North Atlantic Books, 2008.

POE, Edgar Allan. *The complete works of Edgar Allan Poe.* Nova York: G. P. Putnam's Sons, 1902.

POECK, K. "Phantoms following amputation in early childhood and in congenital absence of limbs". *Cortex*, v. 1, n. 3, pp. 269-74, 1964.

RAMACHANDRAN, V. S. *The tell-tale brain.* Nova York: W. W. Norton, 2012.

RAMACHANDRAN, V. S.; HIRSTEIN, W. "The perception of phantom limbs". *Brain,* v. 121, n. 9, pp. 1603-30, 1998.

REES, W. Dewi. "The hallucinations of widowhood". *British Medical Journal,* v. 4, pp. 37-41, 1971.

RICHARDS, Whitman. "The fortification illusions of migraines". *Scientific American*, v. 224, n. 5, pp. 88-96, 1971.

RIDDOCH, George. "Phantom limbs and body shape". *Brain,* v. 4, n. 4, pp. 197-222, 1941.

ROSENHAN, D. L. "On being sane in insane places". *Science*, v. 179, n. 40470, pp. 250-8, 1973.

SACKS, Oliver. *Migraine.* Berkeley: University of California Press, 1970. *Enxaqueca.* Companhia das Letras, 1996.

______. *Awakenings.* Nova York: Doubleday, 1973. *Tempo de despertar.* Companhia das Letras, 1997.

______. *A leg to stand on.* Nova York: Summit Books, 1984. *Com uma perna só.* Companhia das Letras, 2003.

______. *The man who mistook his wife for a hat.* Nova York: Summit Books, 1985. *O homem que confundiu sua mulher com um chapéu.* Companhia das Letras, 1997.

______. "Phantom faces". *British Medical Journal,* v. 304, p. 364, 1992.

______. *An anthropologist on Mars.* New York: Knopf, 1995. *Um antropólogo em Marte.* Companhia das Letras, 1995.

______. "In the river of consciousness". *New York Review of Books,* 15 de janeiro de 2004.

______. "Speed". *New Yorker,* 23 de agosto de 2004, pp. 60-69.

SACKS, Oliver. *Musicophilia: Tales of music and the brain.* Nova York: Knopf, 2007. *Alucinações musicais.* Companhia das Letras, 2007

_______. *The mind's eye.* Nova York: Knopf, 2010. *O olhar da mente.* Companhia das Letras, 2010.

SALZMAN, Mark. *Lying awake.* Nova York, Knopf, 2000.

SANTHOUSE, A. M.; HOWARD, R. J.; FFYTCHE, D. H. "Visual hallucinatory syndromes and the anatomy of the visual brain". *Brain,* v. 123, pp. 2055-64, 2000.

SCATENA, Paul. "Phantom representations of congenitally absent limbs". *Perceptual and motor skills,* v. 70, pp. 1227-32.

SCHNECK, J. M. S. "Weir Mitchell's visual hallucinations as a grief reaction". *American Journal of Psychiatry,* v. 146, n. 3, p. 409.

SCHULTES, Richard Evans; HOFFMAN, Albert. *Plants of the gods: Their sacred, healing and hallucinogenic powers.* Rochester, VT: Healing Arts Press, 1992.

SHANON, Benny. *The antipodes of the mind: Charting the phenomenology of the ayahuasca experience.* Oxford: Oxford University Press, 2002.

SHENGOLD, Leonard. *Haunted by parents.* New Haven: Yale University Press, 2006.

SHERMER, Michael. "Abducted!" *Scientific American,* v. 292, p. 34, 2005.

______. *The believing brain: From ghosts and gods to politics and conspiracies — how we construct beliefs and reinforce them as truths.* Nova York: Times Books, 2011.

SHIVELY, Sharon B.; PERL, Daniel P. "Traumatic brain injury, shell shock, and posttraumatic stress disorder in the military — past, present, and future". *Journal of head trauma rehabilitation,* no prelo.

SIEGEL, Ronald K. "Hallucinations". *Scientific American,* v. 237, n. 4, 1977.

______. "Hostage hallucinations: Visual imagery induced by isolation and life-threatening stress". *Journal of Nervous and mental disease,* n. 172, v. 5, pp. 264-72, 1984.

SIEGEL, Ronald K.; JARVIK, Murray E. "Drug-induced hallucinations in animals and man". In: SIELGEL, R. K.; WEST, L. J. (orgs.). *Hallucinations: Behavior, experience, and theory,* pp. 81-162. Nova York: John Wiley & Sons, 1975.

SIEGEL, Ronald K.; WEST, Louis Jolyon. *Hallucinations: Behavior, experience, and theory.* Nova York: John Wiley and Sons, 1975.

SIMPSON, Joe. *Tocando o vazio.* Tradução de Rosita Belinky. São Paulo: Companhia das Letras, 2004.

SIRETEANU, Ruxandra et al. "Graphical illustration and functional neuroimaging of visual hallucinations during prolonged blindfolding: A comparison to visual imagery". *Perception,* v. 37, pp. 1805-21, 2008.

SMITH, Daniel B. *Muses, madmen, and prophets: Hearing voices and the borders of sanity.* Nova York: Penguin, 2007.

SOCIETY FOR PSYCHICAL RESEARCH. "Report on the census of hallucinations". *Proceedings of the Society for Psychical Research,* 10:25-422, 1894.

SPINOZA, Benedict. *On the improvement of the understanding, the ethics, and correspondence.* V. 2. Nova York: Dover, 1883/1955.

STEVENS, Jay. *Storming heaven: LSD and the American dream.* Nova York: Grove, 1998.

STRINDBERG, August. *Inferno.* Londres: Hutchinson, 1898/1962.

SWARTZ, Barbara E.; BRUST, John C. M. "Anton's syndrome accompanying withdrawal hallucinosis in a blind alcoholic". *Neurology*, v. 34, n. 7, p. 969, 1984.

SWASH, Michael. "Visual perseveration in temporal lobe epilepsy". *Journal of Neurology, Neurosurgery, and Psychiatry,* v. 42, n. 6, pp. 569-71.

TAYLOR, David C.; MARSH, Susan M. "Hughlings Jackson's Dr Z: The paradigm of temporal lobe epilepsy revealed". *Journal of Neurology, Neurosurgery, and Psychiatry,* v. 43, pp. 758-67, 1980.

TEUNISSE, Robert J. et al. "Visual hallucinations in psychologically normal people: Charles Bonnet's syndrome". *Lancet,* v. 347, n. 994, pp. 794-97.

THORPY, Michael J.; YAGER, Jan. *The encyclopedia of sleep and sleep disorders.* 2. ed. Nova York: Facts on File, 2001.

VAN BOGAERT, Ludo. "Peduncular hallucinosis". *Revue neurologique,* v. 47, pp. 608-17, 1927.

VYGOTSKY, L. S. *Thought and language,* org. Eugenia Hanfmann e Gertrude Vahar. Cambridge, MA: MIT Press e John Wiley & Sons. Edição russa original publicada em 1934.

WATKINS, John. *Hearing voices: A common human experience.* Melbourne: Hill of Content, 1998.

WAUGH, Evelyn. *The ordeal of Gilbert Pinfold.* Boston: Little, Brown, 1957.

WEISSMAN, Judith. *Of two minds: Poets who hear voices.* Hanover, NH: Wesleyan University Press/ University Press of New England, 1993.

WELLS, H. G. *The short stories of H. G. Wells.* Londres: Ernest Benn, 1927.

WEST, L. Jolyon (org.) *Hallucinations.* Nova York: Grune & Straton, 1962.

WIGAN, A. L. *A new view of insanity: The duality of the mind provided by the structure, functions, and diseases of the brain.* Londres: Longman, Brown, Green and Longmans, 1844.

WILSON, Edmund. *Upstate: Records and recollections of Northern New York.* Syracuse: Syracuse University Press, 1990.

WILSON, S. A. Kinnier. *Neurology.* Londres: Edward Arnold, 1940.

WITTGENSTEIN, Ludwig. *On certainty.* Malden, MA: Blackwell, 1975.

ZAMBONI, Giovanna; BRUDRIESI, Carla; NICHELLI, Paolo. "Seeing oneself: A case of autoscopy". *Neurocase,* v. 11, n. 3, pp. 212-15, 2005.

ZUBEK, John P. (org.) *Sensory deprivation: Fifteen years of research.* Nova York: Meredith, 1969.

ZUBECK, John P. et al. "Percentual changes after prolonged sensory isolation (darkness and silence)". *Canadian Journal of Psychology*, v. 15, n. 2, pp. 83-100, 1961.

ÍNDICE REMISSIVO

ESTA OBRA FOI COMPOSTA PELA SPRESS EM TIMES E IMPRESSA EM OFSETE
PELA GEOGRÁFICA SOBRE PAPEL PÓLEN SOFT DA
SUZANO PAPEL E CELULOSE PARA A EDITORA SCHWARCZ EM ABRIL DE 2013